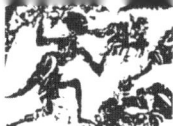

朱向东　张伟　吴国泰　主

经方药物量效关系与临床

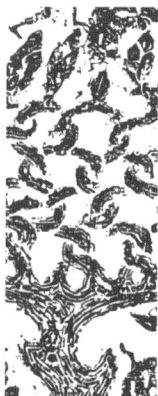

全国百佳图书出版单位
中国中医药出版社
·北京·

图书在版编目（CIP）数据

经方药物量效关系与临床 / 朱向东，张伟，吴国泰

主编 . -- 北京 : 中国中医药出版社 , 2025. 7

ISBN 978-7-5132-9607-6

Ⅰ . R28

中国国家版本馆 CIP 数据核字第 20252CK347 号

中国中医药出版社出版

北京经济技术开发区科创十三街 31 号院二区 8 号楼

邮政编码　100176

传真　010-64405721

鑫艺佳利（天津）印刷有限公司印刷

各地新华书店经销

开本 880 × 1230　1/32　印张 11.75　字数 274 千字

2025 年 7 月第 1 版　2025 年 7 月第 1 次印刷

书号　ISBN 978 - 7 - 5132 - 9607 - 6

定价　59.00 元

网址　www.cptcm.com

服 务 热 线　010-64405510

购 书 热 线　010-89535836

维 权 打 假　010-64405753

微信服务号　zgzyycbs

微商城网址　https://kdt.im/LIdUGr

官方微博　http://e.weibo.com/cptcm

天猫旗舰店网址　https://zgzyycbs.tmall.com

如有印装质量问题请与本社出版部联系（010-64405510）

《经方药物量效关系与临床》 编委会

◆主 编

朱向东（宁夏医科大学）

张 伟（甘肃中医药大学）

吴国泰（甘肃中医药大学）

◆副主编

孙 静（陕西中医药大学）

王 欢（甘肃卫生职业学院）

顾成娟〔广州中医药大学深圳医院（福田）〕

邵建柱（天津市北辰区西堤头镇社区卫生服务中心）

王 燕（宁夏医科大学）

李 芳（甘肃中医药大学）

◆编 委（以姓氏笔画为序）

弓 铭（西安市第九医院）

卫若楠（十堰市中医医院）

王 艳（甘肃中医药大学）

王世花（延安市中医医院）

王剑锋（河南中医药大学）

王盈蕴（广州中医药大学顺德医院）

王联民（平凉市中医医院）

白　俊（陕西中医药大学附属医院）

白雅黎［深圳市中医肛肠医院（福田）］

兰雨泽（应急总医院）

李　洁（威武职业学院）

李建美（榆阳镇中心卫生院）

岑　曦（深圳市康哲药业有限公司）

范　亮（城固县中医医院）

郝萌萌（西安急救中心）

胡　蓉（甘肃中医药大学）

倪炯臣（商南县医院）

高囡囡（榆阳区人民医院）

高艳奎（甘肃中医药大学）

樊俐慧（甘肃中医药大学）

潘　丽（西安市中医医院）

◆数据统计

郝萌萌（西安急救中心）

编写说明

    中医不传之秘在于剂量，清代医家王清任指出："药味要紧，分量更要紧。"跟师抄方后，每每用之，总觉疗效不甚满意，求之于师，于紧要之药后面多加剂量，则效如桴鼓。临床遣方用药，既考察对病、证、症、舌、脉的辨证之功，又考察方、药、量的精准把握，环环相扣，缺一不可，唯有精准，方可开出一首有效方剂。虽有"四两拨千斤"和"重剂起沉疴"的辩论，但临床的目的在于安全基础上的有效。我们要认识到，在过去很长一段时间内，辨证不辨药，严重阻碍了中医水平的提高；中药剂量不足，严重阻碍了中医疗效的提高。临床用药不可过分追求大剂量，一味使用大剂量会带来药物安全隐患，应在精准辨证下考虑量效关系，该用大剂量时则用大，该用小剂量时则用小。所以临床用药不仅要掌握药物的功效与指征，还应重视量效关系及其配伍关系，而药的剂量是决定量效关系及配伍作用的关键。

    《伤寒杂病论》被誉为"方书之祖"，是我国医学史上影响最大的古典巨著之一。全书载方258首，其中《伤寒论》113首，《金匮要略》145首，这些方剂配伍严密精妙，药专效宏，被公认为"经方"，一直为后世医家所遵循。随着时间的推移，这部巨著的科学价值越来越凸显，对现代方剂学及临床应用产生了深远影响。

因此，我们编写了《经方药物量效关系与临床》一书。本书基于宋本《伤寒论》和《金匮要略》，对其中使用频率较高且具有统计学意义的 35 味药物进行量效统计，每味药分别从量效研究、量效药理、不同剂量验案三个方面进行论述。本书重点突出每味药的量效研究，运用数据挖掘方法将经方中的庞大数据信息可视化、立体化，追根溯源，认识并挖掘经方中药味剂量的使用规律，力求得出仲景方最原始的剂量配比关系，阐明其配伍的科学性，并与《中国药典》或现代著名医家的临床应用经验进行比对，做适当的阐述与总结，以期为今后临床及科研提供宝贵经验。

限于时间和水平，本书难免有错误及不足之处，恳请读者提出宝贵意见，以便再版时修改。

编者

2025 年 4 月 27 日

目 录

桂枝

桂枝为樟科植物肉桂 *Cinnamomum cassia* Presl 的干燥嫩枝。《神农本草经》称之为牡桂，归于上品，"味辛温。主上气咳逆，结气喉痹，吐吸，利关节，补中益气"。《中国药典》中其功效及主治为"发汗解肌，温通经脉，助阳化气，平冲降气。用于风寒感冒，脘腹冷痛，血寒经闭，关节痹痛，痰饮，水肿，心悸，奔豚。"柯琴《伤寒附翼》谓桂枝汤为"仲景群方之魁"。

一、量效研究

1. 用量

在汉代、隋唐时期，桂枝平均用量在30g以上，宋代应用最大剂量达到每方123.8g，平均用量为23.7g，清代医家用桂枝量极大，最大用量出自《吴鞠通医案》，用到八两

（≈298.4g）。随着现代中药药理学的发展，大众对桂枝的认知逐步深化，现代医家临床用桂枝并不拘于《中国药典》中规定的最大剂量10g。

我们系统整理了《伤寒杂病论》中含有桂枝的条文，经筛选，共纳入含桂枝方剂62首。采用SPSS 20.0统计软件分析桂枝与相关因素之间关系。二元相关性分析显示，桂枝单次用量与药味数、桂枝剂量均密切相关，与桂枝用量、用水量、剩余水量、单次服用水量和服用次数无相关性。功效分析显示，仲景《伤寒杂病论》中桂枝主要作为复方应用，且多与炙甘草、芍药、麻黄、茯苓、柴胡、枳实、人参进行配伍。

（1）配伍炙甘草

以桂枝为主药者，配伍炙甘草的基础方为桂枝甘草汤，本方主治发汗过多、叉手自冒心、心下悸、欲得按者。桂枝调卫气，炙甘草炙后则缓，二者配伍通调卫气则心下悸轻症向愈。再如桂枝加桂汤，本方主治心阳虚弱，不能坐镇于上，致下焦阴寒之气上冲，或寒邪直中而发。桂枝助卫阳，通一身之气，佐用炙甘草使辛甘合化，以振奋心阳，降逆散寒。方中桂枝5两，炙甘草2两，说明仲景在甘补和中的同时，更注重温通卫阳。桂枝为非主药者，如桂枝甘草龙骨牡蛎汤，该方镇阴气，散火邪，上下同治，且方中桂枝善通阳气，炙甘草补益心气，两药配伍补阳宁心效果显著，桂枝、炙甘草药量比为1:2。

【用量分析】桂枝为主药的方剂中，桂枝单次用量显著高于桂枝为非主药的方剂，差异有统计学意义（P=0.004）；而药味数显著低于桂枝为非主药的方剂，差异有统计学意义（P=0.020）。见表1-1。

表1-1　21首桂枝配伍炙甘草方剂剂量与药味数情况

	方剂数	桂枝单次用量/g	药味数	倍数
主药	9	6.1（5.8，8.42）	5（4，5）	1.22
非主药	12	4.14（1.98，5.73）	7（4.25，9）	0.59
Z 值		−2.862	−2.332	
P 值		0.004	0.020	

【用量建议】如果按每方6味药，每天服用2次计算，主药的服用剂量为14.64g（≈15g）；非主药剂量为7.10g（≈7g）。

（2）配伍芍药

桂枝为主药，配伍芍药的方剂，如瓜蒌桂枝汤，《金匮要略论注》中记载，该方组成中桂枝汤主治风伤卫气，加栝楼根以清气分热。桂枝善调卫气，芍药善调荣气、营气，桂枝配伍芍药是调和荣卫、调和营卫的基本结构。桂枝得芍药，散中有收，汗出有源，芍药得桂枝，滋而能化，两药既相反相成、彼此制约，又分工合作、彼此协同。桂枝为非主药者，如新加汤，本方多用于津血两虚证，以身体疼痛、心下痞硬或拘挛及喘为辨证要点，方中桂枝汤专行荣卫、营卫，加芍药之苦平，欲领姜桂之辛不走肌表作汗，而潜行于内以定痛。

【用量分析】桂枝为主药的桂枝单次用量和药味数与桂枝为非主药比较，差异无统计学意义（P=0.690，P=0.582）。见表1-2。

表1-2　17首桂枝配伍芍药方剂剂量与药味数情况

	方剂数	桂枝单次用量/g	药味数	倍数
主药	8	5.6（4.89，5.8）	6.5（6，7）	0.86

续表

	方剂数	桂枝单次用量/g	药味数	倍数
非主药	9	5.8（4.56，6.42）	6（5，8）	0.96
Z 值		−0.399	−0.55	
P 值		0.690	0.582	

【用量建议】如果按组方为6味药，每天服用2次计算，其为主药的服用剂量为10.34g（≈10g）；非主药则为11.6g（≈12g）。

（3）配伍麻黄

桂枝为主药，配伍麻黄的方剂，如桂枝麻黄各半汤，所治病证既不可无汗，又不可多汗，故以桂、麻汤各三分之一的用量，合和服之，发小汗，病即愈。二药皆辛温，同气相求，共同发挥发汗解表的功效。桂枝为非主药者，如麻黄加术汤，该方用于外感风寒湿邪，阳气痹阻，不通则痛之证，主要针对寒湿在表之表实湿病，桂枝从肌以达卫，麻黄能去表里之湿，白术健脾以防湿邪再生，诸药合用，标本兼治，开腠祛邪，温化水湿之效倍增。

【用量分析】桂枝为主药的桂枝单次用量和药味数与桂枝为非主药比较，差异无统计学意义（P=0.217，P=0.847）。见表1–3。

表1–3　12首桂枝配伍麻黄方剂剂量与药味数情况

	方剂数	桂枝单次用量/g	药味数	倍数
主药	3	3.68（2.76，−）	7.67（7，−）	0.48
非主药	9	2.76（2.28，3.59）	7（6，8.5）	0.39

	方剂数	桂枝单次用量 /g	药味数	倍数
Z 值		−1.235	−0.192	
P 值		0.217	0.847	

【用量建议】如果按组方为 6 味药，每天服用 2 次计算，如为主药，则其服药剂量为 5.76g（≈6g）；如为非主药，则为 4.73g（≈5g）。

（4）配伍茯苓

桂枝、茯苓配伍，如茯苓泽泻汤，方中苓桂相配为苓桂术甘汤和苓芍术甘汤两大祛水剂的基本组合之一，桂枝善通卫气之水，用二两，茯苓用半斤，桂枝为辅药。

【用量分析】桂枝为非主药，桂枝单次用量（4.04±1.22）g 是药味数（5.00±0.82）的 0.81 倍。见表 1-4。

表 1-4　4 首桂枝配伍茯苓方剂剂量与药味数情况（$\bar{x}\pm s$）

	方剂数	桂枝单次用量 /g	药味数	倍数
主药	0	–	–	–
非主药	4	4.04±1.22	5.00±0.82	0.81

【用量建议】如果按组方为 6 味药，每天服用 2 次计算，则其服药剂量为 9.72g（≈10g）。

（5）配伍柴胡

桂枝、柴胡配伍，如柴胡桂枝干姜汤，本方寒温并用，肝脾双调，桂枝善通卫气，柴胡和解枢机，有枢转阴阳表里之功，与柴胡合用，桂枝为辅药。

【用量分析】桂枝为非主药，桂枝单次用量（2.97±0.31）g，是药味数（9.33±2.52）的 0.32 倍。见表 1-5。

表 1-5　3 首桂枝配伍柴胡方剂剂量与药味数情况（$\bar{x} \pm s$）

	方剂数	桂枝单次用量 /g	药味数	倍数
主药	0	–	–	–
非主药	3	2.97±0.31	9.33±2.52	0.32

【用量建议】如果按组方为 6 味药，每天服用 2 次计算，则其服药剂量为 3.82g（≈4g）。

（6）配伍枳实

桂枝为主药，配伍枳实的方剂仅有一首，即桂枝生姜枳实汤，该方主治"诸逆心悬痛"，病机是心气郁滞，经脉不利，桂枝善调卫气，枳实宽中下气，消痞除满，二药相合，除痞满，下水气。桂枝为非主药者，如厚朴七物汤，本方以阳明腑实，伴有发热为特征，方中小承气汤通腑泻浊，桂枝调卫气以降，姜草枣健脾护中，与枳实配伍增强行气导滞之效。

【用量分析】桂枝为主药的桂枝单次用量和药味数与桂枝为非主药比较，差异无统计学意义（P=0.221，P=0.221）。见表 1-6。

表 1-6　3 首桂枝配伍枳实方剂剂量与药味数情况（$\bar{x} \pm s$）

	方剂数	桂枝单次用量 /g	药味数	倍数
主药	1	7.04	3	2.35
非主药	2	2.00±0.29	6.00±1.41	0.33
t 值		−1.225	−1.225	
P 值		0.221	0.221	

【用量建议】如果按组方为 6 味药，每天服用 2 次计算，如为主药，则其服药剂量为 28.16g（≈28g）；如为非主药，则为 4.00g。

（7）配伍人参

桂枝、人参配伍，如木防己汤，主治痹证，风湿相搏，一身尽痛。人参甘苦温，益气扶正补虚，桂枝助膀胱气化，增强利水作用，两药相伍，共奏补虚行气之功，桂枝、人参剂量比为 1∶2，配伍人参时为辅药。

【用量分析】桂枝为非主药，桂枝单次用量（3.32±1.96）g，是药味数（5.00±1.41）的 0.66 倍。见表 1-7。

表 1-7　2 首桂枝配伍人参方剂剂量与药味数情况（$\bar{x} \pm s$）

	方剂数	桂枝单次用量/g	药味数	倍数
主药	0	−	−	−
非主药	2	3.32±1.96	5.00±1.41	0.66

【用量建议】如果按组方为 6 味药，每天服用 2 次计算，则其服药剂量为 7.97g（≈8g）。

2. 组方归经

含桂枝方剂分布依次为：太阳太阴病 18 首（29.03%），太阳病 12 首（19.35%），太阳阳明病 10 首（16.13%），太阳太阴阳明病 6 首（9.68%），厥阴病 4 首（6.45%），少阴病 2 首（3.23%），少阴太阴病 2 首（3.23%），太阳阳明太阴病 2 首（3.23%），少阳太阴病 1 首（1.61%），少阳太阴病 1 首（1.61%），少阳阳明病 1 首（1.61%），少阴阳明太阴病 1

首（1.61%），太阳少阳阳明病1首（1.61%），太阳太阴少阴病1首（1.61%）。其中，单经方18首（30.00%），两经方33首（53.00%），三经方11首（17.00%）。从阴阳来看，桂枝在阳经方使用率为40.30%（25首），阴经方为13.00%（8首），阴阳合经方为46.70%（29首）。提示桂枝并非太阳病专属药，而可广用之，也证实桂枝善调卫气，而无表里属性的归类，即凡病、证须调卫气时，均可使用桂枝。使用时，须考虑桂枝的配伍及用量。

二、量效药理

1. 抗病毒

桂枝煎剂（1：20）能有效抑制流感亚洲甲型京科68-1株和孤儿病毒。桂枝挥发油具有抗病毒效应，挥发油中的桂皮醛是抗病毒有效成分之一。汤奇等的研究结果显示，桂枝挥发油、桂皮醛在鸡胚内能够产生较佳的抗流感病毒作用，其中以70%醇浸剂收获的抗病作用最佳。有研究结果显示，桂枝挥发油与桂皮醛在体外可明显抑制甲型流感病毒在马–达二氏犬肾细胞（MDCK）细胞中的增殖，并能有效治疗流感病毒株感染的小鼠。

2. 抗菌

当有效浓度 ≤ 25mg 时，桂枝醇提物在体外能抑制金黄色葡萄球菌、枯草杆菌、大肠埃希菌。除此之外，平板挖洞法抑菌实验表明，桂枝醇提物能够对多种病菌（如肠炎沙门菌、变形杆菌、肺炎链球菌、霍乱弧菌等）产生抑制作用。

3. 镇痛解热

马悦颖等用酵母发热大鼠模型观察了桂皮醛的解热作用，运用小鼠热板法及扭体法探讨了桂皮醛的镇痛作用，结果显示，桂皮醛能在很大程度上缓解大鼠的发热反应，抑制醋酸所致的扭体反应，并能够提升热板痛阈。

4. 利尿

为麻醉犬静脉注射桂枝提取物（0.029g/kg），可显著增加犬尿量。

5. 抗炎、抗过敏

正交试验分析结果显示，桂枝具备较佳的炎性肿胀抑制作用。桂枝中的挥发油成分可经呼吸系统排出，能有效缓解呼吸道炎症。赵保胜等进行了动物实验，通过小鼠耳肿胀及对腹腔毛细血管通透性的影响探讨了桂皮醛的抗炎作用，结果显示，桂皮醛能在很大程度上抑制二甲苯及腹腔毛细血管通透性增高引发的小鼠耳郭肿胀，证实桂皮醛拥有较佳的抗炎作用。

三、不同剂量验案

1. 小剂量验案

患者，男，57岁。

患者于3年前体检时发现前列腺增生（61.2mm×22.8mm×37.4mm），平素服用非那雄胺片治疗。近1年来症状逐渐加重，日尿10余次，夜尿4～5次，排尿不畅，余沥不尽，伴少腹坠胀、会阴刺痛，胃纳可，大便干燥，寐差。

既往史：高血脂、高血糖病史 2 年余，未正规治疗。

刻下症：其人体格壮实，面目黧黑，皮肤粗糙，舌紫暗，苔黄，舌边散在瘀点，脉弦涩。

辅助检查：①空腹血糖 7.9mmoL/L，总胆固醇 6.3mmoL/L；②彩超示前列腺增生伴钙化灶，膀胱残余尿 52mL，盆腔静脉瘀血。

西医诊断：前列腺增生症。

中医诊断：癃闭（瘀浊内阻）。

治法：逐瘀降浊，活血通窍。

处方：桂枝茯苓丸加减。桂枝 6g，茯苓 15g，桃仁 8g，赤白芍各 15g，丹皮 10g，当归 10g，浙贝母 15g，苦参 10g，乌药 10g，紫菀 15g，麦冬 15g，五味子 10g。14 剂，每日 1 剂，水煎 400mL，早中晚分服。

嘱其戒烟禁酒、清淡饮食；白天多饮水，夜间适当减少；避免久坐压迫会阴部。

二诊：患者自诉日间小溲次数减少，夜间仍较频繁，少腹坠胀改善，会阴刺痛未减，偶有放射痛。察其舌暗红，苔薄黄，舌下脉络青紫，脉弦涩。前方去桃仁，加刘寄奴 15g，14 剂，煎服法同上。嘱其加强锻炼，转移注意力。

三诊：连续用药 1 月余，日尿 4～5 次，夜尿 1～2 次，排尿顺畅，会阴仅轻微疼痛，大便难解仍存。舌暗红，苔薄，瘀点渐褪，脉弦。上方去紫菀、麦冬、五味子，加生山楂 30g，鬼箭羽 20g，荷叶 10g，14 剂继进，煎服法同前。

此后规律用药，并以上方化裁调体善后，终获良效。

2. 中剂量验案

患者，女，37岁。

全身关节剧痛似鸡啄，游窜不定；头晕耳鸣，四肢不温，畏寒恶风，口干少津不欲饮，舌质淡，舌体胖大，边缘有齿痕，苔薄白；寸关脉浮虚，尺微沉。

西医诊断：风湿性关节炎。

中医诊断：痹证（寒湿痹阻）。

治法：温经散寒，除湿止痛。

处方：甘草附子汤加味。炙甘草30g，制附子60g（久煎），白术12g，桂枝18g，生姜30g。2剂。

二诊：上方服2剂后，关节疼痛减轻，上方加麻黄、细辛，以增强祛风散寒、开闭止痛之效，续进5剂。

三诊：自拄拐杖前来就诊，关节疼痛及全身窜痛均减，头晕耳鸣，畏寒恶风亦明显好转。上方加茯苓以渗湿，续进5剂。

四诊：全身关节活动自如，精神好转，但腰腿尚觉疼痛重着，今虽见效，毕竟难毕其功于一役。须培补脾肾、通窍除湿，以清余邪，拟理中丸加味研散继服。

连服3个月，基本痊愈，恢复正常工作。

3. 大剂量验案

患者，女，50岁。

主诉：胰腺癌放疗后，胃脘胀痛纳差呕吐半月。

既往史：自述2个月前无明显诱因出现上腹部胀痛不适，西安交大医院B超示胰腺癌。CT示：①胰头胰体部肿块；②肝总动脉下缘肠系膜上动脉右缘与病变部位密切相邻。即入住本院肿瘤科，以胰腺病灶为靶区行 X 刀（光子刀）照射，拟剂量为 4.5gy×11f，隔日照射 1 次，总等效剂量约为 60gy。现为第 9 次照射。

现症见：面色萎黄，形体消瘦，自觉不时有气从少腹上冲胃脘，导致胃脘胀痛，纳差呕吐，伴口苦咽干目眩。右胸胁苦满，脐上有动悸。舌暗红，胖大有齿痕，苔薄白，脉沉弦。

西医诊断：胰腺癌放疗后。

中医诊断：奔豚（肝郁化热）。

治法：养肝平冲，清热降气。

处方：小柴胡汤合桂枝加桂汤、茯苓桂枝甘草大枣汤加沉香。柴胡 125g，生半夏 65g，人参 45g，炙甘草 45g，黄芩 45g，生姜 45g，大枣 12 枚，桂枝 75g，白芍 45g，茯苓 100g，白术 45g，沉香 20g。上药以水 2500mL，先煎茯苓至 2100mL，纳诸药煎煮至 1200mL，去滓，再煎煮至 600mL，日三服，每次 200mL。

二诊：自述服上药 3 剂诸症锐减。

后继用上方 8 剂病告痊愈。

/// 参考文献 ///

[1] 冯世纶，张长恩.解读张仲景医学经方六经类方证［M］.2版.北京：人民军医出版社，2016.

[2] 傅延龄，宋佳，张林.论张仲景对方药的计量只能用东汉官制［J］.北京中医药大学学报，2013，36（6）：365-370.

[3] 傅延龄，张林，陈丽名.桂枝历代临床用量分析［J］.中医杂志，2014，55（14）：1230-1233.

［4］苏真真，李娜，曹亮，等.桂枝茯苓胶囊主要药理作用及临床应用研究进展［J］.中国中药杂志，2015，11（6）：989-992.

［5］王小丽.桂枝的药理作用分析及其临床应用研究［J］.临床医药文献电子杂志，2016，3（55）：11025-11026.

［6］武志强，何敏，史玉荣，等.桂枝甘草汤的药理作用与临床应用研究进展［J］.中药与临床，2014，10（3）：50-52.

［7］马悦颖，李沧海，李兰芳，等.桂皮醛解热镇痛抗炎作用的实验研究［J］.中国临床药理学与治疗学，2006（12）：1336-1339.

［8］张宏都.桂枝汤的药理作用及临床应用［J］.求医问药（下半月），2012，4（3）：496-497.

［9］刘萍，张丽萍.桂枝化学成分及心血管药理作用研究［J］.辽宁中医杂志，2012，9（10）：1926-1927.

［10］张利青，张占刚，付岩，等.桂皮醛药理作用的研究进展［J］.中国中药杂志，2015，11（23）：4568-4572.

［11］方腾铎，崔云，方跃坤，等.崔云教授运用桂枝类方治疗男科病经验探赜［J］.浙江中医药大学学报，2019，43（8）：729-733.

［12］张伟，孙悦，丁成华，等.桂枝汤类方治疗痹证验案举隅［J］.江西中医药，2016，47（12）：13-15.

［13］刘敬尧，王克穷.王克穷主任医师运用桂枝加桂汤治疗恶性肿瘤验案三则［J］.陕西中医学院学报，2013，36（6）：40-42.

芍药

芍药为毛茛科植物芍药 *Paeonia lactiflora* Pall. 的干燥根。《神农本草经》记载："芍药，味苦平。主邪气腹痛，除血痹，破坚积寒热，癥瘕，止痛，利小便，益气。"《中国药典》中记载白芍功效及主治为"养血调经，敛阴止汗，柔肝止痛，平抑肝阳。用于血虚萎黄，月经不调，自汗，盗汗，胁痛，腹痛，四肢挛痛，头痛眩晕"。赤芍："清热凉血，散瘀止痛。用于热入营血，温毒发斑，吐血衄血，目赤肿痛，肝郁胁痛，经闭痛经，癥瘕腹痛，跌仆损伤，痈肿疮疡。"

一、量效研究

1. 用量

梁代陶弘景《本草经集注》始述"出白山、蒋山、茅山最好，白而长大，余处亦有而多赤，赤者小利"。然而《神农本草经》中未分白芍和赤芍。日本江部洋一郎在《经方医学》中提出"《伤寒论》《本经》《别录》所描述的芍药的功效，与常用的白芍有明显的不同，却与赤芍的功效几乎一致"，并总结出芍药在"行血""利水""下气"三方面的功效。临床中可根据需要选择使用白芍、赤芍。

　　我们系统整理《伤寒杂病论》中含有芍药的条文，经筛选，含有芍药的方剂共54首，其中《伤寒论》30首，《金匮要略》24首，占总方比例为20.93%。其中四逆散、桂枝茯苓丸、当归芍药散、当归散、枳实芍药散、土瓜根散、王不留行散、排脓散为散剂，鳖甲煎丸、薯蓣丸、大黄䗪虫丸、麻子仁丸为丸剂，甘遂半夏汤中言"芍药五枚"，以上13方由于无法转换剂量，纳入统计学分析的为41首。采用SPSS 20.0统计软件分析芍药与相关因素之间关系。

　　《伤寒杂病论》中作为基础"对药"使用的为芍药甘草汤、枳实芍药散，而芍药多与炙甘草、桂枝、当归、茯苓和白术、枳实配伍使用。

　　（1）配伍炙甘草

　　芍药与炙甘草配伍，芍药为主药，以芍药甘草汤为代表，芍药用量为4两，炙甘草为4两；非主药以黄芩汤为代表，芍药用量为2两，炙甘草为2两。芍药甘草汤用于治疗"伤寒，脉浮，自汗出，小便数，心烦，微恶寒"症状中出现的"脚挛急"，其作用在于"行血"，促进络中血液回流，使脉中之血，脉外气津得以流通（《伤寒论》第29条）。《伤寒论》第172条"太阳与少阳合病，自下利者，与黄芩汤"，芍药作用为"下气"。

　　【用量分析】芍药与炙甘草配伍的方剂，共6首。芍药为主药的单次用量显著高于芍药为非主药，差异有统计学意义

（P=0.046）；而芍药药味数差异无统计学意义（P>0.05）。见表2-1。

表2-1　6首芍药配伍炙甘草方剂剂量与药味数情况（$\bar{x} \pm s$）

	芍药单次用量/g	药味数	倍数
主药（n=3）	9.20±4.85*	3.33±1.53	2.76
非主药（n=3）	2.91±0.27	5.00±1.00	0.58
Z值	−1.993	−1.328	
P值	0.046	0.184	

注：倍数=芍药单次用量/药味数。与芍药为非主药比较，*P<0.05。

【用量建议】如果按组方为6味药，每天服用2次计算，如芍药为主药，其服药剂量为33.12g（≈33g），明显高于如为非主药则服药剂量的6.96g（≈7g）。

（2）配伍桂枝

芍药配伍桂枝，芍药为主药的方剂以桂枝汤为代表，芍药用量为3两，桂枝为3两；非主药以黄芪桂枝五物汤为代表，芍药用量为3两，桂枝为3两。"太阳中风，阳浮而阴弱，阳浮者，热自发；阴弱者，汗自出，啬啬恶寒，淅淅恶风，翕翕发热，鼻鸣干呕者，桂枝汤主之"，芍药的作用在于调营气、调荣气，与桂枝配伍则共调营卫、共调荣卫（《伤寒论》第12条）。非主药者，正如《金匮要略·血痹虚劳病脉证并治》云："血痹，阴阳俱微，寸口关上微，尺中小紧，外证身体不仁，如风痹状，黄芪桂枝五物汤主之。"营卫、荣卫调和，则肢体经络关节自调。

【用量分析】芍药与桂枝配伍的方剂，共27首。芍药为

主药的单次用量显著高于芍药为非主药，差异有统计学意义
（$P=0.033$）；而芍药药味数差异无统计学意义（$P>0.05$）。见
表 2-2。

表 2-2　27 首芍药配伍桂枝方剂剂量与药味数情况

	芍药单次用量 /g	药味数	倍数
主药（$n=17$）	5.91（4.28，10.06）*	6（6，7）	0.99
非主药（$n=10$）	3.55（2.76，5.21）	7（5，9）	0.51
Z 值	−2.126	−1.301	
P 值	0.033	0.301	

注：倍数=芍药单次用量/药味数。与芍药为非主药比较，*$P<0.05$。

【用量建议】如果按组方为 6 味药，每天服用 2 次计算，
如芍药为主药，其服药剂量为 11.88g（≈12g）；如为非主药，
则服药剂量为 6.12g（≈6g）。

（3）配伍当归

芍药与当归配伍的方剂中，芍药为主药的方剂有芎归胶艾
汤，芍药用量为 4 两，当归为 3 两。"妇人有漏下者，有半产
后因续下血都不绝者，有妊娠下血者，假令妊娠腹中痛，为胞
阻，芎归胶艾汤主之"，芍药与当归配伍更增其调营调荣、补血
行血之功效。芍药为非主药的方剂以当归四逆汤为代表，芍药
用量为 3 两，当归为 3 两。《伤寒论》第 351 条云："手足厥寒，
脉细欲绝者，当归四逆汤主之。"脉细欲绝提示气血津液亏虚严
重，不能温煦四肢，则见手足厥寒，故以当归、芍药、桂枝配
伍，同调荣卫、营卫，补血行血，细辛、通草增加温通之功，
甘草、大枣健脾和中，诸药合用以温经散寒，养血通脉。

【用量分析】芍药与当归配伍的方剂，共5首。芍药为主药的单次用量显著高于芍药为非主药，差异有统计学意义（$P=0.033$）；而芍药药味数差异无统计学意义（$P>0.05$）。见表2-3。

表2-3　5首芍药配伍当归方剂剂量与药味数情况

	芍药单次用量/g	药味数	倍数
芍药为主药（$n=1$）	11.04*	7	1.58
芍药为非主药（$n=4$）	3.97（1.73，6.47）	9（7.50，11.25）	0.44
F值	−5.673	2.183	
P值	0.011	0.117	

注：倍数=芍药单次用量/药味数。与芍药为非主药比较，*$P<0.05$。

【用量建议】临床使用时，如果按组方为6味药，每天服用2次计算，如芍药为主药，其服药剂量为18.96g（≈19g）；如为非主药，则服药剂量为5.28g（≈5g）。

（4）配伍茯苓、白术

芍药与茯苓、白术配伍的方剂，共2首。苓芍术甘汤类方为《伤寒杂病论》两大利水体系之一，另一体系为苓桂术甘汤类方。芍药为主药的有真武汤，《伤寒论》第82条云："太阳病发汗，汗出不解，其人仍发热，心下悸，头眩，身瞤动，振振欲擗地者，真武汤主之。"《伤寒论》第174条云："伤寒八九日，风湿相搏，身体疼烦，不能自转侧，不呕，不渴，脉浮虚而涩者，桂枝附子汤主之。"可见芍药与茯苓、白术配伍，擅祛荣营之水邪。

【用量分析】芍药为主药的真武汤，其单次服药量为3.62g，药味数为5味，其倍数为0.72。芍药为非主药的附子汤，其单次服药量为 5.18g，药味数为 5 味，其倍数为 1.04。

【用量建议】临床使用时，如果按组方为 6 味药，每天服用 2 次计算，如芍药为主药，其服药剂量为 8.64g（≈9g），低于以其为非主药服药剂量的 12.48g（≈12g）。

（5）配伍枳实

芍药和枳实配伍均为散剂（共 6 首），无法进行统计分析，因此未能确定其量效关系。而《金匮要略·妇人产后病脉证并治》云："产后腹痛，烦满不得卧，枳实芍药散主之。"其中枳实、芍药"等分"，可见芍药在此方中的作用仍为"行血"。从条文分析麻子仁丸、四逆散、排脓散、薯蓣丸、大黄䗪虫丸中芍药配合枳实的功效均为通调荣营。

此外，对《伤寒杂病论》中可以进行统计学分析的 41 首方剂分析，其相关性结果显示芍药单次用量与药味数、用水量有相关性，差异有统计学意义（$P<0.05$）。单因素逻辑回归分析显示，芍药是否为主药仅与芍药单次用量关系密切（$P=0.011$）。芍药为主药的方剂中的芍药单次用量显著高于芍药为非主药的方剂中的芍药单次用量，差异有统计学意义（$P=0.001$）。说明芍药的应用存在明显的量效关系，而且临床配伍也至关重要。在配伍剂量分析中也发现芍药的单次用量，与《中国药典》中所规定赤芍使用剂量（6～12g）和白芍使用剂量（6～15g）较为一致。

综上所述，《伤寒杂病论》中芍药功效在于通调荣营，可行血、利水、下气。芍药存在明显的量效关系，其使用剂量可依据辨证其是否作为主药、药味数量进行计算。

2. 组方归经

含芍药方剂分布依次最多的为太阳病 10 首（18.52%），太阳太阴病 10 首（18.52%），太阳阳明病 5 首（9.26%），阳明病 5 首（9.26%）。本研究显示从六经分布来看，芍药在阳经方、阴经方、阴阳合经方中均有使用。因此，可以发现《伤寒杂病论》中芍药属阴药，属实药，属血津液药，无明显的表里属性、寒热属性。

二、量效药理

1. 抗炎

用不同剂量芍药苷提取物（10mg/kg、30mg/kg，日 1 次，连续 6 天）腹腔注射脂多糖（LPS）诱导的小鼠急性炎性脑损伤模型，发现芍药苷可降低内毒素致急性脑损伤小鼠血清肿瘤坏死因子（TNF-α）和白细胞介素 -1β（IL-1β）含量，可使脑组织中 IκB 磷酸化蛋白表达减少，从而起到抑制炎症因子的作用。用不同剂量的去苯芍药苷（3.0mg/kg、1.0mg/kg、0.3mg/kg，日 1 次，连续 3 天）灌胃二甲苯致小鼠耳肿胀模型，发现去苯芍药苷各剂量组均有不同程度的抗炎作用，对二甲苯所致小鼠耳肿胀均有抑制作用。

2. 镇痛

用小鼠扭动实验评估芍药不同炮制品的镇痛效果，发现酒制白芍与醋制白芍的镇痛作用最为明显。用白芍醇提取液（1.0g/kg、2.0g/kg、4.0g/kg，日 1 次，连续 3 天）灌胃雌性

NIH 小鼠，用光热测痛仪分别测定其痛阈值，发现不同剂量的白芍醇提取液均能起到不同程度的镇痛作用。

3. 抗氧化

不同品种芍药根提取液均具有较强的清除 DPPH 自由基的能力，能抑制卵黄脂蛋白多不饱和脂肪酸（PUFA）过氧化和超氧阴离子，芍药根提取液浓度越高，抗氧化效果越好。用 DPPH 法、水杨酸法评价芍药花粉对 DPPH 自由基、羟自由基的清除能力，发现芍药花粉提取液具有一定的抗氧化能力，抗氧化能力大小与提取液质量浓度之间呈现出良好的剂量依赖效应。

4. 抗抑郁

用芍药苷提取液（10mg/kg，3 次 /24 小时）灌胃强迫游泳导致的急性抑郁大鼠模型，发现芍药苷能够增加大鼠运动距离，显著升高大鼠血清及海马组织脑源性神经营养因子（BDNF）水平，且对海马病理形态学有保护作用，说明芍药苷在强迫游泳导致的急性抑郁动物模型上有抗抑郁活性。

三、不同剂量验案

1. 小剂量验案

患者，男，40 岁。

现病史：曾于 1 年前在外院确诊为痛风后，服用秋水仙碱、别嘌呤醇等药物 3 个月，症状缓解后，现未服任何药物。

查体：神志清，精神可，体型肥胖，脉沉紧，舌苔白薄，面色苍白，心肺听诊无明显异常，右足第一跖趾关节屈伸不利，并有冷感，无明显红肿，血压为 135/80mmHg。余未见明显异常。血尿酸值 500μmol/L，甘油三酯 3.1mmol/L。

西医诊断：痛风。

中医诊断：痹证（寒痹）。

治法：温经散寒，祛风止痛。

处方：桂枝芍药知母汤加减。桂枝 20g，芍药 15g，知母 10g，麻黄 10g，生姜 10g，细辛 3g，（黑）附子 15g（先煎 30 分钟），鸡血藤 10g，白术 10g，甘草 6g。5 剂，日 1 剂，水煎早晚服。

二诊：右足第一跖趾关节冷感及屈伸不利症状减轻。上方加淫羊藿 10g，防风 10g。5 剂，日 1 剂，水煎早晚服，续用 2 个疗程。

嘱其注意饮食，同时加降血脂治疗。随访 2 个月后，右足第一跖趾关节冷感及屈伸不利症状消失。

2. 中剂量验案

患者，男，45 岁。

现病史：患者平素饮食不规律，多食辛辣油腻之品，半年前胃痛初发，自服止痛药（具体药物不详）后疼痛缓解，其后复发，遂到县医院检查，胃镜示：红斑性胃炎，轻微溃疡。服用奥美拉唑肠溶片等药后症状减轻，遂未再服药。2 周前因家中来客，饮食辛辣，外加饮酒，胃痛发作，疼痛难忍，遂去当地诊所输液治疗，疼痛虽有缓解，但仍然难以忍受，遂来门诊要求中药治疗。

刻下症：胃痛半年余，痛时心慌汗出，并伴有反酸烧心，食欲不振，睡眠可，时有烦躁、手足心热，无口干口苦，舌质淡暗，苔薄白，右关脉弦细，重按无力。

西医诊断：慢性胃炎。

中医诊断：胃脘痛（脾胃虚弱兼有气滞血瘀）。

治法：健脾和胃，祛瘀止痛。

处方：小建中汤加味。桂枝 10g，生白芍 30g，生姜 10g，大枣 20g，饴糖（烊化）45g，莪术 10g，蒲黄（包）6g，五灵脂 10g，炙甘草 6g。5 剂，水煎服，每日 1 剂，早晚饭后 1 小时温服。

嘱禁忌辛辣油腻生凉。

二诊：服上药 5 剂后，患者自述胃痛大减，且食欲有所恢复，手足心热也有减轻，但仍有反酸，遂在上方基础上加海螵蛸 30g，浙贝母 10g，继服 6 剂，水煎服。

三诊：服上方 6 剂后，患者告知诸症均明显改善，胃痛反酸几乎未再发作，遂嘱其以上方服 3 天，停 2 天的方式，再服半个月以善后。服药禁忌辛辣油腻生凉，畅情志，不适随诊。

后回访半年内胃痛未再发作。

3. 大剂量验案

患者，男，41 岁。

现病史：睾丸疼痛，夜尿频多，3～4 次，无其他明显不适。舌红，苔黄腻，脉细弦。

西医诊断：精囊炎。

中医诊断：阴痛（睾丸痛）。

治法：清利湿热，理气止痛。

处方：四妙丸合芍药甘草汤加味。黄柏 12g，苍术 12g，薏苡仁 15g，川牛膝 15g，白芍 60g，炙甘草 12g，川楝子

12g，橘核 12g，荔枝核 12g，乌药 9g，黄芩 12g，枳实 12g，枳壳 12g。14 剂。

二诊：睾丸疼痛消失。原方加徐长卿 15g，14 剂，以资巩固。

/// 参考文献 ///

［1］冯世纶，张长恩.解读张仲景医学经方六经类方证［M］.2版.北京：人民军医出版社，2016.

［2］傅延龄，宋佳，张林.论张仲景对方药的计量只能用东汉官制［J］.北京中医药大学学报，2013，36（6）：365-370.

［3］江部洋一郎，横田静夫.经方医学·第一卷［M］.徐文波，译.北京：学苑出版社，2010.

［4］刘玲，李瑞芳，王等，等.芍药苷减轻 LPS 致小鼠急性脑损伤的抗炎机制［J］.中药材，2016，39（2）：411-415.

［5］梁红宝，关永霞，马素燕，等.芍药苷碱水解工艺及产物抗炎活性研究［J］.食品与药品，2017，19（2）：121-123.

［6］王慧超，张威，李铁军，等.不同炮制法白芍制品的芍药苷含量检测对比及其镇痛效果研究［J］.陕西中医，2018，39（5）：672-674.

［7］陈华，叶柳贤.白芍醇提取液的镇痛抗感染作用效果实验研究［J］.中国当代医药，2010，17（1）：18-19.

［8］黄海霞，付强，陈晓，等.芍药根提取液的抗氧化作用研究［J］.西北农业学报，2009，18（4）：280-283.

［9］黄海霞，张亚坤，张丹丹，等.芍药花粉提取物的抗氧化能力研究［J］.河南农业科学，2012，41（11）：117-120.

［10］薛梅，穆道周，黄熙.芍药苷对抑郁大鼠海马组织形态及BDNF水平的影响［J］.南京中医药大学学报,2016,32（5）：439-441.

［11］王兰.桂枝芍药知母汤治疗痛风临床观察［J］.中医学报，2011，26（8）：997-998.

［12］孙宁宁，张松江，武鑫，等.经方小建中汤的临床应用体会［J］.中医临床研究，2018，10（35）：100-102.

［13］崔晨，耿琦，李敬伟，等.蒋健以芍药甘草汤治疗痛证验案举隅［J］.河南中医，2016，36（5）：783-785.

炙甘草

甘草为豆科植物甘草 *Glycyrrhiza uralensis* Fisch.、胀果甘草 *Glycyrrhiza inflata* Bat. 或光果甘草 *Glycyrrhiza glabra* L. 的干燥根，多生长在干旱、半干旱的荒漠草原、沙漠边缘和黄土丘陵地带。《神农本草经》谓："甘草，味甘平。主五脏六腑寒热邪气，坚筋骨，长肌肉，倍力，金创，解毒。"炙甘草为甘草采用蜜炙法后的炮制品，《中国药典》中炙甘草功效主治为"补脾和胃，益气复脉。用于脾胃虚弱，倦怠乏力，心动悸，脉结代。"

一、量效研究

1. 用量

《伤寒杂病论》中善用炙甘草，其中含有炙甘草的方剂占全部方剂的 61.95%。有报道，甘草及其制剂可引起不良反应，故在临床使用剂量及疗程需要及时控制，并密切观察患者的肾功能。因此，对其配伍和剂量的研究具有重要的临床价值。

我们系统整理了《伤寒杂病论》中含有炙甘草的条文，经筛选，共纳入含炙甘草方剂 68 首。采用 SPSS 20.0 统计软件分析炙甘草与相关因素之间的关系，研究结果表明，炙甘草是否为主药与药味数关系密切，因此临床上可以根据炙甘草在该方中的作用，通过方剂中的药味数，对炙甘草的使用剂量进行计算。

（1）配伍桂枝

【用量分析】炙甘草为非主药的甘草单次用量、药味数与其作为主药时比较，差异均有统计学意义（P=0.000，P=0.015）。见表 3–1。

表 3–1　29 首炙甘草配伍桂枝方剂剂量与药味数情况（$\bar{x} \pm s$）

	方剂数	炙甘草单次用量 /g	药味数	倍数
主药	6	6.19±1.75	4.00±1.10	1.55
非主药	23	3.07±1.07	6.39±2.17	0.48
F 值		1.274	1.649	
P 值		0.000	0.015	

【用量建议】如果按组方为 6 味药，每天服用 2 次计算，如炙甘草为主药，其服用剂量为 18.57g（≈19g）；炙甘草为非主药，则为 5.77g（≈6g）。

（2）配伍芍药

炙甘草为主药，即芍药甘草汤和芍药甘草附子汤，组方为 6 味药，每天服用 2 次计算，其服用剂量为 43.06g（≈43g）；

炙甘草为非主药，即桂枝去桂加茯苓白术汤，其服用剂量为 6.90g（≈7g）。见表3-2。

表3-2　3首炙甘草配伍芍药方剂剂量与药味数情况（$\bar{x} \pm s$）

	方剂数	炙甘草单次用量/g	药味数	倍数
主药	2	8.97±6.83**	2.50±0.71*	3.588
非主药	1	3.45	6	0.575
t 值		1.143	−7.000	
P 值		0.458	0.090	

注：*$P<0.05$，**$P<0.01$；

样本符合正态分布时，采用独立样本 t 检验，以 t 值 +P 值表示；样本不符合正态分布时，采用非参数 t 检验，以 Z 值 +P 值表示。后同，不再单独注。

（3）配伍干姜

【用量分析】炙甘草为非主药时药味数与其作为主药时比较，差异有统计学意义（$P=0.009$）。见表3-3。

表3-3　6首炙甘草配伍干姜方剂剂量与药味数情况（$\bar{x} \pm s$）

	方剂数	炙甘草单次用量/g	药味数	倍数
主药	5	7.18±3.7	3.2±0.84**	2.24
非主药	1	3.86	5	0.77
t 值		2.002	−4.811	
P 值		0.116	0.009	

【用量建议】如果按组方为6味药，每天服用2次计算，如炙甘草为主药，其服用剂量为26.93g（≈27g）；炙甘草为非主药，即茯苓四逆汤，其服用剂量为9.26g（≈9g）。

（4）配伍生姜、大枣、人参

【用量分析】炙甘草为非主药，单次服用剂量为（3.46±0.99）g，为药味数（6.93±1.39）的0.5倍。

【用量建议】如果按组方为6味药，每天服用2次计算，则其服用剂量为5.99g（≈6g）。炙甘草为主药时，未发现与生姜、大枣、人参配伍。

（5）配伍其他药物

【用量分析】炙甘草为非主药的药味数和单次服用炙甘草的量与作为主药时比较，差异均无统计学意义。见表3-4。

表3-4　12首炙甘草配伍其他药物方剂剂量与药味数情况（$\bar{x} \pm s$）

	方剂数	炙甘草单次用量/g	药味数	倍数
主药	5	5.27±2.80	3.50±1.00	1.51
非主药	1	3.04±0.47	5.00±1.69	0.61
F值		7.863	0.808	
P值		0.209	0.137	

【用量建议】如果按组方为6味药，每天服用2次计算，如炙甘草为主药，其服用剂量为18.07g（≈18g）；炙甘草为非主药，其服用剂量为7.30g（≈7g）。

（6）小结

从量效关系可以发现《伤寒杂病论》中炙甘草的剂量及其配伍灵活多变、功效广泛，但剂量与药味数存在一定规律，可为临床应用提供依据。

2. 组方归经

含炙甘草的方剂分布依次为：太阳病33首（47.14%）、

太阴病 29 首（41.43%）、阳明病 24 首（34.29%）、少阳病 7 首（10.00%）、厥阴病 6 首（8.57%）、少阴病 7 首（10.00%）。其中单经方 31 首（44.29%）、两经方 21 首（30.00%）、三经方 18 首（25.71%）。其中阳经方 31 首（44.29%）、阴经方 21 首（30.00%）、阴阳合经方 18 首（25.71%）。分布最多的是太阳证，从阴阳来看，炙甘草在阳证中的使用频率高于阴证。

从组方分布来看，甘草既可在热证、表证、实证中使用，又可在寒证、里证、虚证中使用，还可在寒热错杂证、表里同病证、虚实夹杂证中使用。分析其功效，若生用，则具有清热止咳、祛邪化痈的功效，一味甘草汤用治少阴咽痛，未愈则加桔梗一两组成桔梗汤治疗，此方还可以治疗表现为"咳而胸满，振寒脉数，咽干不渴，时出浊唾腥臭，久久吐脓如米粥者"的肺痈；若炙用，则根据其配伍发挥不同功效，如《伤寒论》第 64 条云："发汗过多，其人叉手自冒心，心下悸欲得按者，桂枝甘草汤主之。"可见炙甘草可配伍桂枝治疗津液缺少所致心下悸，发挥滋阴合阳功效，而非其他配伍之缓急止痛、温肺化饮、补中益气、缓和药性的功效。因此，在临床上可根据"有是证，用是方"的原则进行辨证应用。

二、量效药理

1. 抗抑郁

实验表明炙甘草中甘草总黄酮、甘草苷可减少实验动物的抑郁行为，如强迫游泳实验不用时间明显缩短，悬尾不动时间明显减少。此外，炙甘草存在于众多抗抑郁名方中，其中，逍遥散可能是通过拮抗 5-HT_{2A} 从而影响 5-HT 系统，改善神经递质水平。

2. 调节免疫

有研究表明炙甘草中的甘草多糖能够加快小鼠的生长，提高脾脏指数和胸腺指数，从而调节机体免疫。甘草中异寡核苷酸和柚皮素两种成分均能促进 Treg 细胞的诱导，同时增强了 Treg 细胞的免疫抑制作用。

3. 抗炎

甘草总黄酮能有效抑制细胞上清中一氧化氮（NO）产物亚硝酸盐含量，并下调各类炎症因子。实验证明甘草查尔酮 A 能够显著抑制葡聚糖硫酸钠（DSS）诱导的溃疡性结肠炎，其作用分子机制很可能是通过抑制相关信号通路发挥抗炎作用和发挥抗氧化作用。

4. 抗心律失常

周承志等研究发现炙甘草汤具有较好的抗心律失常作用，对缺血再灌注心律失常有明显的保护作用。实验发现炙甘草提取液腹腔注射对氯仿诱发的小鼠心室纤颤、肾上腺素诱发的家兔心律失常有抑制作用。

5. 镇痛

实验表明炙甘草配伍芍药具有镇痛作用，且芍药甘草汤在冰醋酸致小鼠扭体反应潜伏期动物模型中，镇痛效果明显。

三、不同剂量验案

1. 小剂量验案

患者，女，26 岁。2014 年 8 月 31 日初诊。

婚后未避孕未孕 2 年。月经不规律，14 岁初潮，5 ～ 6/20 ～ 30 天，末次月经 2014 年 8 月初，经量少，色暗红，痛经（＋），经行乳胀。外院诊断为多囊卵巢综合征，曾口服达英 –35 连续 3 个月，近期彩超提示多囊卵巢表现。来诊时焦虑，纳寐可，二便调，时有口干。舌红苔薄白，脉细尺脉略微。

西医诊断：多囊卵巢综合征。

中医诊断：不孕（脾肾两虚）。

治法：补脾益肾。

处方：四物汤合剂。

二诊：2014 年 9 月 3 日。末次月经来潮，经量少，经色较前转红，痛经（＋），经行腰酸、乳胀，纳寐可，二便调，口干。舌脉未变。予经间期用药以补益脾肾，通络调冲任。

处方：女贞子 15g，太子参 10g，怀山药 15g，菟丝子 15g，枸杞子 15g，金狗脊 10g，川断肉 15g，山萸肉 15g，黄芪 15g，鸡血藤 10g，制黄精 10g，桑寄生 10g，炒白芍 10g，白术 10g，白茯苓 10g，紫河车 10g（分冲），覆盆子 10g，五味子 10g，炙甘草 5g。7 剂，水煎，早晚温服。

三诊：2014 年 9 月 30 日。服上方后口干略好转，月经尚未来潮，舌红苔薄白，脉细略弦，化瘀止痛调经，拟方经期服用。

处方：白茯苓 10g，益母草 15g，全当归 15g，西川芎 10g，大熟地 10g，制香附 10g，刘寄奴 10g，炒延胡索 12g，川楝子 10g，红花 10g，泽兰 10g，川牛膝 15g，炙甘草 5g，艾叶5g。5剂，水煎，早晚温服。

四诊：2014年10月10日。月经来潮，经行7天净，经色红，痛经略缓解，乳胀、腰酸渐减。舌红苔薄白，脉细尺微。治以补益脾肾，予经前期用药。

处方：女贞子15g，山萸肉15g，紫河车6g（分冲），怀山药15g，枸杞子15g，大熟地10g，炒白术10g，白茯苓10g，软柴胡5g，佛手片5g，黄芪15g，党参10g，金狗脊10g，淫羊藿15g，巴戟天15g，制黄精10g，制首乌15g，炙甘草5g，鸡血藤15g。10剂，水煎，早晚温服。

五诊：月经尚未来潮，夜寐欠佳，余证及舌脉同前，予经期用理法方药同前予5剂，水煎，早晚温服。

六诊：2014年11月20日。月经来潮，上方服后诸证渐消，夜寐转安，腰酸乏力，口干，治以补益脾肾，益气调冲任，月经净后用药。

处方：川杜仲10g，金狗脊10g，桑寄生10g，炒白芍15g，女贞子15g，山萸肉15g，菟丝子15g，怀山药15g，枸杞子15g，紫河车6g（分冲），鹿角霜10g，淫羊藿15g，巴戟天10g，大熟地10g，川断肉10g，黄芪15g，太子参10g，炙甘草5g，麦冬10g。10剂，水煎，早晚温服。

患者于2015年9月20日末次月经来潮后未转经，2015年10月测得尿HCG（＋），彩超提示宫内早孕，妊娠产子。

2. 中剂量验案

患者，女，37岁。

自述产后2年来，睡眠不佳，时觉胃胀、纳差。身体较为虚弱，面色暗黄，口唇淡白，二便常。舌淡苔白，脉沉。

西医诊断：失眠。

中医诊断：不寐（肝血不足，脾肾虚弱）。

治法：补肾养肝，益气健脾。

处方：甘麦大枣汤加减。浮小麦 30g，茯神 20g，五味子 10g，黑枣 15g，熟党参 15g，白术 20g，山药 20g，白芍 10g，熟地黄 10g，山萸肉 10g，枸杞 10g，炙甘草 10g。14 剂，水煎，早晚温服。

服上药后，患者自觉精神体力良好，睡眠质量也得到很大的改善。

3. 大剂量验案

患者，男，80 岁。

患脑血栓后遗症已 13 年，行走呈碎步态，神情呆滞，沉默寡言，对外界事物毫无兴趣，口角流涎水，尿等待，畏冷，乏力。舌淡胖，苔色发黑而润，脉沉弦寸弱，时一止。

西医诊断：脑血栓后遗症。

中医诊断：风痹（阳虚寒凝）。

治法：温阳化气。

处方：麻黄细辛附子汤合真武汤加味。麻黄 10g，附子 60g（先煎 1 小时），细辛 10g，桂枝 25g，白术 30g，干姜 30g，茯神 30g，肉桂 10g，菖蒲 20g，补骨脂 30g，益智仁 30g，淫羊藿 30g，泽泻 15g，麦芽 30g，炙甘草 30g，大枣 10 个。7 剂，水煎，早晚温服。

二诊：精神已有改善，守方调理，附子最后加至 120g，出入药物有磁石 30g，黄芪 60g，红参 15g，佛手 15g 等。

服药 9 个月，神志已清，表情开朗，能参与家事，行走基本自如，苔色已正，余症亦明显减轻，间断服药巩固。

/// 参考文献 ///

［1］傅延龄，宋佳，张林.论张仲景对方药的计量只能用东汉官制［J］.北京中医药大学学报，2013，36（6）：365-370.

［2］吴波，陈玉皇.甘草甜素的不良反应［J］.中国误诊学杂志，2011，11（25）：6192-6193.

［3］黄清秀，谢凤华.注射用复方甘草酸苷致过敏性休克1例分析［J］.慢性病学杂志，2010，12（4）：364.

［4］李越峰，徐富菊，张泽国，等.炮制对甘肃道地药材甘草中甘草苷和甘草酸含量的影响［J］.中兽医医药杂志，2016，35（3）：50-53.

［5］倪博文，李丽娜.甘草人参大枣在经方中使用规律辨析［J］.辽宁中医药大学学报，2013，15（10）：138-139.

［6］张燕丽，孟凡佳，田园，等.炙甘草的化学成分与药理作用研究进展［J］.化学工程师，2019，33（8）：60-63，66.

［7］熊静悦，曾南，张崇燕，等.逍遥散抗抑郁作用研究［J］.中药药理与临床，2007：23（1）：3-5.

［8］CHEN J，XIN L G，et al.Effect ofglycyrrhiza uralensis Fisch polysaccharide ongrowth performance and immunologic function in mice in Ural City，Xinjiang［J］.Asian Pacific Journal of Tropical Medicine，2016，9（11）：1078-1083.

［9］GUO A，HE D，XU H B，et al.Promotion of regulatory T cell induction by immunomodulatory herbal medicine licorice and its two constituents［J］.Sci Rep，2015（5）：14046.

［10］杨晓露，刘朵，卞卡，等.甘草总黄酮及其成分体外抗炎活性及机制研究［J］.中国中药杂志，2013，38（1）：99-104.

［11］周承志，邱明义，张道亮.炙甘草汤抗心律失常作用实验研究进展［J］.实用中医药杂志，2005，21（4）：250-251.

［12］彭成.中药药理学［M］.北京：中国中医药出版社，2016.

［13］覃俊佳，方红，周芳.芍药甘草汤及其组成的镇痛泻下作用［J］.中国实验方剂学杂志，1997（3）：32-34.

［14］杨永菊，闵冬雨，张江，等.芍药甘草汤镇痛抗炎实验研究［J］.辽宁中医药大学学报，2018，20（4）：42-44.

［15］韩美仙.喜棣从脾肾论治 PCOS 所致不孕症验案两则［J］.临床医药文献电子杂志，2016，3（42）：8463，8465.

［16］任晓琳.甘麦大枣汤加味治疗失眠医案 1 则［J］.中国民间疗法，2017，25（2）：43.

［17］张存悌.扶阳医案（四）［J］.辽宁中医杂志，2012，39（3）：537-538.

生甘草

《中国药典》记载甘草"归心、肺、脾、胃经"，功能为"补脾益气，清热解毒，祛痰止咳，缓急止痛，调和诸药"，主治"脾胃虚弱，倦怠乏力，心悸气短，咳嗽痰多，脘腹、四肢挛急疼痛，痈肿疮毒，缓解药物毒性、烈性"，与炙甘草不同。本文所述之生甘草相对于《伤寒杂病论》中炙甘草而言，已有学者求证仲景书中所述之炙甘草为炒甘草，经过炒制的甘草补中健脾功效增强。

一、量效研究

1. 用量

系统整理了《伤寒杂病论》中含有生甘草的条文（未标注炙甘草的均为生甘草），采用SPSS 20.0统计软件分析生甘草与相关因素之间的关系。经筛选，共纳入含生甘草方剂

54首，其中可统计的为47首。功效分析显示，生甘草用于清热解毒消痈时剂量大、药味数少，一般作为主药应用，且多与桔梗相须为用。而在方剂中作为非主药使用时，量效关系不明显，且与炙（炒）甘草功效区别不大，临床可灵活应用。

（1）配伍麻黄

生甘草与麻黄配伍方剂共8首，生甘草为主药应用的为续命汤，生甘草及麻黄用量均为3两；作为非主药使用的以甘草麻黄汤为代表，方中生甘草用量为2两，麻黄用量为4两。剂量分析表明，生甘草为主药与为非主药相比，单次用量及药味数均无统计学相关性，说明生甘草与麻黄配伍时量效关系不明显。生甘草与麻黄配伍主要发挥协同作用，一是制约麻黄辛烈之性，二是调和诸药。

【用量分析】生甘草为主药的单次用量、药味数与为非主药比较，差异均无统计学意义（$P>0.05$）。见表4-1。

表4-1　8首生甘草配伍麻黄方剂剂量与药味数情况（$\bar{x} \pm s$）

	生甘草单次用量/g	药味数	倍数
主药（$n=1$）	4.15	9	0.46
非主药（$n=7$）	4.6（3.45，5.52）	5（3，6）	0.92
Z值	-0.408	-1.537	
P值	0.697	0.124	

【用量建议】如果按组方为6味药，每天服用2次计算，如为主药，则其服药剂量为5.52g（≈6g）；如为非主药，则其服药剂量为11.04g（≈11g）。

（2）配伍桔梗

生甘草与桔梗配伍方剂共 3 首（桔梗汤、排脓汤、竹叶汤），其中排脓汤、竹叶汤中生甘草为非主药。在经方中两药配伍治疗"咽痛""咳而胸满""喘而头痛"等，以发挥消肿止痛之功。

【用量分析】生甘草为主药的单次用量、药味数与为非主药比较，差异均无统计学意义（$P>0.05$）。见表 4-2。

表 4-2　3 首生甘草配伍桔梗方剂剂量与药味数情况（$\bar{x}\pm s$）

	生甘草单次用量 /g	药味数	倍数
主药（$n=1$）	4.6	2	2.30
非主药（$n=2$）	2.88±2.44	7±4.24	0.41
t 值	0.577	−0.962	
P 值	0.667	0.512	

【用量建议】如果按组方为 6 味药，每天服用 2 次计算，如为主药，则其服药剂量为 27.6g（≈28g）；如为非主药，则其服药剂量为 4.92g（≈5g）。

（3）配伍姜枣参

生甘草与姜、枣、参配伍方剂共 21 首，其中作为主药应用的方剂为人参汤，《金匮要略·胸痹心痛短气病脉证治》云："胸痹，心中痞，留气结在胸，胸满，胁下逆抢心，枳实薤白桂枝汤主之，人参汤亦主之。"方中人参、干姜、白术、甘草各 3 两，温健脾阳、化痰消饮治疗痰浊胸痹缓解期，方中以人参为君，伍以甘草补益中气，干姜、白术温中健脾。生甘草作为非主药应用时与人参配伍，在经方中治疗水饮内停、疟病发渴，说明生甘草配伍人参起到生津健脾之功；与姜、枣配伍多为佐使药以调和营卫气血、补脾扶正。如瓜蒌桂枝汤、桂枝加龙骨牡蛎汤等方剂，姜、枣、草相伍即为调和营卫气血；如橘皮竹茹汤、排脓汤等方剂中姜、枣、草相伍即为补益脾胃，治疗因攻伐之后或大病、久病初愈正气不足之证。与炙甘草功效区别亦不大。

【用量分析】生甘草为主药的单次用量、药味数与为非主药比较，差异均无统计学意义（ $P>0.05$ ）。见表4–3。

表4–3　21首生甘草配伍姜枣参方剂剂量与药味数情况（ $\bar{x} \pm s$ ）

	生甘草单次用量 /g	药味数	倍数
主药（ $n=1$ ）	5.18	4	1.30
非主药（ $n=20$ ）	3.45（2.66，4.60）	6.60±1.90	0.52
Z/t 值	−1.159	−1.333	
P 值	0.247	0.198	

【用量建议】如果按组方为6味药，每天服用2次计算，如为主药，则其服药剂量为15.6g（≈16g）；如为非主药，则其服药剂量为6.24g（≈6g）。

（4）配伍桂芍

生甘草与桂枝、芍药配伍方剂共8首，生甘草均为非主药应用，单次用量为3.18（2.66，3.81）g，均为小剂量应用，且多为桂枝汤类方，如瓜蒌桂枝汤、桂枝加龙骨牡蛎汤、桂枝加黄芪汤等，方中甘草为辅助用药。在经方中生甘草与桂枝配伍治疗"痉湿暍""皮水""血痹虚劳""气分，心下坚"之水气病等，说明生甘草配伍善调卫气的桂枝时，发挥缓和桂枝调气之功，以缓慢释放桂枝作用，气行则水、湿、痰、瘀皆化于无形。生甘草配伍芍药使用治疗"妇人陷经、漏下""腹痛，往来寒热""妇人产后腹中刺痛不止"肢节疼痛",说明生甘草配伍善调荣气、营气的芍药时,发挥缓和调荣气、营气之功,能加强缓急止痛之功。生甘草与桂、芍配伍时,与炙甘草功效区别不大。

【用量分析】生甘草单次用量为3.18(2.66,3.81)g,药味数为(6.63±1.19)味,二者倍数为0.48。

【用量建议】如果按组方为6味药,每天服用2次计算,则其服药剂量为5.76g(≈6g)。

（5）配伍干姜

生甘草与干姜配伍方剂共5首,生甘草均作为非主药应用。在经方中两药配伍治疗"气结在胸""身体重,腰中冷""胸满"等,说明生甘草配伍干姜时,发挥的是补肺益气、温中散寒之功。以苓甘五味姜辛汤为代表,《金匮要略·痰饮咳嗽病脉证并治》云:"冲气即低,而反更咳,胸满者,用桂苓五味甘草汤去桂加干姜、细辛以治其咳满。"方中甘草既能助干姜温中扶阳,又能助茯苓健脾益气,还能调和诸药。苓甘五味姜辛汤是由桂苓五味甘草汤去桂枝加干姜、细辛而成,治疗寒饮伏肺证。甘草、干姜配伍,辛甘合用,阳气得补,益气健脾,多用于中焦寒证,甘草与炙甘草功效并无明显区别,亦是主要发挥调和诸药的作用。

【用量分析】生甘草单次用量为2.07(1.90,4.05)g,药味数为(6.00±1.58)味,二者倍数为0.35。

【用量建议】如果按组方为6味药,每天服用2次计算,则其服药剂量为4.2g(≈4g)。

（6）小结

综上所述,《伤寒杂病论》中,从使用分布看生甘草可应用于六经各证,在太阴证的使用频率最高。从量效关系可以发现生甘草的使用不存在显著的量效关系，配伍不同药物能发挥多种功效，其用量和功效都十分稳定，且在方剂中作为非主药使用药时，与炙甘草功效区别不大，为临床应用提供了坚实的依据。

2. 组方归经

含生甘草的方剂分布依次为：太阴病 11 首（25.00%），太阳阳明太阴病 7 首（14.58%），太阳阳明病 6 首（12.50%），少阳病 4 首（8.33%），太阴阳明病 4 首（8.33%），太阳太阴病 3 首（6.25%），阳明病 3 首（6.25%），厥阴病 2 首（4.17%），少阳阳明病 2 首（4.17%），太阳病 2 首（4.17%），少阴病 1 首（2.08%），少阴太阴病 1 首（2.08%），少阴太阴阳明病 1 首（2.08%）。其中单经方 24 首（52.09%），两经方 15 首（31.24%），三经方 8 首（16.66%）。从阴阳来看，生甘草在阳经方为 17 首（36.17%），阴经方为 15 首（31.91%），阴阳合经方为 15 首（31.91%）。从组方归经看，生甘草在六经中均有应用，在阴阳经中所占比例均衡，并且表证、里证、半表半里证均可应用，虚、实、寒、热证亦均可应用，说明生甘草以调和诸药为核心作用，通过与不同药性的药物配合使用能发挥不同的治疗作用。符合《神农本草经》中记载的"味甘平，主五脏六腑寒热邪气"，亦如《本草正》所言甘草"随气药入气，随血药入血，无往不可，故称国老"。

二、量效药理

1. 镇咳祛痰

研究表明生甘草较炙甘草镇咳平喘作用强，能够显著延长小鼠咳嗽潜伏期，减少咳嗽次数，给小鼠皮下注射酚红，观察甘草的祛痰作用，发现生甘草效果更加显著。

2. 对回肠活动的作用

研究表明生甘草水煎液能使肠管自发性收缩活动的张力下降，节律存在，收缩幅度变小，同等量的蜜炙甘草和清炒甘草水煎液也有类似作用但无显著性差异。实验表明生甘草配伍芍药具有泻下作用。

3. 清热解毒

甘草中的甘草甜素能结合吸附毒物，同时具有皮质激素样抗应激作用，从而提高机体对毒物的耐受力，用于各种中毒症状的缓解。

三、不同剂量验案

1. 小剂量验案

患者，女，32岁。

患者1年前无明显诱因反复出现排便不畅，偶尔使用开塞露辅助排便，效尚可，停用后仍排便不畅。6日前与家人争吵之后，自觉胸闷不舒，至今未解大便。遂来就诊。症见排便不畅，6日未解大便，便质偏干，患者嗳气频频，胸胁痞满胀痛，腹中肠鸣矢气；纳呆，食欲不振，偶有失眠；小便调。

查体：神志清，形体正常，面色红润，舌红苔腻，脉弦数，血压130/80mmHg，心肺听诊无明显异常，心电图未见异常。

西医诊断：便秘。

中医诊断：便秘（肝郁气滞）。

治法：顺气导滞。

处方：柴胡疏肝散加减。柴胡15g，香附12g，川芎15g，枳实12g，陈皮9g，白芍30g，大黄6g，当归15g，生地黄30g，玄参30g，麦冬30g，砂仁9g，炒苦杏仁9g，合欢皮30g，甘草6g。14剂，水煎，早晚温服。

二诊：患者排便困难减轻，3日一行，情绪较前明显好转，胸闷、胁痛症状明显缓解，现仍食欲不佳，眠尚可。上方加生白术30g，炒麦芽15g。14剂，水煎，早晚温服。

后随访，患者大便基本日一行，余不适症状亦明显缓解。

2. 中剂量验案

患者，女，55岁。

三四年来患者双下肢畏寒发冷严重，热水沐浴下肢好转，胃脘痞闷，沐浴出汗后浑身发痒，起皮疹，现皮肤瘙痒，小腿、手臂红疹，腰痛。脉沉细缓，舌浅淡，苔薄白。

西医诊断：皮肤瘙痒症。

中医诊断：风瘙痒（寒凝经脉）。

治法：温阳散寒。

处方：温阳建中汤加减。黄芪30g，红参10g，附子20g，砂仁20g，干姜20g，细辛3g，桂枝10g，炒白术30g，麻黄10g，白芥子10g，黄连3g，吴茱萸6g，枳实10g，甘草10g。10剂，水煎，早晚温服。

二诊：畏寒、胃脘痞闷好转，尿多，睡眠不佳，小腿和前臂仍然还有痒感，有红疹。检查有脂肪肝，血液黏稠。

处方：黄芪 30g，红参 10g，附子 20g，砂仁 20g，干姜 20g，细辛 3g，桂枝 10g，炒白术 30g，麻黄 10g，白芥子 10g，黄连 3g，吴茱萸 6g，蝉衣 10g，竹茹 10g，枳实 10g，甘草 10g。10 剂，水煎，早晚温服。

三诊：畏寒、皮肤发痒好转，未再复发。

3. 大剂量验案

患者，男，46 岁。

患风湿性关节炎 2 年，治疗经过不详，就诊症见肢体疼痛，以大关节为重，遇风、冷有透骨感，得热则轻，行走不便。舌淡，苔白，脉沉紧。

西医诊断：风湿性关节炎。

中医诊断：痹证（风寒湿痹）。

治法：温经散寒，通痹止痛。

处方：黄芪 40g，当归、白芍、制川乌、草乌各 20g，地龙、桂枝、防己、牛膝、羌活、独活各 12g，生姜、生甘草各 30g。川乌、草乌与生甘草、生姜先煎 30 分钟后，加入他药同煎，5 剂，早晚温服。

二诊：患者自述痛大减，上方川乌、草乌改为各 15g，加木通 20g，间断调服 20 余剂，病愈。

/// 参考文献 ///

[1] 张伟. 从量效关系探讨《伤寒论》甘草用药规律 [J]. 中国中医药信息杂志，2016，23（9）：52-55.

[2] 冯世纶，张长恩. 解读张仲景医学经方六经类方证 [M]. 2

版.北京：人民军医出版社，2016.

［3］傅延龄，宋佳，张林.论张仲景对方药的计量只能用东汉官制［J］.北京中医药大学学报，2013，36（6）：365-370.

［4］黄英杰《伤寒论》用药剂量及其相关问题的研究［D］.北京：北京中医药大学，2007.

［5］王松.《伤寒杂病论》中甘草的应用规律及使用禁忌研究［D］.沈阳：辽宁中医药大学，2015.

［6］李岩，李荣科，朱向东.苓甘五味姜辛汤近5年研究进展［J］.新中医，2015，47（10）：212-213.

［7］梁峰，张国骏，王东强，等."人参汤亦主之"之我见［J］.中医学报，2013，28（6）：818-819.

［8］张玉龙，王梦月，杨静玉，等.炙甘草化学成分及药理作用研究进展［J］.上海中医药大学学报，2015，29（3）：99-102.

［9］覃俊佳，方红，周芳.芍药甘草汤及其组成的镇痛泻下作用［J］.中国实验方剂学杂志，1997（3）：32-34.

［10］金宏.浅谈甘草药理作用［J］.时珍国医国药，2000（1）：78-79.

［11］刘佳娜，李芮.李芮治疗便秘医案三则［J］.世界最新医学信息文摘，2019，19（12）：169，173.

［12］潘远根.悟透寒热说辨证——医案连载（六）［J］.湖南中医药大学学报，2017，37（1）：42-44.

［13］刘云青，王涛.大剂量川乌、草乌在痹证中的应用［J］.吉林中医药，2000（1）：61.

生 姜

生姜为姜科植物姜 *Zingiber officinale* Rosc. 的新鲜根茎。《神农本草经》谓其"味辛温，主胸满，咳逆上气，温中止血出汗，逐风湿痹，肠澼下痢，生者尤良"。《中国药典》记载其功效主治为："解表散寒，温中止呕，化痰止咳，解鱼蟹毒。用于风寒感冒，胃寒呕吐，寒痰咳嗽，鱼蟹中毒。"

一、量效研究

1. 用量

通过系统整理《伤寒杂病论》中含有生姜的条文，经筛选，共纳入含生姜方剂 70 首，占总方剂数比例的 21.67%。可见临床应用范围之大。研究结果表明，《伤寒杂病论》中生姜不单独使用，桂枝汤、生姜半夏汤等作为基础"对药"使用，作为复方应用时多与大枣、厚朴、半夏、吴茱萸配伍。

（1）配伍大枣

生姜与大枣配伍的方剂有 43 首，生姜为主药者，以桂枝汤为代表，非主药者，以黄芪建中汤为代表。《伤寒论》第 12 条云："太阳中风，阳浮而阴弱。阳浮者，热自发；阴弱者，汗自出。啬啬恶寒，淅淅恶风，翕翕发热，鼻鸣干呕者，桂枝汤主之。"此方用生姜 3 两，大枣 12 枚，姜、枣相伍，治疗外感风寒表虚证，生姜辛温，大枣甘平，既助桂枝解肌发表，调和荣卫，又能健脾益气，温胃止呕。《金匮要略·血痹虚劳病脉证并治》云："虚劳里急，诸不足，黄芪建中汤主之。"其中生姜 2 两，大枣 12 枚，而重用芍药 6 两，姜、枣相伍，调和诸药，治疗虚劳病，气血阴阳俱虚证，为佐药。

【用量分析】生姜作为主药时的单次用量与药味数和生姜作为非主药时，无统计学意义（$P=0.114$，$P=0.705$）。见表 5-1。

表 5-1 43 首生姜配伍大枣方剂剂量与药味数情况（$\bar{x} \pm s$）

	方剂数	生姜单次用量 /g	药味数	倍数
主药	15	16.42±4.33	6.27±1.58	2.62
非主药	28	12.90±1.58	6.46±1.23	2.01
t 值		1.685	−0.386	
P 值		0.114	0.705	

【用量建议】如果按组方为 6 味药，每天服用 2 次计算，生姜为主药时其服药剂量为 31.44g（≈31g），当生姜为非主药时其服药剂量为 24.12g（≈24g）。

（2）配伍半夏

生姜配伍半夏的方剂有 10 首，生姜为主药以小半夏汤为代表，生姜为非主药以黄芩加半夏生姜汤为代表。《金匮要略·呕吐哕下利病脉证并治》云："诸呕吐，谷不得下者，小半夏汤主之。"生姜用 8 两，半夏用 1 升，半夏化湿除痰，和胃降逆，生姜配伍既能制约半夏之毒，又能发挥温胃止呕之功。《金匮要略·妇人杂病脉证并治》云："妇人咽中如炙脔，半夏厚朴汤主之。"其中生姜 5 两配伍半夏 1 升，并配伍厚朴、茯苓、苏叶，以降气化痰，降逆散结。

【用量分析】生姜作为主药，生姜的单次用量与非主药时比较，差异有统计学意义（$P=0.033$），但药味数比较，差异无统计学意义（$P=0.135$）。见表 5-2。

表 5-2　10 首生姜配伍半夏方剂剂量与药味数情况（$\bar{x} \pm s$）

	方剂数	生姜单次用量 /g	药味数	倍数
主药	6	33.35 ± 16.53	5.50 ± 2.65	6.06
非主药	4	11.38 ± 5.00	7.75 ± 3.10	1.47
t 值		3.751	2.039	
P 值		0.033	0.135	

【用量建议】如果按组方为 6 味数，每天服用 2 次计算，生姜为主药时其服药剂量为 72.72g（$\approx$ 73g），生姜为非主药时其服药剂量为 17.64g（$\approx$ 18g）。

（3）配伍橘皮

生姜配伍橘皮的方剂有 4 首，生姜为主药以橘皮汤为代表，生姜为非主药以橘枳姜汤为代表。《金匮要略·呕吐哕下利病脉证并治》云："干呕，哕，若手足厥者，橘皮汤主之。"其中橘皮 4 两，生姜 8 两，二药相伍温中和胃、行气止呕。《金匮要略·胸痹心痛短气病脉证治》云："胸痹，胸中气塞，短气，茯苓杏仁甘草汤主之，橘枳姜汤亦主之。"其中橘皮1斤，生姜8两，以重用橘皮为君，行肺胃之气而宣通气机，以生姜温中和胃、化饮止呕。

【用量分析】生姜作为主药，生姜的单次用量与非主药时比较，有统计学意义（$P=0.007$），但药味数比较，差异无统计学意义（$P=0.135$）。见表5-3。

表5-3　4首生姜配伍橘皮方剂剂量与药味数情况（$\bar{x}\pm s$）

	方剂数	生姜单次用量/g	药味数	倍数
主药	2	46.00±13.01**	4.00±2.83	11.5
非主药	2	27.40±13.29	4.50±2.12	6.08
t值		9.300	−1.000	
P值		0.007	0.500	

【用量建议】如果按组方为6味，每天服用2次计算，如生姜为主药时，其服药剂量为138g；生姜为非主药时，其服药剂量为72.96g（$\approx$73g）。

（4）配伍炙甘草

生姜配伍炙甘草的方剂共4首，生姜作为主药以桂枝芍药知母汤为代表，《金匮要略·中风历节病脉证并治》云："诸肢节疼痛，身体尪羸，脚肿如脱，头眩短气，温温欲吐，桂枝芍药知母汤主之。"其中生姜5两，炙甘草2两。生姜、甘草调胃和中。

【用量分析】生姜作为主药，生姜的单次用量与非主药时比较，有统计学意义（$P=0.042$），但药味数比较，差异无统计学意义（$P=0.295$）。见表5-4。

表5-4　4首生姜配伍甘草方剂剂量与药味数情况（$\bar{x} \pm s$）

	方剂数	生姜单次用量/g	药味数	倍数
主药	2	22.42±7.31	7.00±2.83	3.20
非主药	2	13.80±6.50	9.00±4.24	1.53
t 值	—	15	−2	—
P 值	—	0.042	0.295	—

【用量建议】如果按组方为6味，每天服用2次计算，如生姜为主药时其服药剂量为38.4g（≈38g），生姜作为非主药时服药剂量为18.36g（≈18g）。

（5）配伍吴茱萸

生姜与吴茱萸配伍的方剂共2首，生姜均为主药。以吴茱萸汤为代表，《伤寒论》第378条云："干呕吐涎沫，头痛者，吴茱萸汤主之。"此方中生姜6两、吴茱萸1升，以温中散寒，降逆止呕，治疗胃中虚寒，食谷欲呕，或少阴吐利，手足逆冷，烦躁欲死，或厥阴头痛，吐涎沫。而在此基础上去人参，增加当归、桂枝、芍药、细辛、通草组成的当归四逆加吴茱萸生姜汤中，《伤寒论》第352条云："若其人内有久寒者，宜当归四逆加吴茱萸生姜汤。"此方中重用生姜8两为主药，吴茱萸2升，增加散寒降逆之功，以治素体血虚，内有久寒者。

【用量分析】生姜配伍吴茱萸的方剂有2首，且生姜均作为主药，生姜用量（24.84±3.90）g，是药味数（6.50±3.54）的3.82倍。

【用量建议】如果按组方为6味，每天服用2次计算，生姜作为主药时其服药剂量为45.84g（≈46g）。

（6）小结

综上所述，生姜可根据加减配伍于六经各证，量效关系显著，生姜的使用剂量与配伍要求严谨且灵活，上述生姜的用量与2015年版《中国药典》中"3～10g"记载差异较大，在临床实际中应辨证使用。

2. 组方归经

含生姜的方剂分布依次为：太阳太阴病13首（18.57%），太阳病9首（12.86%），太阳阳明病11首（15.71%），厥阴病2首（2.86%），少阳病3首（4.29%），少阴病2首（2.86%），阳明病1首（1.43%），太阴病10首（14.29%），太阳太阴阳明病6首（8.57%），少阳阳明病5首（7.14%），少阴太阴病4首（5.71%），太阳少阳病1首（1.43%），少阴太阴阳明病1首（1.43%），太阳太阴少阴病1首（1.43%），太阳少阳阳明病1首（1.43%）。其中单经方27首（38.57%），两经方34首（48.57%），三经方9首（12.86%）。从阴阳来看，其中阳经方31首（44.29%），阴经方18首（25.71%），阴阳合经方21首（30%）。从六经分布来看，生姜在阴经方、阳经方、阴阳合经方中均有使用，故无明显的阴阳属性，在临床使用上根据配伍加减使用。

二、量效药理

1. 抗炎镇痛

用不同剂量生姜水提液／醇提液（1g/kg、5g/kg，日1次，连续14天）灌胃二甲苯致小鼠耳郭肿胀模型，以及二甲苯致小鼠腹膜炎模型，发现高剂量生姜水提液／醇提液对二甲苯致小鼠耳郭肿胀及醋酸致腹腔毛细血管通透性的增高有明显的抑制作用，说明高剂量生姜水提液／醇提液有一定的抗炎作用。用不同剂量生姜水提液／醇提液（1g/kg、5g/kg，日 1 次，连续 14 天）分别灌胃健康小鼠后，进行冰醋酸小鼠扭体反应试验，以及小鼠热板致痛试验，发现高剂量的生姜水提液／醇提液可使小鼠扭体反应潜伏期延长，扭体次数明显降低；对热板法引起的疼痛均有不同程度的镇痛作用，说明高剂量生姜水提液／醇提液有一定的镇痛作用。

2. 改善血液循环

用生姜醇提取物（1mL/100g，日 1 次，连续 7 天）灌胃腺苷二磷酸（ADP）诱导的小鼠血小板聚集模型，发现生姜醇提物对腺苷二磷酸（ADP）诱导的血小板聚集有明显的抑制作用，且随着用药浓度增加，其抑制作用逐渐增强，说明生姜醇提取物有促进血液循环的作用。

3. 促消化

据报道，生姜对胃黏膜的刺激和化学性损伤均有保护作用，能明显增加唾液的分泌量，增强淀粉酶活性。

4. 抗肿瘤

用 MTT 法检测了 5 种姜酚类化合物体外抗肿瘤活性，发现 8- 姜酚和 10- 姜酚对乳腺 MDA-MB-231、MCF-7 的抑制作用最强，其机制可能是通过影响 MAPK 通路中 ERK、P38 磷酸化水平，导致细胞 G1 期阻滞，从而发挥抑制肿瘤细胞增殖的作用。

5. 抑菌

通过体外抗菌实验，比较全姜挥发油、去皮姜挥发油和姜皮挥发油对常见细菌和霉菌的抑菌活性，发现 3 种挥发油对常见菌均能表现出不同程度的抑制活性。用索氏提取法提取姜油浸泡灭菌滤纸片，进行抑菌效力的测定，发现姜油树脂（生姜流浸膏）对大肠菌群有抑制作用，并且抗菌力很强。

三、不同剂量验案

1. 小剂量验案

患者，男，42 岁。

患者咽部发干、痛痒不适 2 年，常有异物感，不时发出"吭""喀"之声，伴干咳，曾间断服用消炎药治疗，效果不佳。1 周前感冒后咽部痒、痛加重，伴有咳嗽，咯少量白黏痰，咽部如有异物，咳之不出，咽之不下，胸胁满闷，遂来中医就诊。

查体：咽部黏膜充血，咽后壁有散在滤泡增生，舌质红，苔腻，脉弦滑。

西医诊断：慢性咽炎。

中医诊断：喉痹（气郁痰凝，痰热蕴结）。

治法：清热解郁，化痰利咽。

处方：半夏厚朴汤加减。半夏 10g，厚朴 10g，茯苓 12g，苏叶 10g，牛蒡子 10g，桔梗 10g，甘草 6g，玄参 15g，赤芍 12g，香附 12g，郁金 12g，川贝母 12g，蝉蜕 9g，生姜 3 片。共 8 剂，水煎，早晚温服。

二诊：服药 8 剂后，咽部痒、痛，咳嗽，咽部异物感，胸胁满闷等症均减轻。效不更方，继服上方 8 剂，诸症消失，随访半年未复发。

2. 中剂量验案

患者，男，10 岁。

患者右侧颈部、肩背部黑色片状皮损，其他部位散在分布，多方治疗未见疗效。面色萎黄无光泽，平素不喜饮水，喜吃甜冷之品，纳少，便秘，睡眠不安。舌暗，苔少。

西医诊断：神经性皮炎。

中医诊断：摄领疮（风湿蕴肤）。

治法：调和肝脾，温中除湿。

处方：小建中汤加减。桂枝 30g，白芍 60g，炙甘草 30g，生姜 30g，大枣 12 枚，牡丹皮 20g，败酱草 30g。14 剂，水煎，早晚温服。

嘱忌食冷、辣、海鲜等食物。

二诊：患者饮水尚可，大便畅，皮损未见增加，其他症未见好转。

处方：桂枝 30g，白芍 60g，炙甘草 30g，生姜 30g，大枣 12 枚，牡丹皮 20g，败酱草 30g，黄精 30g，远志 30g。14 剂，水煎，早晚温服。

三诊：患者父母自述皮损虽未见明显改善，但其他症状均缓解。原方 14 剂，水煎，早晚温服。

四诊：患者皮损明显缓解，颜色减轻，面色有光泽，睡眠安。

处方：桂枝 30g，白芍 60g，炙甘草 30g，生姜 30g，大枣

12 枚，牡丹皮 20g，败酱草 30g，远志 30g。14 剂，水煎，早晚温服。嘱患者需较长时间服药。

3. 大剂量验案

患者，女，54 岁。

双肾体积缩小，肾功能示：血清肌酐（Cr）271.4μmol/L，血尿素氮（BUN）10.67mmol/L，尿酸（UA）442μmol/L。血常规示血红蛋白（Hgb）118g/L。面色萎黄，怕冷，汗少，手足冰凉，小腿抽筋频作，双侧腰部隐痛，每逢阴雨天加重。纳可，口干，饮水不多，喜热饮。寐安。精神可。小便量少，色黄，有少量泡沫，夜尿 1 次，大便正常。舌质淡紫，边有齿痕，苔白薄腻滑。

西医诊断：慢性肾功能不全。

中医诊断：慢关格（真阳虚衰，寒湿阻滞）。

处方：麻黄附子细辛汤加减。制附子 105g（先煎 2 小时），麻黄 15g，细辛 15g，生姜 105g，桂枝 30g。共 7 剂，水煎，早晚温服。

二诊：诉服上方 7 剂开始汗出舒畅，尿量渐增。怕冷、肢凉、口干缓解，小便色渐清，余症同前。复查肾功能：血清肌酐（Cr）228.9μmol/L，血尿素氮（BUN）11.14mmol/L，尿酸（UA）391μmol/L。

随诊一般情况良好，肾功能指标稳中有降。

/// 参考文献 ///

［1］张伟. 从量效关系探讨《伤寒论》甘草用药规律［J］. 中国

中医药信息杂志，2016，23（9）：52-55.

［2］冯世纶，张长恩.解读张仲景医学经方六经类方证［M］.2
版.北京：人民军医出版社，2016.

［3］刘雪梅.生姜的药理作用研究进展［J］.中成药，2002（7）：
53-55.

［4］张旭，赵芬琴.生姜提取液抗炎镇痛作用研究［J］.河南大
学学报（医学版），2015，34（1）：26-28.

［5］陈昆南，杨书麟.生姜醇提物抗凝血作用的进一步探讨［J］.
中药药理与临床，1997（5）：31-32.

［6］王小飞，吴国泰，牛亭惠，等.生姜的化学、药理及应用
［J］.中国果菜，2016，36（6）：23-26，29.

［7］刘鑫，张宏伟，傅若秋，等.生姜中姜酚类活性成分的抗肿
瘤作用及其机制［J］.第三军医大学学报，2017，39（9）：
884-890.

［8］刘瑜，张卫明，单承莺，等.生姜挥发油抑菌活性研究［J］.
食品工业科技，2008（3）：88-90.

［9］范紫煊，刘绍军，武云松.生姜精油提取及对大肠菌群的
抑菌作用［J］.河北科技师范学院学报，2014，28（3）：
34-39.

［10］马惠，石桂珍，宋慧英.半夏厚朴汤的临床应用［J］.中国
冶金工业医学杂志，2011，28（2）：251-252.

［11］张小波，王志刚.王志刚运用小建中汤验案举隅［J］.湖南
中医杂志，2018，34（2）：86.

［12］李安娜，郭立中.郭立中教授运用麻黄附子细辛汤经验
［J］.河北中医，2013，35（6）：806-808.

生
姜

干姜

干姜为姜科植物姜 *Zingiber officinale* Rosc. 的干燥根茎。冬季采挖，除去须根和泥沙，晒干或低温干燥。趁鲜切片晒干或低温干燥者称为干姜片。《神农本草经》将其归于中品，"味辛温。主胸满咳逆上气，温中止血，出汗，逐风，湿痹，肠澼，下利。生者尤良，久服去臭气，通神明。"

一、量效研究

1. 用量

系统整理《伤寒杂病论》中含有干姜的条文，43 首含干姜的方剂经筛选，共纳入含干姜方剂 31 首，采用 SPSS 20.0 统计软件分析干姜剂量与相关因素之间关系。从量效关系可发现《伤寒杂病论》干姜的使用及配伍严格而又灵活多变，剂量规律可为临床应用提供依据。

功效分析表明，《伤寒杂病论》中干姜不单独使用，作为复方应用时多与甘草、附子（包括生、炮）、黄芩、细辛、五味子等配伍。因此，干姜发挥功效主要在于其本身药性的寒热，其次为其配伍时所发挥的作用。相关性分析表明，干姜单次用量与是否为主药分组、干姜剂量、药味数、用水量均密切相关，而单因素逻辑回归分析显示，干姜是否为主药仅与干姜单次用量有统计学相关性，由于干姜单次用量由单次服用水量、用水量、干姜剂量计算得出，故这一规律表明剂量的不同导致了作用的不同，因此发掘掌握含干姜方剂的归经分布、干姜剂量，以及在不同配伍中其剂量使用特点，对深入灵活应用具有重要的临床指导意义。

《伤寒杂病论》中干姜多与甘草（28首）、人参（20首）、半夏（15首）、附子（13首）、黄芩（11首）等配伍使用，除与附子的配伍根据生、炮两种形式有所区别，其余比例主要集中为1∶1，如干姜配伍人参，用量比是1∶1（10首），2∶1（1首），3∶1（1首），3∶2（4首），5∶3（1首），其余比例2∶3/3∶7（3首），由此看出，脾气的化生与阳气有关系，故干姜、人参一同温中以补虚。干姜与人参的配伍，用量主要是以干姜≥人参为主。在需回阳复脉（四逆加人参汤等）或中焦有寒（大建中汤）情况时，干姜的用量均大于人参，也反映了在温中健脾时，阳气得复相较于脾气恢复，更应当注重阳气，阳气得复，脾胃自健。

《伤寒杂病论》中干姜在可计量时常用剂量是三两（约41.4g，18次），其次是一两（约13.8g，9次）、二两（约27.6g，7次）、四两（约69g，5次）、一两半（约20.7g，3次）。总结发现，干姜使用一两半时就是为了温肾回阳，且此功效的剂量变化为一两、一两半、三两和四两，可看出根据病证严重与否有剂量的递增过程。

【用量建议】干姜为主药时，二者比例为1.898，若方剂中共有6味药，每日服用2次，可计算出其服用剂量为22.78g（≈23g）；干姜为非主药时，该比例为0.483，可计算出其服药剂量为5.80g（≈6g）。

《伤寒杂病论》充分利用了干姜的温中特性，从上中下三焦的领域归纳而言，干姜有四大类功效，即温肺化饮（小青龙汤等）、温心阳除痹（苓甘五味姜辛汤等）、温中散寒（理中丸等）、温肾回阳（四逆汤等）。故首先把握住干姜的温中特性，并予以合理的配伍及剂量调整，就能领悟仲景运用干姜的精髓，发挥干姜最大的功效。

综上所述，《伤寒杂病论》中干姜不单独使用，主要在阴经方证中使用，干姜在方剂中的作用均由温性而来。干姜的使用及配伍严格而又灵活多变，剂量规律可为临床应用提供依据。

2. 组方归经

含干姜的方剂分布依次为：太阴病12首（38.71%）、厥阴病7首（22.58%），太阴阳明病4首（12.90%）、太阳太阴阳明病3首（9.68%），太阳太阴病2首（6.45%）、少阳太阴病1首（3.23%）、少阴太阴病1首（3.23%）、少阴阳明病1首（3.23%）。其中单经方19首（61.29%）、两经方5首（16.14%）、三经方7首（22.58%）。从阴阳来看，干姜在阳经方0首，阴经方19首（61.29%），阴阳合经方12首（38.72%）。从六经分布来看，干姜主要在阴经方中使用，同时可在阴阳合经方中使用。

二、量效药理

1. 抗炎、解热、镇痛

王梦等采用小鼠耳壳肿胀法，伤寒、副伤寒甲乙三联菌苗导致家兔发热反应，小鼠扭体法分别观察干姜醇提取物的抗炎、解热、镇痛作用，结果显示干姜醇提取物（13.5g/kg、27g/kg）可显著抑制二甲苯所致小鼠耳壳肿胀反应，干姜醇提取物（10g/kg）对家兔发热反应具有明显的抑制作用，干姜醇提取物（27g/kg）可显著减少小鼠扭体反应次数，减轻疼痛。

2. 抗癌

研究表明，干姜提取物中的 6- 姜酚与 6- 非洲豆蔻醇抑制肿瘤增殖机制与促进细胞凋亡有关。淋巴细胞增殖实验表明干姜提取物可有效抑制促细胞分裂剂刀豆球蛋白 α 作用诱导的增殖反应。

3. 抗菌

实验研究表明干姜乙醇提取物对肺炎链球菌（MIC=13.5mg/mL）及溶血性链球菌（MIC=54mg/mL）具有较强的抑制作用。

4. 止泻作用

陈存标等实验研究发现，2.5g/kg 的干姜针对蓖麻油与大黄新奇导致的小鼠腹泻具有显著疗效。

5. 抗凝血、抗血栓

有学者发现干姜水提取物（10g/kg、20g/kg）均可抑制血小板聚集，预防血栓形成；干姜挥发油（0.75mL/kg、1.5mL/kg）均可延迟血栓形成，并且疗效呈剂量依赖性。

三、不同剂量验案

1. 小剂量验案

患儿，女，7岁，2008年2月14日初诊。

恶心呕吐，时伴腹痛，每日凌晨3点呕吐胃内容物及黄色黏液1～2次，遇寒加重，纳差，进食少，大便无力，1～2日一行，小便可。

既往史：2003年夏季生食黄瓜后出现间歇性呕吐，呕吐物为胃内容物，不能饮食，于当地医院诊断为"胃肠炎"，对症治疗后呕吐反复发作，体重下降。2004年1月23日在凉州区医院诊断为"幽门不全梗阻"，行"胃空肠吻合术"，术后患儿周期性腹痛伴呕吐，且发作频繁。2004年3月在西安市儿童医院行"上消化道造影"检查示十二指肠和空肠几乎同时显影，十二指肠顺逆蠕动均增强，诊断为"肠系膜上动脉综合征"，行"十二指肠空肠Roux-y吻合术"，术后症状未见明显好转。

西医诊断：肠系膜上动脉压迫综合征，十二指肠空肠Roux-y吻合术后，发育不良症。

中医诊断：呕吐（脾胃气虚，湿浊内停）。

治法：扶正祛邪。

处方：连苏饮、半夏干姜散合枳术汤加减。黄连 3g，苏叶梗各 3g，清半夏 3g，干姜 3g，二丑各 1.5g，枳实 3g，炒白术 9g，红参 2g，散剂冲服，每日 1 剂。

二诊：服上方半年，呕吐好转 50%，现排便不通时呕吐，偶有晨起恶心呕吐，遇冷出现小腹部疼痛，按之有水声，大便成形，日 1 次，体重增加 2kg。

处方：上方加吴茱萸 1g，酒大黄 1g，茯苓 9g，打粉吞服，每日 1 剂。服用半年，呕吐明显减轻。

2. 中剂量验案

患者，男，52 岁，2018 年 9 月 3 日初诊。

自述 1 个月前持续高热，最高体温达 40℃，当地医院查体左侧颈部淋巴结肿大，不伴压痛、皮疹、关节疼痛、咽痛等其他阳性体征。彩超检查示甲状腺体积增大并弥漫性回声改变，左侧锁骨上淋巴结肿大，约 5mm×8mm；胸腹 CT 示双侧胸腔少量积液。住院期间先后经"舒普深""泰能"抗感染治疗无效。经激素治疗症状才得以暂时缓解，于 2018 年 8 月 14 日好转出院。然而随着激素撤减，发热症状再次反复，当地治疗无效。

现症见午后发热，热势较高，不怕冷，有汗出，时咳嗽，咳白痰，头脑欠清，纳差，反复口腔溃疡，小便黄，大便可，睡眠一般，舌质淡苔白燥，脉浮弦数。

查体：左侧颈部淋巴结肿大，不伴压痛、皮疹、关节疼痛、咽痛等其他阳性体征。

西医诊断：发热待查；疑似成人 Still 病。

中医诊断：内伤发热；狐惑病。

治法：和解少阳，清热燥湿。

处方：甘草泻心汤合小柴胡汤加减。清半夏20g，黄芩10g，黄连6g，干姜12g，生晒参12g，柴胡30g，炙甘草20g，大枣5枚。3剂，每日1剂，水煎服。

二诊：诸症不减，仍发热，咳嗽，咳白痰，舌脉如前。上方加麻黄10g，杏仁10g，薏苡仁30g。4剂，每日1剂，水煎服。

三诊：体温稍降，37.5～38.5℃，咳嗽减轻，纳食增加，大便质软，舌质淡红，苔白腻略发黄，脉浮数。上方加淡附片10g，肉桂6g。2剂，每日1剂，水煎服。

四诊：症状好转，近10小时最高体温为37.2℃，苔白略变薄，脉浮略数，效不更方再用6剂。

五诊：体温基本恢复正常（36.8～37.1℃），偶咳嗽，但是近来失眠，口干。

处方：清半夏20g，黄芩10g，黄连6g，干姜12g，生晒参12g，柴胡30g，杏仁10g，薏苡仁30g，淡附片10g，肉桂6g，炙甘草20g，知母20g，大枣5枚。7剂，每日1剂，水煎服。

六诊：体温正常，未再反复，饮食二便可，查体颈及左耳后淋巴结仍扪之如豆大而不痛，睡眠较前好转，但多梦。舌淡红、苔薄黄，脉浮虚。上方加川楝子12g，炒酸枣仁12g。14剂，每日1剂，水煎服。

七诊：前症均减，半月来体温正常。

处方：清半夏20g，黄芩10g，黄连6g，干姜12g，生晒参12g，柴胡20g，淡附片12g，肉桂6g，炙甘草20g，升麻15g，大枣5枚。14剂，每日1剂，水煎服。

八诊：耳后淋巴结肿消失。苔薄腻，脉浮。守上方再进14剂，水煎服。后随访发热未再发作。

3. 大剂量验案

患者，男，20岁。

痤疮4年。现面部长满密集大小不等丘疹，部分为脓疱，鼻梁两旁尤甚，手足不温，大便干燥，舌红有裂纹。

诊断：痤疮。

治法：补火助阳。

处方：附子理中汤加减。制附子60g，干姜20g，肉桂10g，白术15g，党参15g，炙甘草10g，砂仁5g，黄柏15g，藿香15g，茯苓30g，川牛膝15g，淫羊藿20g，桑白皮15g。

服药2个月，面部光滑清秀，未见反复。

/// 参考文献 ///

［1］冯世纶，张长恩.解读张仲景医学经方六经类方证［M］.2版.北京：人民军医出版社，2016.

［2］姬航宇.《伤寒论》本源药物剂量探索［D］.北京：北京中医药大学，2009.

［3］傅延龄，宋佳，张林.论张仲景对方药的计量只能用东汉官制［J］.北京中医药大学学报，2013，36（6）：365-370.

［4］金岚.张仲景运用干姜的规律研究［D］.北京：北京中医药大学，2018.

［5］王梦，钱红美，苏简单.干姜乙醇提取物解热镇痛及体外抑菌作用研究［J］.中药新药与临床药理，2003（5）：299-

301.

［6］龙全江，徐雪琴.干姜化学成分、药理作用及加工炮制研究文献分析［J］.现代中药研究与实践，2015，29（1）：82-83.

［7］亓雪，张颖颖.干姜的化学、药理研究进展［J］.山东化工，2018，47（14）：41-42.

［8］陈存标，陈秀榕.干姜止泻作用的药理实验［J］.海峡药学，1994（3）：19-20.

［9］周静，杨卫平.干姜的临床应用及药理研究进展［J］.云南中医中药杂志，2011，32（2）：70-72.

［10］张海宇，田佳星.仝小林教授审因论治顽固性呕吐验案一则［J］.环球中医药，2020，13（2）：272-274.

［11］徐畅，吴李征.李发枝教授治疗不明原因发热验案一则［J］.中国中医药现代远程教育，2020，18（2）：51-52，107.

［12］丁南生.附子理中汤治疗验案二则［C］.中华中医药学会、中华中医药学会民间传统诊疗技术与验方整理分会.中华中医药学会第七次民间医药学术交流会暨安徽省民间医药专业委员会成立大会论文汇编.中华中医药学会、中华中医药学会民间传统诊疗技术与验方整理分会：中华中医药学会，2014：168.

大
枣

大枣为鼠李科枣属植物枣 *Ziziphus jujuba* Mill. 的干燥成熟果实。《神农本草经》将其归于上品，"味甘平。主心腹邪气，安中，养脾肋十二经，平胃气，通九窍，补少气，少津液，身中不足，大惊，四肢重，和百药。"《中国药典》记载其功效主治为"补中益气，养血安神。用于脾虚食少，乏力便溏，妇人脏躁"。通过观察含有大枣组方的归经、大枣的剂量、药味数、用水量、剩余水量、单次服用水量、服用次数及大枣单次用量，进而挖掘使用大枣的量效关系，从而更有针对性和更灵活地应用于临床。

一、量效研究

1. 用量

现代中药药理学研究发现，大枣提取物具有广泛的药理作用，包括抗变态反应、中枢神经抑制、保肝、改善肌力、延缓疲劳及抑制癌细胞的增殖等作用，对治疗肝炎、降血压、补血、健脑、抗肿瘤和增强免疫力具有特殊的效果。临床可用于治疗过敏性紫癜、非血小板减少性紫癜、内痔出血、慢性萎缩性胃炎、溃疡病、泻痢、小儿哮喘和皮肤癌等疾病。《伤寒杂病论》中含有大枣的方剂占全方数目的比例高达24.03%，根据"病皆与方相应者，乃服之"的指导原则，掌握大枣类方的归经分布、大枣的剂量及配伍使用特点，对于深入灵活应用具有重要的临床指导意义。

系统整理《伤寒杂病论》中含有大枣的条文，经筛选，共纳入含大枣方剂62首，占《伤寒杂病论》全部方剂比例为24.03%。采用SPSS 20.0统计软件分析大枣剂量与相关因素之间关系。从量效关系可以发现大枣使用的剂量及其配伍十分严格，为临床应用提供了依据。

2. 量效分析

在《伤寒杂病论》中大枣不单独使用，作为复方应用时多与生姜、甘草、人参、茯苓、白术进行配伍。有研究归纳《伤寒杂病论》中大枣主治功能：健脾（13）（含方剂数）>理气（11）>解表（9）>温中、安神（各6）>化痰、养血（各5）>补虚（3）>补气血（2）>清热、退热、散寒、辟秽气、和胃、清肝胆（各1）。总结大枣与诸药相配伍，对其功效进行归类分析发现，大枣主要功效包括调和营卫、缓和药性、安中养脾、缓急止痛、补血益气、利水健脾。

从统计学分析发现，《伤寒》中大枣的应用剂量用有4枚、5枚、6枚、7枚、10枚、12枚、15枚、25枚、30枚 之异。剂量有别，则发挥功效亦不同。综观仲景诸方，大枣、生姜、甘草配伍最为常见，大枣 12 ～ 15 枚为最常用量，根据换算大枣的剂量为 32.9 ～ 41.1g(约等于 33 ～ 41g)，相对于《中国药典》2015 年版中大枣正常每日剂量（6 ～ 15g）偏高。此剂量多用于桂枝汤类方（桂枝汤、桂枝汤加减方等）、柴胡汤类方（小柴胡汤、大柴胡汤、柴胡加龙骨牡蛎汤等）、泻心汤类方（生姜泻心汤、黄连汤、旋覆代赭汤等）。

《伤寒明理论》所言："姜枣之用，专行脾之津液而和营卫者也。"在桂枝汤中用大枣 12 枚与姜 3 两配伍正是起到健运脾胃，调和荣卫功效，大枣甘温，补脾和胃，另助芍药养血和荣，补血助阴，正如张锡纯有言："大枣生姜与同用，善和荣卫，盖借大枣之甘缓，不使透表发汗，惟旋转于荣卫之间，而荣卫遂因之调和也。"故姜枣相伍实为调和荣卫组方之基础。姜枣配伍在不同的方剂中，则病机亦不同，在黄芪桂枝五物汤中奏益气健脾，温经通痹之功；在泻心汤中补中健脾、和胃扶正；在柴胡类方中大枣补中健脾，生姜和胃止呕，皆能体现出"加姜、枣助少阳生发之气，使邪无内向也"之效。《金匮要略心典》所言："欲求阴阳之和者，必于中气，求中气之立者，必以建中也。"小建中汤温中补虚，和里缓急，方中姜枣辛甘相合，补脾益胃，健运中气，以资化源，源生气血。

在十枣汤、大青龙汤中大枣用量皆为 10 枚，重在补脾养胃，兼能克水。当代伤寒大家胡希恕谓："十枣汤中大枣妙不可言，古人用峻猛药时，多以甘味之药调和、健胃，大枣在甘味药中既可固护脾胃，又能祛水、利小便。"在葶苈大枣泻肺汤中用大枣 12 枚，在茯苓桂枝甘草大枣汤中，大枣用 15 枚，则其治水之力更强，大枣助茯苓健中利水，两方均在峻猛之剂中配伍大枣以缓和药性，顾护脾胃，使其邪除而正气不伤。在文蛤汤中大枣12枚、越婢汤类方中大枣15枚，与生姜、甘草配伍，用于调和麻黄、石膏寒热之性，既助麻黄以解表祛邪，又助石膏以清内热。

桂枝去芍药加皂荚汤、生姜甘草汤皆治肺痿吐涎沫，大枣用量分别为12枚、15枚，麦门冬汤治肺胃阴虚之"大逆上气，咽喉不利"用大枣12枚，各方中诸药配伍枣、草能培土生金，益气养胃，生津润燥。射干麻黄汤大枣7枚配伍生姜化饮降逆，安中健脾，温阳化饮。

在炙甘草汤、橘皮竹茹汤中大枣用量为30枚，达到仲景用大枣之最，大量用之重在补。炙甘草汤用以大枣重养气血，《雷公炮制药性解》曰："大枣益五脏，润心肺，养脾胃，补精气，生津液。"诸药合用，滋而不腻，温而不燥，可使气血充足，阴阳调和；橘皮竹茹汤中重用大枣补脾胃之阳，兼可助竹茹止呃降气。当归四逆汤证、当归四逆加吴茱萸生姜汤为肝血不足致厥阴肝经寒凝之证，继重用大枣25枚以养血滋阴、益气和营，既助桂枝、细辛通阳散寒，又助当归滋养肝血，还可制约温阳药之辛燥伤阴血。

甘麦大枣汤中用大枣10枚，和中缓急，宁心安神，用治"脏躁"，《顾松园医镜》云："此方以甘润之剂，调补脾胃为主，以脾胃为生化气血之源也。血充则燥止，而病自除矣。"三药合用增强养心安神健脾之功效。黄芩汤为治少阳胆热下利之经典方，继以大枣12枚合甘草2两滋阴和血，益气扶正祛邪，且能防黄芩苦寒更伤中阳。

而经方中大枣用量为4～7枚者，多由桂枝汤、柴胡汤类方整体减半化裁而来，剂量即12～15枚之半，其本质仍属调和之药。

3. 组方归经

含大枣的方剂分布依次为：太阳太阴病 12 首（19.40%），太阳阳明病 12 首（19.40%），太阳病 8 首（12.90%），太阴病 7 首（11.30%），少阳阳明病 5 首（8.10%），厥阴病 4 首（6.50%），少阴病 3 首（4.80%），太阳太阴阳明病 3 首（4.80%），太阳阳明太阴病 2 首（3.20%），阳明病 2 首（3.20%），少阳病 1 首（1.6%），少阳太阳病 1 首（1.6%），少阴太阴病 1 首（1.6%），太阳少阳阳明病 1 首（1.6%）。其中单经方 25 首（40.32%），两经方 31 首（50.00%），三经方 6 首（9.68%）。从阴阳来看，大枣在阳经方中使用率为 48.39%（30 首），阴经方为 24.20%（15 首），阴阳合经方为 27.42%（17 首）。从使用分布看大枣可应用于六经各证，使用频率最高在太阳太阴病证、太阳阳明病证，从阴阳看，大枣在阳证中的使用频率高于阴经。

二、量效药理

1. 抗氧化

用微波法和水浸法提取的大枣多糖样品液均具有较强的体外清除羟基自由基的作用，并且呈现明显的量效关系，说明大枣多糖具有抗氧化的作用。采用 FRAP 法测定枣皮中红色素的总抗氧化能力，发现枣皮红色素具有一定的抗氧化活性，枣皮红色素的总抗氧化能力与其含量呈正相关。

2. 抗肿瘤

通过制作肺癌小鼠模型，观察大枣对抗促癌剂的效果，发现大枣提取液能减轻滴滴涕（DDT）、氯氰菊酯、联苯菊酯等促肺癌剂导致的细胞间隙连接通讯（GJIC）受阻，说明大枣能对抗促癌剂的致癌作用。用大枣多肽裂解液（2.0g/kg、1.0g/kg、0.5g/kg，日1次，连续10天）灌胃S180荷瘤小鼠模型，发现大枣多肽裂解液提取物能增加荷瘤小鼠的免疫吞噬功能，保护白细胞，刺激小鼠脾淋巴细胞发生增殖反应，提高细胞免疫活性，从而达到抗肿瘤作用。

3. 增强免疫

用大枣多糖水溶液（200mg/kg、400mg/kg，日1次，连续7天）灌胃氢化可的松所致的小鼠免疫抑制模型，发现大枣多糖可显著提高免疫抑制小鼠的腹腔巨噬细胞吞噬百分率和吞噬指数，促进溶血素和溶血空斑的形成，说明大枣多糖具有提高免疫的作用。用大枣多糖提取物（400mg/kg、200mg/kg、100mg/kg，日1次，连续7天）灌胃放血与环磷酰胺并用致免疫低下小鼠模型，发现大枣多糖能显著提高免疫抑制小鼠脾细胞IL-2的产生和活性，降低血清可溶性白细胞介素-2受体（SIL-2R）水平，达到提高免疫的作用。

4. 保肝

用不同剂量大枣多糖水溶液（100mg/kg、200mg/kg、400mg/kg，日1次，连续4周）灌胃CCl_4肝损伤模型小鼠，发现中剂量和高剂量大枣多糖能明显降低丙氨酸转氨酶（ALT）

活力，且可改善 CCl_4 引起的肝脏组织的病理变化，说明大枣多糖对 CCl_4 所致小鼠急性肝损伤具保护作用。

5. 抗过敏

用闪式提取法提取大枣中的环磷酸腺苷（cAMP），利用大孔树脂进行纯化，并对大枣体外抗过敏活性进行研究，发现其透明质酸酶抑制率最大可达 $96.2\% \pm 4.1\%$，说明大枣具有良好的抗过敏活性。

三、不同剂量验案

1. 小剂量验案

患者，女，23 岁。

患者心悸，怔忡，失眠，多梦，胸闷，胁痛，头晕目眩，时悲时喜，精神抑郁，默默自语，烦躁，面赤，不欲饮食，倦怠乏力，时有昏厥，项强肢搐，移时自解，舌红苔薄，脉弦数。经西医理化检查未发现器质性病变。

西医诊断：癔病。

中医诊断：脏躁（肝郁气滞，热扰心神）。

治法：疏肝理气，清热除烦，健脾养心。

处方：甘麦大枣汤加减。当归 10g，白芍药 15g，柴胡 12g，白术 12g，郁金 12g，黄芩 12g，生地黄 24g，菊花 15g，炒枣仁 30g（打），夜交藤 30g，合欢皮 30g，天麻 10g，钩藤 24g，元胡 18g，川楝子 15g，木瓜 10g，甘草 10g，大枣 10g，小麦 10g。共 3 剂，水煎服，每日 1 剂。

二诊：服药 3 剂，诸症减轻，续进 3 剂。

三诊：续服 3 剂后乃告愈。

2. 中剂量验案

患者，男，40 岁。

患者行胃镜检查发现有萎缩性胃炎，病理检查提示伴有重度肠化生。诊见胃脘时感胀闷不适，形体偏瘦，面色萎黄不华，纳食正常，平素大便偏干，不嗜烟酒，舌体偏大、质偏暗、舌苔白微腻，脉偏弱。胃镜报告示：胃角黏膜红白相间，黏膜欠光滑，蠕动可；胃窦黏膜红白相间，以白相为主，散在糜烂灶及陈旧性出血点，蠕动尚可。提示：慢性浅表-萎缩性胃炎；幽门螺杆菌阴性。病理报告示：胃窦、胃角黏膜慢性炎症伴重度肠上皮化生；胃体小弯侧慢性轻度浅表炎症。

西医诊断：萎缩性胃炎伴重度肠化生。

中医诊断：痞证（寒热错杂，毒滞血瘀）。

治法：益气健脾，寒热平调。

处方：半夏泻心汤加味。党参 30g，法半夏 10g，干姜 5g，酒黄芩 10g，黄连 6g，炙甘草 10g，大枣 30g，藤梨根 30g，香茶菜 30g，三叶青 30g，丹参 20g，炒白术 30g，砂仁 5g，桂枝 10g，苦杏仁 10g，火麻仁 30g。共 7 剂，每日 1 剂，上下午饭后 1 小时服用。

二诊：药后自觉上腹胀闷减轻，考虑患者病程较长，舌体偏胖，脉象较弱，肾阳亦亏，宜在调和的基础上，酌加温补肾阳之品，如肉桂、淫羊藿之类。

处方：太子参 30g，法半夏 10g，干姜 3g，酒黄芩 10g，黄连 6g，炙甘草 10g，大枣 30g，肉桂 5g，淫羊藿 18g，蒲公英 30g，蜂房 9g，黄芪 30g，三叶青 30g，砂仁 5g，苦杏仁

10g，火麻仁 30g。7 剂。

三诊：药后胃脘胀闷消失，自觉已无不适，舌脉同前，原法续进，基本方不变，略作增损。14 剂。

四诊：药后胃脘偶觉胀闷，余无不适。察舌质嫩红，舌苔白腻褪去，转为薄润。说明肾阳不足状况已经改善，去肉桂、淫羊藿，仍以半夏泻心汤为主。

处方：太子参 30g，法半夏 10g，干姜 3g，酒黄芩 10g，黄连 6g，炙甘草 10g，大枣 30g，黄芪 30g，半枝莲 30g，三叶青 30g，山慈菇 15g，八月札 15g，火麻仁 30g，莪术 15g，陈皮 10g，鸡内金 15g。共 7 剂，每日 1 剂，水煎温服。

五诊：以半夏泻心汤为基本方，交替加用莪术、蜂房、三叶青、山慈菇、半枝莲、半边莲、石见穿、白花蛇舌草、猫人参、藤梨根、香茶菜等，共服用中药 3 个月，胃舒，纳可，便畅，面色转华。

六诊：行胃镜复查：胃角黏膜粗糙，弧度存在，蠕动可；胃窦黏膜红白相间，以白相为主，未见溃疡及新生物；胃体黏膜红白相间，以红相为主。提示：慢性浅表 – 萎缩性胃炎。幽门螺杆菌阴性。病理报告：胃角、胃体慢性轻度浅表性炎症；胃窦慢性轻度萎缩性胃炎伴轻度肠上皮化生。

3. 大剂量验案

患者，男，46 岁。

发现血糖升高 2 年余，血糖未具体监测，常感口干，食欲亢进、易饥，有难以抑制的加餐的冲动，大便不成形，每日 2 次左右，精神差，形体偏胖，面色萎黄，舌偏红苔黄白微腻中有裂纹，脉弦缓。空腹指尖血糖为 8.62mmol/L，餐后两小时指尖血糖为 17.48mmol/L，糖化血红蛋白为 9.36%。

西医诊断：2 型糖尿病。

中医诊断：消渴病（胃热阴亏）。

治法：清热生津，益气养阴。

处方：白虎加人参汤。石膏 60g，知母 40g，山药 15g，党参 30g，炙甘草 10g，大枣 80g，黄精 15g，桑椹 15g，枸杞子 15g。7 剂，水煎服，日 1 剂。

二诊：自诉食欲仍佳，但可以控制，矢气频频，脉缓中带弦。测空腹指尖血糖为 8.02mmol/L，餐后两小时指尖血糖为 5.48mmol/L。

处方：石膏 80g，知母 40g，山药 15g，党参 30g，炙甘草 10g，大枣 80g，黄精 15g，桑椹 15g，枸杞子 15g。

三诊：反复经 2 个月治疗，患者各种症状明显减轻，自觉良好，血糖基本控制。

/// 参考文献 ///

[1] 冯世纶，张长恩.解读张仲景医学经方六经类方证 [M].2 版.北京：人民军医出版社，2016.

[2] 傅延龄，宋佳，张林.论张仲景对方药的计量只能用东汉官制 [J].北京中医药大学学报，2013，36（6）：365-370.

[3] 刘世军，李媛媛，唐志书，等.2015 年版《中国药典》中大枣的应用探讨 [J].西部中医药，2017，30（9）：64-67.

[4] 胡希恕.胡希恕伤寒论讲座 [M].北京：学苑出版社，2008.

[5] 亓树艳，王荔，莫晓燕.大枣多糖的提取工艺及抗氧化作用

研究〔J〕.食品与机械，2012，28（4）：117-120.

〔6〕赵文恩，李茜倩.FRAP法测定大枣枣皮红色素的总抗氧化能力〔J〕.郑州大学学报（工学版），2011，32（3）：28-30+35.

〔7〕万隆，陈道亮.大枣对抗促癌剂的作用〔J〕.福建中医药大学学报，2012，22（1）：44-45.

〔8〕孙秀娥，曹柏营，昌友权，等.大枣多肽裂解液抗肿瘤作用研究〔J〕.食品科学，2008，29（11）：597-600.

〔9〕刘丹丹，郑丰渠，苗明三.大枣多糖对氢化可的松致小鼠免疫抑制模型免疫功能的影响〔J〕.中医学报，2011，26（7）：809-810.

〔10〕苗明三.大枣多糖对免疫抑制小鼠白细胞介素2及其受体水平的影响〔J〕.中国临床康复，2004（30）：6692-6693.

〔11〕张钟，吴茂东.大枣多糖对小鼠化学性肝损伤的保护作用和抗疲劳作用〔J〕.南京农业大学学报，2006（1）：94-97.

〔12〕王维有，曹晨晨，欧赞，等.大枣中环磷酸腺苷的提取及体外抗过敏活性研究〔J〕.食品工业科技，2013，34（11）：49-52，282.

〔13〕李艳萍，朱萌.甘麦大枣汤治疗脏躁证〔J〕.中国中医药现代远程教育，2010，8（16）：68.

〔14〕陈永灿.经方新用治验举隅〔J〕.中医杂志，2013，54（1）：67-68.

〔15〕方威，涂萱，陈秋.张发荣老师妙用大枣治疗糖尿病的经验举隅〔J〕.光明中医，2016，31（6）：780-781.

葛根

葛根为豆科植物野葛 *Pueraria lobata*（Willd.）Ohwi 或甘葛藤 *Pueraria thomsonii Benth* 的干燥根。《神农本草经》记载："味甘平。主消渴，身大热，呕吐，诸痹，起阴气，解诸毒，葛谷，主下利。"《中国药典》记载葛根"解肌退热，生津止渴，透疹，升阳止泻，通经活络，解酒毒。用于外感发热头痛，项背强痛，口渴，消渴，麻疹不透，热痢，泄泻，眩晕头痛，中风偏瘫，胸痹心痛，酒毒伤中"。通过观察葛根组方的归经、葛根单次用量及葛根的剂量、药味数量、用水量、剩余水量、每次服用水量、服用次数，发现《伤寒杂病论》使用葛根的量效关系。

葛根功善升发脾胃清阳之气而生津止渴、升阳止泄，又主肌肉，可开发腠理而解肌退热、发表透疹、舒筋解痉。张仲景《伤寒杂病论》之葛根汤以葛根为主药，治"太阳病，项背强几几，无汗恶风"之太阳伤寒表证兼经输不利证，"恶寒发热、头项强痛、面赤、鼻干、额头作痛、卧而不宁，下利"之太阳阳明合病下利证，以及"太阳病，无汗而小便反少，口噤不得语，欲作刚痉"之太阳痉病。

现代药理研究表明，葛根所含主要成分葛根素有扩张冠状动脉和脑血管、降血压、抗心律失常、降血糖等作用，对冠心病、心绞痛、高血压、糖尿病、突发性耳聋、偏头痛与脑外伤后遗症等疾病疗效显著。临床报道显示，葛根对多种疾病引起的颈项强痛有良好的治疗效果。李恩宽教授重用葛根治疗颈椎病，大剂量葛根能增加其辛甘凉润之力，更能增强其解肌、润筋、解痉之功，使颈项肩背强硬疼痛等症状明显缓解，葛根用量为100g。仝小林教授曾应用大剂量葛根芩连汤治疗直肠炎，方中葛根用量为30g，葛根生津止渴以养阴液，防止重泻伤阴；又升阳举陷，防止气耗脱肛；又升发阳气，透邪于外。可见，中医不传之秘在于用量，中药用量是决定其临床疗效的关键因素，是方药的"灵魂"所在，因此探讨葛根的量效关系及其用药规律对临床治疗具有重要意义。

一、量效研究

1. 用量

系统整理《伤寒杂病论》中含有葛根的条文，经筛选，纳入方剂共6首，采用SPSS 20.0统计软件分析葛根剂量与相关因素之间的关系。从量效关系可以发现葛根的使用不存在显著的量效关系，其用量和功效极为稳定，为临床应用提供了依据。

二元相关性分析显示，葛根单次用量与葛根的药味数、服用次数有关，有统计学意义。而单因素逻辑回归分析显示，葛根应用时主药频数为 1，无法进行单因素逻辑回归分析。根据换算葛根的剂量为 3.31 ~ 14.35g（近似为 3 ~ 14g），与《中国药典》2015 年版中葛根正常剂量 10 ~ 15g 基本一致。从组方的药味数来看，其平均为 10（9.5，12.5）个，与使用剂量相比，属于药少量大而力宏。

（1）配伍麻黄

《伤寒论》中以葛根配伍麻黄的方剂有 2 首，为葛根汤和葛根加半夏汤，其中以葛根汤为代表。《金匮要略·痉湿暍病脉证治第二》云："太阳病，无汗而小便反少，气上冲胸，口噤不得语，欲作刚痉，葛根汤主之。"该条文明确了葛根汤证的临床表现，方中共 7 味药，葛根 4 两（约 55.2g）解肌散邪，生津通络，辅以麻黄疏散风寒，发汗解表。可见大剂量葛根与麻黄配伍发挥发汗解表、生津通络之效。

（2）配伍桂枝

葛根配伍桂枝的方剂即桂枝加葛根汤，方中葛根 4 两（约 55.2g）疏解阳明之邪，桂枝、芍药调和营卫，合用共奏解表邪、清肌热之效。

（3）配伍黄连

葛根配伍黄连的方剂即葛根黄芩黄连汤，《伤寒论》第 34 条云："太阳病，桂枝证，医反下之，利遂不止，脉促者，表未解也，喘而汗出者，葛根黄芩黄连汤主之。"方中葛根 1 两（约 13.8g）配伍黄连发表解肌，清热止利，常用治湿热内蕴大肠所致的泄泻、痢疾。《金匮要略·奔豚气病脉证治第八》云："奔豚气上冲胸，腹痛，往来寒热，奔豚汤主之。"方中葛根 5 两（约 69g）升清降浊，主治奔豚气上冲于胸。《金匮要略·妇人产后病脉证并治第二十一》云："产后中风发热，面正赤，喘而头痛，竹叶汤主之。"方中葛根3两（约41.4g）轻清宣泄，主治产后发热等体虚外感病症。

综上所述，《伤寒杂病论》中葛根功效在于解肌退热、透疹、生津止渴、升阳止泻。从量效关系发现，作为复方应用时，葛根多与麻黄、桂枝、黄连等配伍，其用量和功效极为稳定，不存在显著的量效关系。

2. 组方归经

含葛根方剂分布依次为太阳病2首（33.33%）、少阳病1首（16.67%）、太阳太阴病1首（16.67%）、太阳阳明病1首（16.67%）、太阳阳明太阴病1首（16.67%）。其中单经方3首（50.31%），两经方2首（33.54%），三经方1首（16.77%）。从阴阳来看，葛根在阳证方使用4首（66.67%），阴阳合经方使用2首（33.34%）。从组方分布来看，其在太阳病、少阳病、太阳太阴病、太阳阳明病、太阳阳明太阴病中均有应用。从使用分布看葛根多应用于阳经方证。

二、量效药理

1. 降糖

葛根素能够显著降低糖尿病模型小鼠空腹血糖，改善口服糖耐量，抑制糖化血红蛋白，对体内外晚期糖基化终末产物形成具有明显的抑制作用。又以大剂量葛根芩连汤治疗湿热蕴脾型糖尿病，主药葛根，《伤寒药性赋》称其为"阳明之的药，脾渴可解而胃热能消"，方中葛根用量为120g，收效显著。

2. 降脂

葛根提取物能够明显降低食源性高脂血症大鼠的血脂水平，减轻脂质过氧化程度，提高机体的抗氧化能力，有利于防治动脉粥样硬化，减少心脑血管疾病的发生。

3. 解酒保肝

葛根中异黄酮与葛根素均能显著延长小鼠的醉酒时间、缩短醒酒时间，加速酒精在肝脏中的代谢速度，减少毒害代谢中间产物的生成及发生酒精性肝损伤的风险，能够有效起到防醉解酒、保肝护肝的作用。

三、不同剂量验案

1. 小剂量验案

患者，男，41岁。2007年6月17日初诊。

大便溏泻2年余，日行4~6次，晨起后便，每餐后必泄，夹有完谷，食油腻食物尤甚，伴食欲不振、脘腹胀满、倦怠无力，面色萎黄，时有口干，多次诊疗效果不佳。现症见脘腹胀满，倦怠无力，舌质淡，舌边有齿痕、苔黄薄腻，脉缓弱。

西医诊断：慢性肠炎。

中医诊断：泄泻（湿热蕴脾，脾虚失运）。

治法：清热祛湿，健脾升阳。

处方：葛根芩连汤加减。葛根9g，黄芩9g，黄连6g，秦皮12g，蒲公英24g，党参15g，炒山药15g，炒薏苡仁15g，柴胡 6g，陈皮 12g，川厚朴 9g，炒茨实 12g，炒二芽各 12g，白蔻仁 9g。

服药 1 个疗程，大便 1 日 2～3 次，腹胀减，饮食量增，乏力症状改善，续服 3 个疗程，大便基本成形，每日 1 次。

2. 中剂量验案

患者，男，48 岁。有高血压病史，服用降压药，血压平素在 140/80mmHg 左右。右侧头面痛 3 年，现服卡马西平 3 片，每日 3 次，针灸治疗，每日 1 次。

现症见右侧头面部刺痛、电掣样痛，痛时发热，右面部发紧，有抽搐感，伴下牙痛，头胀，偶有头晕，双目干涩，口干，腰酸，心烦易急，纳食正常，眠差多梦，大便干，2 日一行，小便黄，舌质红，苔薄黄，脉弦细。

西医诊断：三叉神经痛。

中医诊断：面痛（肝肾阴虚，肝风上扰，流窜阳明，经脉不通）。

治法：平肝息风，通经活络。

处方：滋生青阳汤加减。杭白芍 30g，寸麦冬 15g，大生地 15g，双钩藤 25g，明天麻 10g，生石决明 30g，草决明 15g，白僵蚕 10g，粉葛根 20g，香白芷 10g，全蝎 6g，蜈蚣 5 条，血竭粉 6g，大川芎 20g，三七粉 3g，白花蛇 3 条（另煎，兑服）。

二诊：患者三叉神经痛程度减轻，发作次数稍有减少。上方加净蝉蜕 10g，野菊花 15g。

三诊：患者头面痛程度明显减轻，次数明显减少，卡马西平已减少一半用量，针灸从原每日 1 次减为一周 2 次，偶有头晕、头胀，右面部发紧、抽搐均好转，眼已不干，仍口干，大便干，小便黄。舌脉同前。

处方：一诊处方去大川芎，全蝎改为 9g，草决明改为 25g，加淡竹茹 12g，法半夏 15g，青防风 12g。

四诊：头面痛未发作，卡马西平已减至一天 2 片，仍有面部发胀、灼热，口干，头晕减轻，大便干。舌边尖少苔中黄厚，脉浮弦滑。

处方：上方去竹茹、半夏、防风，加生石膏 15g，枸杞子 15g，霍山石斛 20g。

后继以前方加减治疗 4 月余，患者痊愈，经随访年余，未再发作。

3. 大剂量验案

患者，女，55 岁。

患者 5 年前出现头向左侧歪斜，项后至枕部酸痛，不能后仰，头颈诸多活动受限。1 年前感觉头部不稳，似无支撑。6 个月前开始出现右手胀、左手麻。此期间多处医治，未见明显疗效。

现症见项后僵硬、酸痛，劳累后加重，右手胀，左手麻，胸闷，视物模糊，纳可，入睡困难，眠浅，多梦易醒，大便 3 日一行，偏干，小便调。舌厚腻，舌底瘀紫，脉沉弦略滑数。

西医诊断：痉挛性斜颈。

中医诊断：痉证。（邪壅经络，痰瘀互结）。

治法：祛风解肌，祛痰活血。

处方：桂枝加葛根汤加减。桂枝 15g，白芍 60g，炙甘草 15g，葛根 120g，松节 30g，羌活 15g，姜黄 30g，当归 30g，全蝎 9g。

二诊：服上药 28 剂，患者项后僵硬、酸痛明显减轻，手麻胀亦大减，大便不干，每日一行，睡眠未见改善，舌根部苔厚，舌底瘀紫减轻，脉沉弦。上方改当归为 15g，加五味子 30g，炒酸枣仁 45g。

继服 1 个月后，头已恢复正常位置，其余诸症消失。1 年后因他病来诊，斜颈未复发。

/// 参考文献 ///

[1] 傅延龄，宋佳，张林.论张仲景对方药的计量只能用东汉官制[J].北京中医药大学学报，2013，36（6）：365-370.

[2] 冯世纶，张长恩.解读张仲景医学经方六经类方证[M].2版.北京：人民军医出版社，2016.

[3] 王庆国.伤寒论讲义[M].北京：高等教育出版社，2012.

[4] 江庆华.葛根素的药理作用与临床应用近况[J].中国热带医学，2006，6（2）：326-327.

[5] 尉中民.葛根汤临床新用与研究[J].中国医药学报，2000，15（增）：178-179.

[6] 袁媛，侯雪峰，封亮，等.葛根素对体内外晚期糖基化终末产物形成的抑制作用[J].中草药，2017，48（7）：1386-1390.

[7] 王萌萌，梅振东，张淼，等.葛根提取物对高脂血症大鼠血脂及抗氧化能力的影响[J].食品工业科技，2015，36（11）：369-372.

[8] 薛婧.葛根解酒护肝成分提取、功效及产品开发研究[D].

　　　　天津：天津科技大学，2014.

［9］滕健样. 葛根芩连汤方证研究［D］. 北京：北京中医药大学，
　　　　2012.

［10］赵文景. 张炳厚学术思想与临床经验总结及应用虫类药治疗
　　　　痛证与慢性肾炎蛋白尿的临床研究［D］. 北京：北京中医
　　　　药大学，2011.

［11］彭智平，赵锡艳，逄冰，等. 仝小林辨治斜颈验案2则
　　　　［J］. 河北中医，2013，35（5）：648-649.

麻黄

麻黄为麻黄科植物草麻黄 *Ephedra sinica* Stapfe、中麻黄 *Ephedra intermedia* Schrenk et C. A. Mey. 或木贼麻黄 *Ephedra equisetina* Bge. 的干燥草质茎。《神农本草经》将其归于中品，"味甘、温、无毒。主中风、伤寒、头痛、温疟，发表出汗，去邪热气，止咳逆上气，除寒热，破癥坚积聚"。《神农本草经百种录》载麻黄"能透出皮肤毛孔之外，又能深入凝痰停血之中，凡药力所不能到之处，此能无微不至"。《伤寒来苏集》提出"麻黄为卫分驱风散寒第一品药"。《中国药典》载其功能主治为"发汗散寒、宣肺平喘、利水消肿，用于风寒感冒、胸闷喘咳、风水浮肿"。分析宋本《伤寒论》和《金匮要略方论》中麻黄的应用规律，探讨量效关系以推测其使用原意，从而为临床应用提供借鉴。

一、量效研究

1. 用量

含麻黄的方剂共 32 首，其中《伤寒论》13 首、《金匮》19 首，占全部 258 首方剂的 12.40%。其中可进行剂量转换的为 30 首。相关性分析结果显示麻黄单次用量与药味数、用水量、单次服用水量和服用次数具有显著相关性，而与剩余水量无相关性，这与麻黄单次用量由单次服用水量、用水量、麻黄的剂量计算得出的结果基本相符。同时，单因素逻辑回归分析结果显示麻黄是否为主药与以上各因素均无相关性。因此，麻黄的运用充分体现了其因证的轻重、病体的虚实、邪气的兼夹等情况而相应施量配伍的辨证论治思想。

从量效关系可以发现麻黄无明显量效关系，其临床应用及疗效发挥主要在于药物配伍，因此临证时应严格遵守麻黄配伍规律并灵活应用。具体分析配伍，将麻黄作为基础药对使用的有麻黄甘草汤、半夏麻黄丸、麻黄醇酒汤，并多与杏仁、桂枝和芍药、附子、石膏、半夏配伍使用。

（1）配伍杏仁

麻黄与杏仁配伍，麻黄为主药者以麻黄汤为代表，麻黄用量为 3 两，杏仁为 70 个（1.65 两），麻黄为非主药者以麻黄连轺赤小豆汤为代表，麻黄用量为 2 两，杏仁为 40 个（0.94两）。剂量分析表明，麻黄为主药与麻黄为非主药相比仅剩余水量差异有统计学意义，说明麻黄与杏仁配伍时无量效关系。一方面说明当表邪突出或里邪并不严重时，麻黄需要在组方中居于最大剂量以祛邪外出，另一方面当配伍药物的药量大于麻黄时，并不影响其发汗解表的作用。

【用量分析】麻黄为主药时剩余水量显著高于其为非主药，差异有统计学意义（$P=0.042$，$P=0.047$）；而麻黄单次用量、药味数、用水量、单次服用水量及服用次数差异无统计学意义，见表9-1。

表9-1　9首麻黄杏仁配伍方剂剂量与药味数情况（$\bar{x}\pm s$）

项目	主药（$n=3$）	非主药（$n=6$）	P值
麻黄单次用量 /g	5.72 ± 3.02	3.92 ± 2.74	0.197
药味数	6.67 ± 2.52	6.33 ± 1.51	0.806
用水量 /mL	$1\,866.67\pm115.47$	$1\,400\pm419.52$	0.109
剩余水量 /mL	633.33 ± 152.75*	443.33 ± 89.81	0.047
单次服用水量 /mL	188.67 ± 19.63	180 ± 33.47	0.697
服用次数	3.33 ± 0.58	2.50 ± 0.55	0.072

注：与麻黄为非主药比较，*$P<0.05$，**$P<0.01$，下同。

【用量建议】临床使用时，如果按组方为6味药，每天服用2次计算，如麻黄为主药，则其服药剂量为10.29g（≈10g），如为非主药则服药剂量为7.43g（≈7g）。

（2）配伍桂枝、芍药

麻黄与桂枝、芍药配伍，麻黄为主药的有麻黄升麻汤，其中麻黄2.5两、芍药0.25两、桂枝0.25两，治疗"伤寒六七日，大下后，寸脉沉而迟，手足厥逆，下部脉不至，喉咽不利，唾脓血，泄利不止者"。非主药者以葛根汤为代表，用麻黄3两、芍药2两、桂枝2两，方中更加葛根4两，区别于桂枝加葛根汤，"无汗"时则需用麻黄以发汗解表。剂量分析表明，麻黄为主药与麻黄为非主药相比，仅药味数差异有统计学意义。可见麻黄与桂枝、芍药配伍时，其主要作用仍为发汗解

89

表。若表无外邪，可以通过调整配伍和用量发挥其"散"的作用而作为主药使用，正如《神农本草经百种录》载麻黄"止咳逆上气，轻扬能散肺邪。除寒热，散荣卫之外邪。破癥坚积聚，散脏腑之内结"均突出其"散"的功效。

【用量分析】麻黄为主药时药味数显著高于麻黄为非主药，差异有统计学意义（P=0.000）；而麻黄单次用量、用水量、剩余水量、单次服用水量及服用次数差异无统计学意义，见表9-2。

表9-2 6首麻黄与桂枝、芍药配伍方剂剂量与药味数情况（$\bar{x} \pm s$）

项目	主药（$n=1$）	非主药（$n=5$）	P值
麻黄单次用量/g	3.45	3.84±0.68	0.268
药味数	14**	8.20±0.84	0.000
用水量/mL	2000	1880±268.33	0.374
剩余水量/mL	600	560±89.44	0.374
单次服用水量/mL	200.00	186.67±29.81	0.374
服用次数	3	3	—

【用量建议】如果按组方为6味药，每天服用2次计算，如麻黄为主药其服药剂量为2.96g（≈3g），如为非主药则服药剂量为5.62g（≈6g）。

（3）配伍附子

麻黄与附子配伍，麻黄为主药时以麻黄附子甘草汤为代表，其中麻黄2两、附子1枚（0.76两）。麻黄为非主药时以桂枝去芍药加麻黄细辛附子汤为代表，其中麻黄2两、附子1枚（0.76两）。胡希恕教授认为"病发于阳，病发于阴"中的"阳"指表阳，而"阴"指表阴，指在疾病开始阶段有两种表证，一类有发热恶寒者，发于太阳，称为表阳证，予麻黄汤、桂枝汤；另一类无热恶寒者，发于少阴，称为表阴证，予麻黄附子甘草汤、桂枝加附子汤，即在甘草麻黄汤证的基础上出现阴证则需加用附子。剂量分析表明，麻黄为主药与麻黄为非主药相比，各个因素差异均无统计学意义。由此可见，麻黄与附子配伍的作用亦为发汗解表，加大麻黄的用量组成麻黄附子汤则发汗力强，若寒证明显则可增细辛之热、去甘草之缓，组成麻黄细辛附子汤以温阳发汗。

【用量分析】麻黄与附子配伍方剂 4 首，其中麻黄为主药 3 首、为非主药 1 首。麻黄单次用量分别为（3.81±0.99）g、2.63g，药味数分别为 3 味、7 味，差异均无统计学意义。若组方为 6 味药，每天服用 2 次计算，如麻黄为主药，其服药剂量为 15.24g(≈15g)，如麻黄为非主药则服药剂量为 4.51g(≈5g)。

【用量建议】临床应用时，如果按组方为 6 味药，每天服用 2 次计算，如麻黄为主药其服药剂量为 15.24g（≈15g），明显大于其为非主药的服药剂量 4.51g（≈5g），此因桂枝去芍药加麻黄细辛附子汤的药味数为 7 味所致，因此在应用此方剂时应仍按照麻黄细辛附子汤的使用方法进行辨证应用，不能减少其用量。

（4）配伍石膏

麻黄与石膏配伍，麻黄均为非主药，以越婢汤为代表，方中麻黄 6 两、石膏 8 两，此二药均是《伤寒杂病论》中最大用量方。说明麻黄与石膏配伍时用法较为单一，主要用于表有邪而里有热，且程度均较重者，其中麻黄的作用为发汗解表。

【用量分析】麻黄与石膏配伍方剂 4 首，麻黄均为非主药。麻黄单次用量为 13.80（5.00，13.80）g，药味数为 6.00

（5.25，6.75）。

【用量建议】如果按组方为6味药，每天服用2次计算，则麻黄为非主药的服药剂量为27.60g（≈28g）。

（5）配伍半夏

麻黄与半夏配伍，从半夏麻黄丸二者等量来看，麻黄在此方中为主药，在厚朴麻黄汤和射干麻黄汤中麻黄均非主药，其中麻黄4两（约55.2g），半夏0.5升（64g）。"心下悸者，半夏麻黄丸主之。"胡希恕教授认为此方证见于表实见心下悸者，用于"心下悸，由于水饮停滞引起，应或见浮肿、表实无汗等症"，说明麻黄具有散水气的作用。而厚朴麻黄汤和射干麻黄汤均治"咳"，麻黄的作用仍为"发汗解表"。

【用量分析】麻黄与半夏配伍方剂3首，其中半夏麻黄丸无法进行剂量转换，而麻黄在厚朴麻黄汤和射干麻黄汤中均为非主药。麻黄单次用量为4.60g，药味数为9。

【用量建议】如果按组方为6味药，每天服用2次计算，则麻黄服药剂量为6.13g（≈6g）。

综上所述，《伤寒杂病论》中麻黄仅用于表证，主要功效在于发汗解表，仅麻黄升麻汤、半夏麻黄丸使用了其"散"的作用。而且麻黄无明显寒热属性，出现合并证时则可通过配伍其他药物达到治疗复杂临床症状的目的。量效关系研究发现，麻黄与其他药物配伍无明显量效关系，作为复方应用时多与杏仁、桂枝和芍药、附子、石膏、半夏配伍使用。另外，麻黄不与少阳之柴胡及阳明之大黄、芒硝合用，可见发汗时禁与"和法"或"下法"同用。因此，严格遵守麻黄的药物配伍规律，并"依证组方用药"，才能灵活掌握其使用方法。

2. 组方归经

含麻黄方剂分布依次为太阳太阴阳明病 8 首（25.00%）、太阳阳明病 7 首（21.88%）、太阳病 6 首（18.75%）、太阳太阴病 4 首（12.50%）、少阴病 3 首（9.38%）、少阴太阴病 2 首（6.25%）、厥阴病 1 首（3.13%）、少阴太阴阳明病 1 首（3.13%）。其中单经方 10 首（31.25%），两经方 13 首（40.63%），三经方 9 首（28.13%）。从阴阳来看，麻黄在阳经方 13 首（40.63%）、阴经方 6 首（18.75%）、阴阳合经方 13 首（40.63%）。从六经分布来看其在阳证、阴证、阴阳合证中均有使用，与《伤寒来苏集》认为"太阳有麻黄症，阳明亦有麻黄症，则麻黄汤不独为太阳设也，见麻黄症即用麻黄汤，是仲景大法"的认识相符。

二、量效药理

1. 镇咳

体内喷雾致喘实验显示，麻黄水煎液、提取的生物碱和多糖组分均具有平喘作用；体外实验显示，麻黄水煎液及其生物碱组分对离体豚鼠气管条、组织胺和乙酰胆碱所致气管平滑肌痉挛均具有松弛作用，而多糖组分则无作用；挥发油组分、酚酸组分对组织胺所致气管平滑肌痉挛具有松弛作用。提示麻黄通过不同途径、不同靶点发挥平喘作用。

2. 调节免疫

麻黄多糖对免疫功能低下模型小鼠胸腺指数具有升高作

用，对免疫功能低下模型小鼠具有保护作用。

3. 利尿

麻黄水煎液及其生物碱组分能显著增加水负荷模型大鼠尿量和尿液电解质排泄，降低尿渗透压，具有良好的利尿作用。

三、不同剂量验案

1. 小剂量验案

患者，女，30岁。

患者婚后3年因忙于学业一直避孕，其间未曾受孕，今年5月后夫妻同居，有正常性生活，未避孕，至今未孕。查妇科彩超无异常，平素月经35～40日一潮，每次经行7～8日净，量偏多，无腰酸腹痛。既往有过敏性鼻炎病史，晨起打喷嚏流清水鼻涕。

现症见舌略偏红但舌质略紫黯，苔正常，舌中线有一约2cm×0.3cm×0.2cm（长宽深）裂纹，脉细弦，尺沉。

西医诊断：月经不调。

中医诊断：月经后期。

治法：温经散寒，除湿止痛。

处方：麻黄温经汤。生麻黄6g，当归10g，吴茱萸6g，川芎10g，桂枝10g，炒白芍10g，牡丹皮10g，生姜3片（自备），姜半夏10g，麦冬20g，党参10g，炙甘草6g，阿胶12g。4剂，水煎服。

二诊：经服上方4剂，昨日经至，患者言此次月经周期30日，唯小腹略有坠胀感，无腰酸腹痛，经色较前红，自觉怕冷减轻，舌脉同前。继予上方4剂。

三诊：此次经潮较前色红，量较前少，言晨起打喷嚏流鼻涕亦好转，舌脉同前。

此后患者断续服用此方1个月，逾月经周期14日，月经仍未至，舌裂纹消失。查尿妊娠试验阳性。嘱其停服中药，注意保胎，后足月产1女婴，母女俱健。

2. 中剂量验案

患者，男，30岁。

患者IgA肾病确诊6年，长期蛋白尿（24小时尿蛋白<1.0g）、血尿，无高血压，偶见晨起眼睑水肿。间断性服用肾炎康复片。近日上呼吸道感染后泡沫尿增多，伴疲劳，眼睑浮肿；查24小时尿蛋白为1.53g。

现症见咳嗽、咯少量黄色痰，咽痛；疲劳乏力；自觉晨起眼睑水肿，午后缓解；余症平。舌红、苔薄白，脉弦滑。查血压125/70mmHg。

西医诊断：IgA肾病。

中医诊断：太阳伤寒证。

治法：宣肺止咳，清热化痰。

处方：麻黄连轺赤小豆汤合三拗汤加减。炙麻黄15g，杏仁12g，生甘草3g，姜半夏12g，陈皮9g，茯苓15g，紫菀12g，款冬花12g，牛蒡子9g，连翘9g，赤小豆18g，生谷芽15g。每日1剂，水煎，早晚分服。

二诊：咳止。患者自觉对感冒咳嗽疗效佳，要求继续调理。尿常规检查示：尿蛋白（±），红细胞（+）。舌红，苔净，脉小弦。

处方：参芪地黄汤加蚕茧壳 9g，玉米须 15g，荆芥炭 12g，小蓟草 12g，茜草炭 12g，黄芩 12g，河白草 15g。

三诊：疲劳，眼睑肿；舌红、苔薄黄，脉小弦。尿常规检查示：尿蛋白（＋），红细胞（＋）。原方继服。

四诊：诸症无明显变化，诉二诊、三诊效果一般，要求服用首诊中药。尿常规检查示：尿蛋白（＋），红细胞（＋＋）。方以麻黄连轺赤小豆汤合参苓白术散。

五诊：无不适；舌红、苔净，脉弦滑。尿常规检查示：尿蛋白（－），红细胞（3～5）个/HP。继以原方出入。

此后，患者长期以本方调理至今，病情稳定，24 小时尿蛋白定量正常。

3. 大剂量验案

患者，女，42 岁。

30 多年前患湿疹后于右小腿处遗留褐色色素沉着，6 年前此皮损处开始出现瘙痒，且皮损范围不断扩大，于皮肤病研究所就诊，行病理活检确诊为原发性皮肤淀粉样变，并先后辗转于各大西医院治疗，无明显好转。近 3 年来皮损（呈花纹样）扩散，布及双腿、双手臂、胸前及腰背部等部位，伴瘙痒，遇热则瘙痒剧烈，直至抓挠出血才有缓解。脾气暴躁，其中双下肢皮损肥厚、触之碍手，且寒冷。近 30 余年来体重增加约 15kg，从不汗出（无论天气热，吃饭或运动等，除额头微汗出）。

现症见口渴，纳、眠可，小便正常，白带多而清稀，大便 5～6 次/日，不成形，量少次数多，伴肛门重坠感。齿痕舌，舌红，白腻苔，舌下脉络正常，脉浮缓。

西医诊断：原发性皮肤淀粉样变。

中医诊断：松皮癣（风寒束表，阳郁烦躁）。

治法：发汗解表化湿，清宣郁热。

处方：大青龙汤加减。麻黄 30g，桂枝 15g，大枣 15g，杏仁 15g，石膏 60g，黄芩 15g，当归 15g，生白术 20g，蜜甘草 5g，生白芍 15g，川芎 15g，决明子 30g，虎杖 15g，生地黄 30g。先煮麻黄，去上沫，再纳诸药。

二诊：服用 4 剂后再诊，诉上半身轻微汗出，上半身、双下肢及大腿内侧仍有瘙痒，整体皮肤颜色稍有变化。原方基础上加用葛根 60g，茯苓 15g，陈皮 15g，半夏 10g。

三诊：服用 6 剂后再诊，诉上半身汗出较明显，运动、行走、天气热或是吃饭会发汗，上半身瘙痒基本缓解，双下肢及大腿内侧仍有瘙痒，整体皮肤颜色渐恢复正常，触感较前柔软（以上半身好转明显为主），故去麻黄，石膏减至 45g，上方化裁加用升降散以调节气机升降。此后患者不定期门诊随诊巩固治疗，全身瘙痒基本缓解，偶瘙痒则以下半身为主，皮肤颜色基本正常，触感接近正常皮肤。

/// 参考文献 ///

［1］张伟.从量效关系探讨《伤寒论》桂枝用药规律［J］.中国中医药信息杂志，2017，24（7）：98-101.

［2］张伟.从量效关系探讨《伤寒论》甘草用药规律［J］.中国中医药信息杂志，2016，23（9）：52-55.

［3］冯世纶，张长恩.解读张仲景医学经方六经类方证［M］.2 版.北京：人民军医出版社，2016.

麻黄

[4] 傅延龄，宋佳，张林.论张仲景对方药的计量只能用东汉官制 [J].北京中医药大学学报，2013，36（6）：365-370.

[5] 余秋平，韩佳瑞，焦拥政.从张仲景对麻黄的运用看经方的用药策略 [J].中医杂志，2011，22（21）：1824-1827.

[6] 林毅鹏，黄守清.胡希恕《伤寒论》学术思想探析 [J].中国中医基础医学杂志，2019，25（3）：300-301，310.

[7] 崔巍，揣瑞，刘冰，等.从胡希恕经方医学中"阳气重"谈麻黄的运用 [J].国医论坛，2018，33（5）：7-10.

[8] 王艳宏，王秋红，夏永刚，等.麻黄化学拆分组分的性味药理学评价——麻黄化学拆分组分"辛宣苦泄"平喘作用的研究 [J].中国实验方剂学杂志，2011，17（24）：136-139.

[9] 孟达理.麻黄多糖治疗自身免疫性甲状腺炎的实验研究 [D].南京：南京中医药大学，2007.

[10] 李苗，曾梦楠，张贝贝，等.麻黄水煎液及拆分组分对大鼠利尿作用的实验研究 [J].中华中医药学刊，2018，36（9）：2203-2206.

[11] 徐凯，陶方泽.运用黄煌教授经验方治验3则 [J].中医药导报，2015，21（21）：79-80.

[12] 夏淋霞，张艳，张英杰，等.麻黄连翘赤小豆汤治疗肾脏病验案举隅 [J].上海中医药杂志，2015，49（2）：21-22.

[13] 杨金蓉，岳仁宋，涂萱，等.大青龙汤治疗原发性皮肤淀粉样变 [J].现代中医药，2017，37（1）：1-2，5.

附子

附子为毛茛科植物乌头 *Aconitum carmichaeli* Debx. 子根的加工品。因加工炮制方法不同，可分为盐附子、黑附子（黑顺片）、白附片、淡附片、炮附片。《神农本草经》中记载"主风寒咳逆邪气，温中，金创，破癥坚积聚，血瘕，寒温，痿躄拘挛，脚痛，不能行步"，附子辛甘大热，有"回阳救逆第一品药"之称。《中国药典》中记载其功效主治为"回阳救逆，补火助阳，逐风寒湿邪，用于亡阳虚脱，肢冷脉微，阳痿，宫冷，心腹冷痛，虚寒吐泻，阴寒水肿，阳虚外感，寒湿痹痛"。因其特殊功效，附子的剂量历来争议颇多，故研究附子量效关系对临床应用有很大的借鉴意义。

一、量效研究

1. 用量

因其毒性，《神农本草经》将附子列为草部下品，其素有"回阳救逆第一品药"之称，同时又有大毒，其功效与毒性之间的矛盾历来就有诸多争议。有医家认为附子有大毒故应小剂量酌情应用，而火神派医家推崇扶阳，擅于应用姜、附、桂等辛热类药物，尤其擅用附子，且用量颇大。附子的应用先河为仲景首开，因此探究《伤寒杂病论》中附子的量效关系及应用规律对临床有十分重要的借鉴意义。《伤寒杂病论》中使用附子均为非主药，提示附子作用较为固定，且考虑其具有毒性，为草部下品，用量较为保守，主要通过配伍发挥功效。

系统整理《伤寒杂病论》中含有附子的条文，发现含附子方剂共 36 首，其中 26 首可进行计量转换。采用 SPSS 20.0 统计软件分析，探究附子剂量与相关因素之间的关系。功效分析显示《伤寒杂病论》中附子用量较小，功效较为单一，主要以配伍发挥功效，并通过药味数和用水量的调节来缓解其毒性。附子与不同的药物配伍时，附子单次用量、附子剂量、药味数、用水量均有不同程度的差异，临床使用时应严格按照其配伍、药味数、用水量进行使用。

二元相关性分析显示，附子单次用量与附子剂量、单次服用水量显著相关，这也符合附子单次用量由单次服用水量、用水量、附子剂量计算而得。而且，组方的药味数与用水量密切相关。因附子在使用时都是作为非主药，所以无法进行单因素逻辑回归分析。由此可知，在《伤寒杂病论》中附子的量效关系并不明显。附子用量 1～3 枚，用量为 1 枚（6.9g）的

18 首，其中通脉四逆汤、通脉四逆加猪胆汁汤用大附子 1 枚（10g）的 1 首，用 1.5 枚（10.35g）的 1 首，用 2 枚（13.8g）的 3 首，用 3 枚（20.7g）的 3 首，黄土汤附子用量为 3 两（约 41.4g）。附子用量在 6.9～41.4g 之间，且 6.9～13.8g 占绝大多数（80.78%）。由此可见，仲景用附子极为慎重，使用剂量较小，且均作为非主药使用，提示附子的功效较为单一，主要以配伍发挥功效，并且主要通过用水量和药味数来控制附子的功效和毒性。

（1）配伍茯苓、白术

附子与茯苓、白术配伍，功效多为温经散寒、温阳利水，以附子汤与真武汤为代表。《伤寒论》第 305 条云："少阴病，身体痛，手足寒，骨节痛，脉沉者，附子汤主之。"其病机为少阴阳虚、寒湿阻滞，方中附子配伍苓、术，温补肾阳、散寒除湿。《伤寒论》第 82 条云："太阳病发汗，汗出不解，其人仍发热，心下悸，头眩，身𰛪动，振振欲擗地者，真武汤主之。"证属脾肾阳虚、水饮内停，方中附子配伍苓、术，温阳散寒、化气行水。

【用量分析】附子与茯苓、白术配伍方剂共 5 首，其中 3 首为配伍白术，2 首苓、术同用，附子均为非主药。附子单次用量为（2.71±2.90）g，药味数为（5.4±0.89）味，二者倍数为 0.5。

【用量建议】如果按组方为 6 味药，每天服用 2 次计算，则附子服药剂量为 6g。

（2）配伍桂枝、芍药及配伍麻黄

附子与桂、芍及附子与麻黄配伍，功效多为温阳解表，多用于少阴病兼有表证，以桂枝附子汤、麻黄附子细辛汤为代表。《伤寒论》第174条云："伤寒八九日，风湿相搏，身体疼烦，不能自转侧，不呕、不渴、脉浮虚而涩者，桂枝附子汤主之。"病机为卫阳虚，外感风寒湿邪，以附子配伍桂枝，以达到温阳散寒、解表除湿之功。《伤寒论》第301条云："少阴病，始得之，反发热脉沉者，麻黄附子细辛汤主之。"其证为少阴里虚寒证兼有表证，附子配伍麻黄以温阳发表。附子治疗水气病及寒湿病，既可温阳发表，使病从表证解除，又可温阳利水从下焦治疗，主要取决于配伍，配伍桂枝、麻黄类解表药，如桂枝附子汤、麻黄附子汤、麻黄附子细辛汤等，附子均是作为配伍助麻桂类药发汗解表；如真武汤，配伍茯苓、白术，温肾阳、利水气，使水有所主。其中附子均为小剂量应用。

【用量分析】附子配伍桂芍单次用量为（1.41±0.9）g，药味数为（6±2.58）味，二者倍数为0.24。附子配伍麻黄单次用量为（0.78±0.14）g，药味数为（4±2）味，二者倍数为0.20。

【用量建议】附子配伍桂芍，如果按组方为6味药，每天服用2次计算，附子服药剂量为2.88g（≈3g）。附子配伍麻黄，若组方为6味药，每天服用2次计算，则附子服药剂量为2.4g。

（3）配伍干姜

附子与干姜配伍功效主要为回阳救逆，并且均使用生附子。其中干姜附子汤、白通汤、白通加猪胆汁汤，附子干姜比均为1∶2；四逆汤类方（四逆汤、茯苓四逆汤、四逆加人参汤、通脉四逆汤、通脉四逆加猪胆汁汤）中附子干姜的比例为1∶3～1∶4，通脉四逆汤在加大附子用量的同时，更加重了干姜的剂量。在附子与干姜的配伍应用中剂量较为恒定，主要通过增加干姜的用量来增强附子回阳救逆的功效。《证治要诀》

有云"附子无干姜不热""附子走而不守""干姜守而不走"，二者均为辛热之品，相须为用，干姜能助附子回阳救逆之功。

【用量分析】附子与干姜配伍的方剂共有 8 首，附子均为非主药，附子单次用量为（1.54±0.49）g，药味数为（3.63±1.06）味，二者倍数为 0.42。

【用量建议】如果按组方为 6 味药，每天服用 2 次计算，则附子服药剂量为 5.09g（≈5g）。

（4）配伍甘草

附子与甘草配伍的方剂共有 19 首，其中 6 首为生甘草，13 首为炙甘草，附子均为非主药。

【用量分析】配伍炙甘草，附子单次用量为（1.54±0.7）g，药味数为（4.23±1.01）味，二者倍数为 0.36。配伍生甘草，附子单次用量为（2.0±2.8）g，药味数为（6.83±1.56）味，二者倍数为 0.29。

【用量建议】配伍炙甘草，如果按组方为 6 味药，每天服用 2 次计算，则附子服药剂量为 4.37g（≈4g）；配伍生甘草，如果按组方为 6 味药，每天服用 2 次计算，则附子服药剂量为 3.51g。

综上，附子配伍的剂量关系见表 10-1。

表 10-1　附子配伍的剂量关系

	附子单次用量 /g	附子剂量 /g	药味数	用水量 /mL
配伍苓、术	1.73 （0.88，5.03）	13.8 （8.63，31.05）	5（5，6）	1600 （900，1600）
配伍桂、芍	0.99 （0.69，2.3）	6.9 （6.9，13.8）	5（4，9）	1400 （1200，1400）

	附子单次 用量/g	附子 剂量/g	药味数	用水量/mL
配伍干姜	1.38 （1.15，2）	6.9 （6.9，9.23）	3.5 （3，4.75）	600 （600，600）
配伍麻黄	0.74 （0.67，0.94）	6.9 （6.9，6.9）	3（3，6）	1400 （1400，1850）
配伍炙甘草	1.38 （0.99，2.15）	6.9 （6.9，12.08）	4（3，5）	1000 （600，1300）
配伍甘草	0.83 （0.64，2.98）	6.9 （6.9，20.7）	7 （4.5，9.25）	1500 （1400，1700）

　　总结《伤寒杂病论》中附子的功效主要为回阳救逆（四逆汤类），温阳以温经散寒（附子汤、白术附子汤等）、以化气（真武汤等）、以解表（桂枝附子汤、麻黄附子汤等）。

　　仲景方中用附子剂量均较小，且均作为非主药应用。这与后世火神派医家应用附子有显著差别，火神派代表郑钦安，著有《医法圆通》一书，以阴阳为纲，以《伤寒论》六经辨证为基础，其中尤以少阴病的温阳法为著，善"四逆辈方"，擅用大剂量辛热之药，尤其擅用附子以补阳气、暖命门、温坎水、破阴霾，在仲景的基础上发展了附子的应用。其后医家祝味菊、吴佩衡至现代名医李可等更是继承其学说，附子常用100g以上，甚至300g。

　　综上可知，附子虽为仲景首用，但《伤寒杂病论》中附子应用功效不离《神农本草经》中的描述，功效较为单一，并且用量均较小，不作为主药应用。临症时主要通过药味数和用水量的调节来缓解其毒性。附子与不同的药物配伍时，附子单次用量、附子剂量、药味数、用水量均有不同程度的差异，临床使用时应考虑其配伍、药味数、用水量后再进行使用。

2. 组方归经

含附子方剂分布依次为少阴太阴病 7 首（26.9%），太阴病 7 首（26.9%），少阴病 5 首（19.2%），太阴阳明病 3 首（11.5%），少阴太阴阳明病 2 首（7.7%），厥阴病 1 首（3.8%），太阳太阴少阴病 1 首（3.8%）。其中单经方 13 首（50.00%），两经方 10 首（38.46%），三经方 3 首（11.54%）。从阴阳来看，附子在阳经方 0 首，阴经方 20 首（76.92%），阴阳合经方 6 首（23.08%）。从六经分布来看，附子主要应用于阴经方证，也可用于阴阳合经方证，在阳经方证中则无应用，符合附子为大热之品的药性。临床在阴阳合经方使用时，要注意附子的剂量，在保证安全的基础上，突出其以热祛寒的功效。

二、量效药理

1. 强心作用

研究表明，附子煎剂对蛙、兔、蟾蜍等具有强心作用，尤其在心功能不全时的作用更为明显。长期煎煮后，可使附子毒性降低，强心作用增强。强心作用的机制主要是兴奋和激动 β 受体，释放儿茶酚胺。其强心的主要有效成分为去甲乌药碱及附子苷等。

2. 抗心律失常作用

研究发现，在对氯仿小鼠进行治疗时，附子水提取物、乙醇提取物、正丁醇提取物能预防小鼠心室颤动，其中水提取物的效果尤为明显。

3. 扩血管作用

研究发现，附子水煎剂对主动脉的舒张作用是内皮依赖性的，且与内皮释放的一氧化氮（NO）有关。实验也发现，附子有扩张外周血管的作用，其煎剂可明显扩张麻醉犬和猫的后肢血管，使血流增加。

4. 抗炎镇痛作用

有学者比较附子中3种乌头原碱对巨噬细胞的体外抗炎作用，发现3种单酯型生物碱苯甲酰乌头原碱（BAC）、苯甲酰新乌头原碱（BMA）、苯甲酰次乌头原碱（BHA）对脂多糖（LPS）刺激的巨噬细胞均有抗炎作用，苯甲酰乌头原碱的有效抗炎剂量低于苯甲酰新乌头原碱和苯甲酰次乌头原碱；在所检测剂量下与青藤碱（SIN）联用表现拮抗作用。

5. 抗衰老作用

附子能提高老年大鼠血清总抗氧化能力（TAA）及红细胞超氧化物歧化酶（SOD）的活性，降低脑组织脂褐素（LPF）和肝组织丙二醛（MDA）含量，增加心肌组织 Na^+–K^+–APT 酶的活性，可改善肝细胞膜脂流动性（LFU），增强机体抗氧化能力，具有抗衰老作用。

三、不同剂量验案

1. 小剂量验案

患者，男，55 岁。

患者发热、恶寒 10 天，乏力 2 天。10 天前因发热、恶寒、鼻塞、咽痛，前往县医院输液（以抗生素为主）治疗，8 天后发热、咽痛等症状消失，但恶寒、乏力、嗜睡加重，只欲卧床，不想活动，遂前来予处就诊。舌质淡苔薄白，脉细无力。

西医诊断：感冒。

中医诊断：阳虚感冒。

治法：解表散寒，温阳补肾。

处方：麻黄附子细辛汤加减。麻黄 6g，细辛 6g，制附子 6g，菟丝子 10g，炒杜仲 10g，3 剂，水煎服。

3 剂药后，恶寒祛除，体力如前，生活如常。

2. 中剂量验案

患者，男，56 岁。

周身水肿 2 年，加重 1 周。有糖尿病肾病 20 余年，近 2 年来反复水肿加重 1 周，周身可见凹性水肿，纳果，全身无力，腰痛，怕冷以背部为甚，舌淡苔薄白，脉沉。

西医诊断：糖尿病肾病水肿。

中医诊断：水肿。

治法：温阳利水。

处方：麻黄附子细辛汤合五苓散加益母草、水蛭等。附子 30g，麻黄 8g，细辛 8g，茯苓 30g，白芍 20g，生姜 30g，生白术 60g，益母草 30g，烫水蛭 10g，7 剂。

服用 1 周后水肿消失。

3. 大剂量验案

患者，男，52 岁。

患者 21 年前无明显诱因出现双髋关节疼痛，活动后加重，夜间加重，翻身困难，双肩、双膝关节疼痛，曾在外院诊断为强直性脊柱炎，予金乌骨通胶囊、金天格胶囊等药物治疗后症状稍缓解，近 1 个月来因劳累出现双肩、髋、膝关节疼痛加重。

现症见：双肩、髋、膝关节疼痛，夜间疼痛加重，时有痛醒，活动困难，畏寒肢冷，得温则减，翻身困难，四肢乏力，纳食差，夜寐尚可，二便调。舌质暗，苔白腻，脉沉弦。

西医诊断：强直性脊柱炎。

中医诊断：大偻（肾虚督寒）。

治法：温肾强督，活血通络，强腰固肾。

处方：附子（开水先煎 3 小时）100g，桂枝 20g，白芍 15g，川芎 10g，细辛 5g，独活 15g，羌活 15g，法半夏 15g，海风藤 10g，淫羊藿 15g，海桐皮 10g，桑枝 15g，薏苡仁 15g，茯苓 15g，豆蔻 10g，石菖蒲 10g，杜仲 15g，大枣 10g，甘草 10g。15 剂，头煎加水 1000mL，水煎 30 分钟，取汁 500mL，二煎加水 500mL，取汁 200mL，每日 1 剂，分 3 次服用。

二诊：疼痛症状缓解，仍感腰骶、双髋、双膝关节隐隐作痛，与气候变化相关。易疲劳，活动轻度受限，纳眠尚可，大便干，小便调。舌淡，苔薄白，脉弦细。再继予上药减桂枝、法半夏、细辛、川芎等，加狗脊 15g，补骨脂 10g，煅瓦楞子

15g，葛根 15g，黄芪 20g，当归 15g。10 剂。煎服方法同前。

三诊：上药连续服用后疼痛症状明显缓解，颈肩、腰骶部无明显不适，双髋、双膝关节隐痛偶见，疲劳感消失，活动可，纳眠可，二便调。舌淡红，苔薄白，脉细滑。再继予首方减川芎、羌活、海桐皮、桑枝、薏苡仁，加生地黄 15g，炙麻黄 15g，山药 15g，牡丹皮 10g，泽泻 10g。10 剂。煎服方法同前。

服完药随访，患者病情平稳。

/// 参考文献 ///

［1］冯世纶，张长恩.解读张仲景医学经方六经类方证［M］.2版.北京：人民军医出版社，2016.

［2］傅延龄，宋佳，张林.论张仲景对方药的计量只能用东汉官制［J］.北京中医药大学学报，2013，36（6）：365-370.

［3］傅长龄，陈丽名，傅延龄.张仲景附子用量探析［J］.中医杂志，2014，55（19）：1705-1707.

［4］庄灿，李红.浅谈郑钦安《医法圆通·服药须知》内涵［J］.中国中医基础医学杂志，2017，23（10）：1366-1367.

［5］廖天源."火神派"学术特色及临证体验［J］.国医论坛，2011，26（6）：45-46.

［6］张存悌."火神派"述略［J］.辽宁中医杂志，2004（3）：242.

［7］周远鹏.附子及其主要成分的药理作用和毒性［J］.药学学报，1983（5）：394-400.

［8］徐红兵.略述附子的临床药理及应用［J］.中国中医药现代

远程教育，2014，12（5）：107-108.

［9］李文红.附子的临床药理特点［J］.中国临床药理学杂志，
　　　2009，25（4）：352-354.

［10］朱瑞丽，易浪，董燕，等.附子中3种乌头原碱对巨噬细
　　　胞的抗炎作用［J］.广州中医药大学学报，2015，32（5）：
　　　908-913.

［11］郭喜利，习银强，刘康宏.麻黄细辛附子汤临床应用验案浅
　　　析［J］.光明中医，2018，33（3）：421-423.

［12］闫丽丽，刘香红.麻黄附子细辛汤临床应用经验［J］.中国
　　　中医基础医学杂志，2019，25（10）：1464-1465.

［13］汪学良，秦天楠，刘念，等.彭江云教授运用大剂量附子
　　　为君药治疗强直性脊柱炎验案举隅［J］.风湿病与关节炎，
　　　2017，6（11）：42-45.

知母

知母为百合科植物知母 *Anemarrhena asphodeloides* Bge. 的干燥根茎。性寒，味苦，上可清肺，中可凉胃，下泻肾火，具有清热润燥、泻火滋阴的功效。知母最早载于《尔雅》，被称为"沈藩"，在《神农本草经》中位列中品，"主消渴热重，除邪气，肢体浮肿，下水，补不足，益气"。《中国药典》记载其功效主治为"清热泻火，滋阴润燥。用于外感热病，高热烦渴，肺热燥咳，骨蒸潮热，内热消渴，肠燥便秘"。通过整理《伤寒杂病论》中含有知母相关方剂，总结其归经、单次用量、总剂量、用水量、剩余水量、单次服用水量、药味数、服用次数，总结规律并分析其量效关系，为临床提供借鉴。

一、量效研究

1. 用量

知母有众多别名,在《神农本草经》中称其为连母、蚳母、野蓼等,在《广雅》中被称作芪母,在《名医别录》中有女理、儿草、女雷等的记载。与知母有关的各家论述众多,陶弘景称其甚疗热结,亦主疟热烦。张元素称其凉心去热,治阳明火热,泻膀胱肾经火,热厥头痛,下痢腰痛,喉中腥臭。《名医别录》中记载知母"疗伤寒久疟烦热,胁下邪气,膈中恶及风汗内疸"。《药性论》谓其"主治心烦躁闷,骨热劳往来,生产后蓐劳,肾气劳,憎寒虚损,患人虚而口干,加而用之"。《本草纲目》曰:"安胎,止子烦,辟射工溪毒。"现代医家全小林治疗糖尿病时多用知母清气分热并滋阴,用量多在 30 ～ 60g,在治疗口腔溃疡反复发作时也用知母泻龙雷之火,用量在 30g。孟庆凯治疗阴虚火旺型小儿过敏性紫癜,用知母 15g 清热泻火。张培彤治疗小细胞肺癌时也用到知母解毒祛邪,平均用药剂量为 14.93g。

系统整理《伤寒杂病论》中含有知母的条文,经筛选,共纳入含知母方剂 7 首,可做统计的有 6 首,采用 SPSS 20.0 统计软件分析知母与相关因素之间的关系。功效分析显示,知母单次用量与知母剂量有统计学相关性,且在经方中均不作为主药使用。从分布规律来看,归经多在阳明经,分别为白虎汤和百合知母汤;同时阴阳合经方证居多,分别为白虎加人参汤、桂枝芍药知母汤、酸枣仁汤。在分析中可看到,知母在经方中的剂量波动较大,从麻黄升麻汤中的知母用量 18 铢(10.35g)到白虎汤及白虎加人参汤中的知母用量 6 两(约 82.8g)不等，不完全符合《中国药典》中规定的 6～12g。故研究《伤寒杂病论》中知母的量效关系及其在不同方剂中的配伍对临床有较大借鉴作用。

在研究中发现，经方大多效专力宏，药少方小，如白虎汤治疗阳明病表里俱热之证，石膏用到 1 斤，若渴欲饮水者，加人参 3 两，即白虎加人参汤，其中知母 6 两，一则与石膏协同以清肺胃之热，二则滋阴润燥。《医学入门》提到："白虎汤治疗一切时气、温疫、杂病、胃热、咳嗽、发斑及小儿疱疮隐疹，伏热等证。"然而仲景也用大方，如《伤寒杂病论》中药味最多的是 14 味的麻黄升麻汤，用于寒热错杂的厥阴病，"伤寒六七日，大下后，寸脉沉而迟，手足厥逆，下部脉不至，咽喉不利，唾脓血，泄利不止者，为难治，麻黄升麻汤主之"。方中知母用量为 18 铢，刘炳凡老先生认为此方体现了仲景运用恒动整体观与有机辨证论治相统一，用层次组方法，将补泄寒热汇于一方。同样，遇到三经合病的复杂病机，桂枝芍药知母汤在治疗身体消瘦，关节疼痛，肿大变形，或头眩或呕恶时，使用知母 4 两以清热、润燥、滋阴，一则用于佐制辛温之品伤阴耗津，二则用于风、寒、湿瘀积于人体从而日久生热，与桂枝按 1∶1 配伍，祛邪不伤正，滋阴不助邪。

综上所述，知母在《伤寒杂病论》中多作为非主药协同其他药物使用，既可泻实火，也可泻虚火，滋阴清热。仲景在临床中应用知母表现出了明显的量效关系，剂量波动大，分布范围广。可通过改变配伍与剂量达到不同的治疗目的，与其他药物共同作用下发挥不同的临床疗效，对于治疗复杂病症有重要意义。

知
母

2. 组方归经

含知母方剂分布依次为阳明病 2 首（33.33%），其他分布于厥阴病、少阴太阴阳明病、太阴阳明病、阳明太阴病，皆为 1 首（16.67%）。其中单经方 3 首（50.31%），两经方 2 首（33.54%），三经方 1 首（16.77%）。从阴阳来看，知母在阳经方 2 首（33.33%），阴经方 1 首（16.7%），阴阳合经方 3 首（50.01%）。从六经分布来看，多用于阳明经，多在阴阳合经方证中出现。

二、量效药理

1. 抗炎

知母中的知母多糖可有效减轻小鼠耳郭肿胀、小鼠腹腔毛细血管通透性增高等炎症反应。知母总多糖对急慢性炎症均有明显的抑制作用，可能是通过促进肾上腺分泌较高水平的糖皮质激素及抑制炎症组织前列腺素 E 的合成或释放。雷霞等发现，知母水煎液及其皂苷组分、多糖组分可抑制 T 细胞增殖，可能是由调节 Th 细胞免疫平衡状态、抑制炎症因子释放来达到抗炎作用。

2. 降血糖

研究表明知母中的知母聚糖对胰岛细胞具有修复作用，不论对 1 型糖尿病或 2 型糖尿病皆有治疗效果。侯红瑞等研究发现除修复胰岛细胞外，知母多糖亦可改善胰岛素抵抗。黄彩云等发现知母多糖对糖尿病模型家兔的降糖作用显著，对正常家兔的降糖作用不明显。

3. 降血脂及抗动脉粥样硬化

知母总苷可加快高脂血症大鼠的低密度脂蛋白清除速度，从而达到降血脂的目的，降低动脉粥样硬化的风险。

4. 抗衰老

彭缨等将知母中的知母皂苷元萃取、水解、重结晶并经过酰化、卤代等不同反应合成 8 个菝葜皂苷元衍生物，它们均有抗衰老活性，且毒性低。有研究发现知母皂苷元可改善痴呆模型大鼠的学习记忆，且剂量与改善程度成正比。

5. 抗抑郁

王博龙等将百合知母汤中的 11 个化合物构建成化合物 – 抑郁靶点网络，其中知母皂苷 A– Ⅲ、知母皂苷 B– Ⅱ、知母皂苷 B– Ⅲ等对应多个抑郁靶点，可能是百合知母汤抗抑郁的主要作用成分。研究表明知母总皂苷能显著缩短小鼠悬尾和强迫游泳不动时间，且镜下可见显著减轻模型小鼠的病理改变。表明其抗抑郁作用，可能是通过参与调节中枢不同单胺能神经传导功能产生的。

6. 抗肿瘤

研究表明知母皂苷 B– Ⅱ抑制 Hsa–miRNA–766-3p 表达及其靶蛋白 SCARA5 的表达上调，从而抑制人胃癌细胞株 BGC–823 和 MGC–803 的增殖与迁移能力。知母皂苷 A– Ⅲ能诱导乳腺癌细胞、HeLa 细胞、结肠癌细胞、黑色素瘤、脑胶质瘤及胰腺癌细胞的凋亡。

三、不同剂量验案

1. 小剂量验案

患者，男，8岁。

患白血病9个月，持续化疗，病情尚稳定。近3天发热，体温 39.0～40.0℃，服西药效差。

现症见：高热，口渴引饮，晨起干咳，稍有喘促，纳差，大便稀有泡沫，小便色黄。舌质红、根部黄厚腻、前半部少苔，脉大无力。体温 39.6℃，嗜睡貌。血常规：白细胞 $2.33×10^9/L$，红细胞 $3.36×10^{12}/L$，血红蛋白 106.2g/L。

西医诊断：白血病。

中医诊断：高热（阳明经证伴气津两伤）。

治法：清热滋阴。

处方：白虎加人参汤加味。党参、知母各10g，生石膏、生黄芪各30g，生山药15g，生甘草3g。6剂，水煎服。

复诊时代诉：服药2剂后体温正常。

2. 中剂量验案

患者，女，51岁。

月经紊乱3年余，近半年经迟，2～3月一行，量少色暗，经常面部、手、下肢及全身肿胀难受，腰酸背痛，沉困乏力，肢凉怕冷，阵发性出虚汗，阶段性加重，不时性发作，饮食及二便正常。

现症见：面色㿠白而虚浮，阵发潮红，双眼睑、手、下肢内踝等多处肿胀，按之不起。舌淡胖、苔白，脉沉缓。尿常规、B超检查均正常。

西医诊断：更年期综合征。

中医诊断：水肿（脾肾阳虚）。

治法：温补脾肾。

处方：二仙汤加味。仙茅、知母、黄柏、巴戟天各12g，淫羊藿、朱茯苓各20g，杜仲、泽泻、乌药、当归、龟板各15g，菟丝子、车前子（包）、煅龙骨、牡蛎、浮小麦各30g，桂枝10g，沉香5g，炙甘草9g。每日1剂，水煎分服。

前后加减调配共35剂药，诸证全消。两年来未再浮肿。

3. 大剂量验案

患者，女，58岁。

患者有2型糖尿病病史10余年，未服用西药，血糖波动较大，每天均发生低血糖反应，血糖值最低可至2.1mmol/L，最高可超出血糖仪测定范围，每发作低血糖时会出现心慌、大汗淋漓、眩晕、乏力、濒死感等症，严重时甚至意识丧失，曾多次因低血糖发作送至急诊抢救。患者拒绝使用胰岛素治疗，故寻求中医诊治。

现症见：患者神清、精神可，时有汗出心悸，伴胸闷气短，时眩晕，双下肢乏力水肿，双眼干涩、视物模糊，偶有双胁胀痛，食后腹胀，嗳气、矢气多，纳可，入睡困难，大便干燥，排便无力，1～2日一行，小便黄臭、泡沫多，夜尿2～3次/晚，舌红嫩、苔少，脉弦细。辅助检查：BMI 20.9kg/m^2，糖化血红蛋白10.1%，血糖11.7mmol/L，尿微量白蛋白34.1mg/L。

西医诊断：脆性糖尿病。

中医诊断：消渴（气虚下陷，阴虚内热）。

治法：补中益气，滋阴清热。

处方：全小林教授验方。黄芪30g，当归15g，知母30g，黄柏30g，煅龙骨、煅牡蛎各30g，陈皮9g，夜明砂9g，五灵脂9g，水蛭粉3g（分冲），淫羊藿15g，枸杞子15g，生姜15g。28剂，水煎，每天1剂，分2次温服。

二诊：患者服用上方后，诉低血糖发作次数较前明显减少，心悸、汗出症状明显减轻，现低血糖每周发作1～2次，血糖波动程度明显减小。现觉周身乏力，口有异味，恶心、反酸，无呕吐，食后双胁肋胀满，腹胀，视物模糊较前稍减轻，左肩疼痛恶风，后颈部恶风，纳差，寐尚安，大便每天一行、稍干燥，小便调，舌红、苔干，脉弦细偏数。辅助检查：糖化血红蛋白9.8%，血糖4.03mmol/L，尿微量白蛋白15.6mg/L。

处方：清半夏9g，生姜15g，陈皮9g，煅瓦楞子15g，西洋参6g，黄芪24g，葛根15g，天花粉15g，知母30g，夜明砂9g，五灵脂9g，火麻仁45g。28剂，水煎，每天1剂，分2次温服。

三诊：患者服用上方2个月后，低血糖反应发作次数减少至每个月1次左右，自觉周身乏力缓解，恶心、反酸消失，左肩关节仍疼痛、恶风怕冷、活动受限、影响睡眠，食后腹胀，纳差，寐可，大便服药时正常，停药则干燥，1～2日一行，小便可，夜尿2次，舌微有齿痕、苔淡黄，脉弦细。辅助检查：糖化血红蛋白9.0%，血糖8.05mmol/L，尿微量白蛋白25.9mg/L。

处方：黄芪30g，桂枝15g，葛根30g，鸡血藤15g，五灵脂 15g，桑叶 30g，知母 30g，赤芍 30g，天花粉 30g，水蛭粉 3g（分冲），生姜 15g，大枣 9g。28 剂，水煎，每天 1 剂，分 2 次温服。

其后患者定期随诊，低血糖症状基本消失，左肩臂疼痛明显缓解，血糖控制平稳。

知
母

/// 参考文献 ///

［1］冯世纶，张长恩.解读张仲景医学经方六经类方证［M］.2 版.北京：人民军医出版社，2016.

［2］傅延龄，宋佳，张林.经方本源剂量问题研究［M］.北京：科学出版社，2015.

［3］朱建新，李旺.知母的研究进展［J］.河北北方学院学报（自然科学版），2018，34（2）：56-60.

［4］冯菲.知母的药理作用研究进展［J］.中医临床研究，2017，9（12）：133-137.

［5］杨帆，田佳星，何丽莎.仝小林"十字架"诊病处方浅析［J］.山东中医杂志，2016，35（9）：810-823.

［6］周强，赵锡艳，逄冰，等.仝小林教授应用百合地黄汤、百合知母汤验案分析［J］.中国中医急症，2013，22（4）：581-582.

［7］孟庆凯.中医辨证分型治疗对小儿过敏性紫癜疗效观察［J］.深圳中西医结合杂志，2019，29（8）：56-58.

［8］徐筱青，张润顺，王达洋.张培彤治疗小细胞肺癌用药规律［J］.中医学报，2019，34（11）：2353-2357.

［9］张国强.张仲景临证方用三大体系的确立及后世医家对此运

用之研究［D］.成都：成都中医药大学，2011.

［10］李凡娥.《伤寒杂病论》中桂枝的配伍及证治规律研究［D］.
昆明：云南中医学院，2015.

［11］赵春草，吴飞，张继全，等.知母的药理作用研究进展
［J］.中国新药与临床杂志，2015，34（12）：898-902.

［12］陈万生，韩军，李力，等.知母总多糖的抗炎作用［J］.第
二军医大学学报，1999，20（10）：758-760.

［13］雷霞，董文婷，笔雪艳，等.知母各化学拆分组分的抗炎及
免疫调节活性［J］.中药材，2015，38（9）：1904-1907.

［14］孙洪伟.知母聚糖的提取及降糖机理的研究［D］.济南：
山东医科大学，2000：1-18.

［15］侯红瑞，陈玲，孙国勇，等.知母多糖对链脲佐菌素诱导糖
尿病大鼠的降血糖作用［J］.食品工业科技，2018，39（12）：
69-72，78.

［16］黄彩云，谢世荣，黄胜英.知母多糖对家兔血糖的影响
［J］.大连大学学报，2004，25（4）：98-99.

［17］付宝才，林娟，杨林海.知母总皂苷对高脂血症大鼠肝脏低
密度脂蛋白受体活性的影响［J］.医学综述，2009，15（14）：
2226-2227.

［18］彭缨，李玲芝，李成磊，等.知母中菝葜皂苷元分离、其衍
生物合成及活性［J］.沈阳药科大学学报，2012，29（12）：
927-932.

［19］陈勤，胡雅儿，夏宗勤.知母皂苷元对东莨菪碱所致学习记
忆障碍和脑胆碱乙酰转移酶活力降低的影响［J］.中药材，
2001，24（7）：496-498.

［20］王博龙，刘志强，陈春林.百合知母汤抗抑郁作用机制的网

络药理学研究［J］.中国药学杂志，2018，53（12）：988-995.

［21］龚林，邱彦，刘静，等.知母总皂苷对血管性抑郁小鼠抑郁行为和脑组织病理学的影响［J］.中国药物应用与监测，2017，14（2）：88-92.

［22］庞涛，陆文铨，陈小玲，等.知母皂苷B-Ⅱ抑制人胃癌细胞增殖和迁移的作用机制［J］.第二军医大学学报，2018，39（4）：380-387.

［23］刘艳平.知母皂苷成分的药理活性及作用机制研究进展［J］.药学实践杂志，2018，36（1）：24-29.

［24］段玉环，张磊.张磊治疗高热验案举隅［J］.浙江中医杂志，2015，50（11）：800.

［25］刘建平.二仙汤治疗浮肿症［J］.陕西中医，2004（2）：176-177.

［26］马运涛.仝小林治疗脆性糖尿病验案1则［J］.湖南中医杂志，2020，36（1）：70-71.

粳米

粳米为禾本科植物粳米 *Oryza sativa* L. 的种仁，其性味甘平，归脾胃二经。其性味功效记载最早见于《名医别录》："粳米，味甘、苦，平，无毒，主益气，止烦，止泄。"《中华本草》认为"粳米，甘、平，补气健脾，除烦渴，止泻痢。主脾胃气虚，食少纳呆，倦怠乏力，心烦口渴，泻下痢疾"。粳米自古以来都以补益脾胃，顾护胃气，培补汗源，除烦止渴，固肠止泻力效而著称。通过研究《伤寒杂病论》中含有粳米的方剂，分析粳米的用药规律及量效关系，为临床应用提供借鉴。

一、量效研究

1. 用量

《本草纲目》云："粳米，甘、苦、平、无毒，主治霍乱吐泻，烦渴欲绝、自汗不止、心气痛、胎动腹痛、疝肿。"缪希雍在《神农本草经疏·卷之二十五》言粳米"专主脾胃"。《本草经解要》载粳米"味降多于升，阴也……脾为阴气之原，脾阴充足……自无心烦下泄之事矣，所以止烦止泄也"。《随息居饮食谱》《食鉴本草》等多本著作中均提到粳米的功效以补益脾胃为主，然亦有止泻之作用。

系统整理《伤寒杂病论》中含有粳米的条文，经筛选，共纳入含粳米方剂 6 首，采用 SPSS 20.0 统计软件分析粳米与相关因素之间的关系。功效分析显示，仲景《伤寒杂病论》中粳米主要作为辅药出现在方剂之中，且其用量较大。

以粳米为主药的方剂有 1 首，即附子粳米汤，在《金匮要略·腹满寒疝宿食病脉证治》中"腹中寒气，雷鸣切痛，胸胁逆满，呕吐，附子粳米汤主之"，方中共 5 味药，药少力专，其中粳米用量为半升（约 100mL），以补脾和胃。甘草、大枣与粳米配伍可增强其补益脾胃之功效。附子辛、甘、大热，有毒，温阳散寒；半夏辛温，有毒，降逆止呕，二者配伍共奏温中散寒，降逆止呕作用；粳米在方中与甘草等配伍，除补中益气外，尚有缓解毒性的作用。

《伤寒杂病论》中粳米的用量为 2 合～1 升，合现代34.78～173.88g。粳米作为主药与其作为非主药相比，其药味数及其用量等均无明显改变。粳米为非主药时粳米配伍寒凉伤胃之品，如石膏、知母、竹叶等，或配伍温热之品，如赤石脂、干姜。可知粳米护胃之效甚佳，提示我们临床应用苦寒、甘寒、大温大热，甚至有毒之品时，可考虑配伍粳米以护胃气。

综上所述，《伤寒杂病论》中粳米不单独使用，从量效关系可以发现粳米使用的剂量与药味数并无明显相关性。临床应用粳米时常与甘草、大枣等配伍使用，以增加护胃、和中、补脾之效，使用寒凉、温热、有毒之品时可配伍粳米，意在和中减毒，以防败胃。

2. 组方归经

含粳米方剂分布依次为太阴病2首（33.33%），阳明太阴病2首（33.33%），阳明病1首（16.77%）和太阴阳明病1首（16.77%）。其中单经方3首（50.00%），两经方3首（50.00%），三经方0首（表1）。从阴阳来看，粳米在阳经方为1首（16.77%），阴经方为2首（33.33%），阴阳合经方为2首（33.33%）。从使用分布来看粳米多应用于阴经方证及阴阳合经方证。

二、量效药理

1. 退热

相关研究表明，粳米可以增加石膏退热的主要活性成分Ca^{2+}的析出，并且能够抑制芒果苷等对人体有害的物质溶出。陈婷等在茯苓、山药替代白虎汤中粳米干预发热模型的比较研究实验中得出结论，白虎汤发挥退热功效，其中粳米的作用是不可或缺的，用山药代替粳米会影响白虎汤的退热功效。

2. 止泻

杨丽萍等研究认为粳米汤具有明确的止泻作用，并且发现粳米止泻的主要活性物质为直链淀粉和支链淀粉。李梅发现用盐米汤口服补盐液在防治儿童腹泻脱水方面有相当好的效果。

曾蓁等研究发现粳米汤能够明显减轻番泻叶所致的小鼠腹泻程度，显著拮抗药物——新斯的明所导致的小鼠小肠蠕动功能亢进，证明粳米确实具有良好的止泻作用，且其作用的发挥可能是通过抗胆碱作用而产生的。

3. 增加溶解度

研究表明，随着粳米剂量的不断加大，白虎汤汤液中石膏晶体碎粒数明显增加，药液质地更加黏稠，药物有效成分析出增加，从而疗效增加。周鸿飞认为粳米具有增稠剂样作用，可增加汤液的黏稠度，从而提高石膏有效成分的溶出量。

三、不同剂量验案

1. 小剂量验案

患者，男，5个月，2012年10月19日初诊。

先天不足，形体瘦弱，腹泻已近半月，每日20～30次，量多呈水样便。自10月10日起发热，体温逐渐升高，达39.0℃以上。住院治疗后，热未退，腹泻次数亦无减轻，现症见形体消瘦，精神萎靡，睡时露睛，舌红唇朱，涕泪较少，口渴引饮，小便短少。轮状病毒抗原检测呈阳性。

西医诊断：小儿病毒性腹泻。

中医诊断：泄泻（阴液大耗，元气亦惫）。

治法：救阴扶元。

处方：太子参10g，鲜石斛10g，天花粉10g，生扁豆10g，乌梅6g，鲜荷叶10g，生甘草3g，鲜生地12g，陈粳米10g，皮尾参（另炖）5g，2剂。

二诊：体温 37.7℃，前进救阴扶元之剂，热势下降，形色较和，哭时见泪，小溲尚可，便泄稀薄，舌红润，唇色朱，睡仍漏睛，病情稍得转机，但仍凶险，再以救阴扶元。

处方：天花粉 10g，生扁豆 10g，乌梅 6g，鲜荷叶 10g，太子参 10g，陈粳米 10g，鲜石斛 10g，生谷芽 10g，炒谷芽 10g，益元散 10g，皮尾参（另炖）5g，3 剂。

三诊：热度退净，泄泻亦瘥，小溲通畅，舌质红润。病情得转机，但面白无华，形瘦，睡时漏睛，体质太薄，亟须调养。

处方：皮尾参 5g（另炖），焦白术 10g，生扁豆 10g，姜炭 3g，陈粳米 10g，焦甘草 3g，天花粉 10g，乌梅 6g，炒谷芽 10g，鲜荷叶 10g，3 剂。药后利和，形神转振，续进调扶脾胃之剂而痊愈。

2. 中剂量验案

患者，男，67 岁，1959 年 3 月 27 日初诊。

习惯性便秘已十余载，每日非服润肠药和攻下药不可，平时小便难以控制，畏寒，四肢欠温，舌淡胖，脉沉细。

西医诊断：功能性便秘。

中医诊断：便秘（命火虚衰，脾失健运，腑行不畅）。

治法：益火暖土，温阳运脾。

处方：制附片（先煎）9g，半夏 9g，炙甘草 3g，大枣 10 枚，粳米 30g，炮姜 3g，肉苁蓉 9g，炒潞党参 9g，半硫丸 12g，3 剂，水煎服。

服上药后当夜自觉腹痛，有临厕之感，第二天曾大便少许成条，腹部频感舒畅，此后，续服此方 10 余剂，大便渐畅行。

3.大剂量验案

患者，女，26岁，1988年10月初诊。

5天前因横位难产入院，立即施剖宫产术。术后2天，忽然脐腹作响，绞痛，上腹部突起一包块，便秘不通，呕吐频繁，X光透视诊断为术后高位肠梗阻，嘱其再次手术，病者不愿意手术，故求中医治疗。脉细无力，舌淡苔白。

西医诊断：术后肠梗阻。

中医诊断：腹痛（胃肠虚寒，阳气式微，阴寒内结）。

治法：温中补虚，散寒止痛。

处方：附片30g（先煎），炙甘草10g，红参10g，半夏20g，粳米50g，大枣15g，大黄6g（后下）。每日服5次。

5小时后，诸证顿减，后以附子理中丸巩固。

/// 参考文献 ///

［1］冯世纶，张长恩.解读张仲景医学经方六经类方证［M］.2版.北京：人民军医出版社，2016.

［2］傅延龄，宋佳，张林.论张仲景对方药的计量只能用东汉官制［J］.北京中医药大学学报，2013，36（6）：365-370.

［3］徐凤凯，吴汇天，曹灵勇.《伤寒杂病论》特殊计量药物换算考证［J］.中华中医药杂志，2017，32（9）：4159-4162.

［4］韩美仙.基于药物重量实测的经方本原剂量研究［D］.北京：北京中医药大学，2011.

［5］吴丽丽，周蓓，陈豪.论白虎汤中粳米的应用［J］.河南中

医，2018，38（1）：9-11.

［6］陈婷，任秋生，杨爱东，等.茯苓、山药替代白虎汤中粳米干预发热模型的比较研究［J］.中国医学工程，2014，22（8）：158+160.

［7］杨丽萍，胡瑶，苏芯，等.粳米米汤止泻物质基础及其机制［J］.成都医学院学报，2015，10（5）：559-562.

［8］李梅.盐米汤口服补液在儿童腹泻中的临床应用［J］.中国医药导报，2010，7（23）：81-82.

［9］曾蓁，陶秀霞，杨丽萍，等.米汤止泻作用的实验研究［C］.四川省生理科学会第十一届学术交流会议论文集［A］.2013：20.

［10］陈邓生.白虎汤中石膏粳米新解［J］.中医研究，1995（4）：22-23.

［11］周鸿飞.白虎汤"煮米熟汤成"煎法解析［J］.中国中医药现代远程教育，2012，10（3）：56.

［12］董继业.董幼祺教授治疗小儿病毒性腹泻医案二则［C］.中华中医药学会儿科分会.中华中医药学会儿科分会第三十一次学术大会论文汇编.中华中医药学会儿科分会：中华中医药学会，2014：59-60.

［13］陈明.金匮名医验案精选［M］.北京：学苑出版社，1999.

茯
苓

茯苓为多孔真菌科真菌茯苓 *Poria cocos*（Schw.）Wolf 的干燥菌核。茯苓在《神农本草经》中位列木部上品，"主胸胁逆气，忧恚，惊邪，恐悸，心下结痛，寒热烦满，咳逆，口焦舌干，利小便"。《伤寒明理论》言其"渗水缓脾"。《中国药典》记载其味甘、淡，性平，入心、脾、肺、肾经，功效及主治为"利水渗湿，健脾宁心。用于水肿尿少，痰饮眩悸，脾虚食少，便溏泄泻，心神不安，惊悸失眠"。通过统计分析《伤寒杂病论》中茯苓的量效关系，探寻原书中药物的使用规律。更好地为临床使用提供借鉴。

一、量效研究

1. 用量

现代药理学研究表明，茯苓利尿作用显著，此外还具有抗

129

炎、保肝、镇静、免疫调节功能，对胃肠功能也有一定的积极作用。临床上以茯苓为主的复方广泛用于治疗慢性胃炎、慢性非特异性溃疡性结肠炎、稳定型心绞痛、乳腺增生、慢性盆腔炎、原发性痛经、不孕症等疾病。茯苓味甘、淡，性平，归心、肺、脾、肾经。《用药心法》云："茯苓，淡能利窍，甘以助阳，除湿之圣药也。味甘平补阳，益脾逐水，生津导气。"

系统整理《伤寒杂病论》中与茯苓有关条文，经筛选，共纳入含茯苓方剂36首，其中可统计的24首。采用SPSS 20.0统计软件分析茯苓与其相关因素之间的关系。从量效关系分析发现茯苓在临床上应用疗效较为单一，主要通过与其他药物配伍实现。

24首含茯苓方剂中茯苓的用量有6铢（4.17%）、1两（4.17%）、1.5两（4.17%）、2两（8.33%）、3两（25%）、4两（41.67%）、6两（4.17%）、8两（8.33%），常用剂量为3～4两，换算为41.4～55.2g，茯苓单次用量均值为41.4g，相较于《中国药典》中规定的9～15g明显偏高。茯苓作为复方应用时多与桂枝、白术、泽泻、生姜等药配伍使用。

（1）与桂枝配伍

茯苓与桂枝的配伍又称苓桂剂，是温阳化气行水的基础剂，临床上广泛应用于水气病的治疗。茯苓配伍桂枝方剂有9首，茯苓为主药者以苓桂术甘汤为代表，茯苓为非主药以茯苓甘草汤为代表。《伤寒论》第67条言："伤寒，若吐、若下后，心下逆满，气上冲胸，起则头眩，脉沉紧，发汗则动经，身为振振摇者，茯苓桂枝白术甘草汤主之。"《伤寒论》第73条云："伤寒，汗出而渴者，五苓散主之。不渴者，茯苓甘草汤主之。"两者均为中焦阳虚，水湿停滞之证。水为阴邪，"病痰饮者当以温药和之"，茯苓甘淡，渗湿利水，得桂枝辛温相助，共奏温阳化气利水之功。所不同者，前者阳虚寒盛，寒气上冲胸咽，以茯苓为君，桂枝相伍，以温阳化气利水为主，再加白术、甘草健脾燥湿。后者主要为胃阳不足水停中焦，故以生姜为君，着重温胃化饮，苓桂佐助温阳利水。

（2）与白术配伍

茯苓与白术配伍方剂共 8 首，茯苓为主药者 5 首，茯苓为非主药者 3 首。白术苦甘性温，入脾、胃经，主要为健脾燥湿，茯苓甘淡，有渗湿益脾之功。脾主运化水液，为生痰之源，茯苓、白术两者一渗一燥，一泻一补，健脾利水之功显著。茯苓为主药者以干姜苓术汤为代表。干姜苓术汤又名肾着汤，该方是由甘草干姜汤加茯苓、白术而成，《金匮要略》云："肾着之病……腰重如带五千钱，甘草干姜茯苓白术汤主之。"尤在泾《金匮要略心典》中言："其病不在肾之中脏，而在肾之外府，故其治法不在温肾以散寒，而在燠土以胜水。"燠者，暖也，甘草干姜汤以温中暖脾，茯苓、白术配伍健脾利水化湿。茯苓为非主药者，以附子汤为代表，用于阳虚寒湿之证，方中用大剂量白术配伍茯苓，取健脾胜湿之效，助附子温阳散寒之力。

（3）与泽泻配伍

茯苓与泽泻配伍方剂共 2 首，分别为猪苓汤、茯苓泽泻汤，其中茯苓均为主药。茯苓泽泻汤中茯苓用量为 8 两，换算约为 110.4g，《金匮要略·呕吐哕下利病脉证治》云："胃反，吐而渴欲饮水者，茯苓泽泻汤主之。"饮停胃中，气机失和，上逆而吐，方中重用茯苓为君，泽泻、茯苓相须为用，茯苓得泽泻利水除湿之效倍增，两药合用，通调水道，使水湿之气从上至下，自膀胱而出，中焦得运，水湿得化。猪苓汤中茯苓、泽泻亦属相须为用，共奏利水之功。

其他方证加用茯苓时，伴随症状多为"小便不利"或水饮所致"悸""腹满"，而含茯苓方剂去茯苓应用时，多因"小便利"。

综上所述，《伤寒杂病论》中茯苓主要功效为淡渗利水道，且无明显寒热偏性，出现多个复杂证时主要通过与其他药物相伍配合使用以实现治疗复杂病症的目的。从量效关系可以发现，在《伤寒杂病论》中茯苓的使用不存在显著的量效关系，其在组方中的用量和功效均较为稳定。

2. 组方归经

含茯苓方剂分布依次为太阴病9首（37.50%），太阳太阴合病7首（29.17%），太阴阳明合病与太阳太阴阳明合病各2首（8.33%），其他分布于厥阴病、少阴太阴合病、太阳少阳阳明病、阳明病，皆为1首（4.17%）。其中单经方11首（45.83%），两经方10首（41.67%），三经方3首（12.50%）。从阴阳来看，茯苓在阳经方为1首（4.17%），阴经方为11首（45.83%），阴阳合经方为12首（50.00%）。《伤寒杂病论》中茯苓从使用分布来看多用于太阴病及太阳太阴合病证，从组方的分布来看，茯苓主要在阴经方证或阴阳合经方证中应用，同时也可在阳经方证中应用，提示茯苓寒热属性并不明显，属"性平"药物。

二、量效药理

1. 抗炎

用不同剂量的茯苓总三萜提取液（50mg/kg、150mg/kg、

450mg/kg，每日 1 次，连续 7 天）分别灌胃二甲苯诱导的小鼠耳肿胀模型、角叉菜胶诱导的大鼠足爪肿胀模型、棉球诱导的大鼠肉芽肿模型，发现茯苓总三萜提取液能明显抑制二甲苯诱导的小鼠耳肿胀，明显减轻角叉菜胶诱导的大鼠足爪肿胀、棉球诱导的大鼠肉芽肿，说明茯苓总三萜具有良好的抗炎作用。

2. 镇静

用茯苓多糖提取液（1.90g/kg、3.61g/kg、5.8g/kg，每日 1 次，连续 7 天）灌胃健康小鼠，按 0.375g/kg 分别腹腔注射 3.75% 尼可刹米，计算小鼠抗惊厥率，结果发现茯苓多糖对小鼠能起到不同程度的镇静作用，随剂量的升高其镇静作用有增强趋势。

3. 保肝

用羧甲基茯苓多糖注射液（100mg/kg、200mg/kg，每日 1 次，连续 5 天）腹腔注射健康瑞士种小鼠后，皮下注射 0.15% 四氯化碳花生油溶液 0.2mL，测得小鼠血清谷丙转氨酶显著降低，说明羧甲基茯苓多糖对肝损害具有保护作用。

4. 抗肿瘤

用茯苓多糖（每只 0.50mg、0.33mg，隔天 1 次，连续 21 天）尾静脉注射 Lewis 肺癌小鼠自发肺转移模型，发现茯苓多糖能够上调外周血白细胞 CD11b mRNA、CD18 mRNA 的表达，抑制其自发肺转移。

5. 利尿

用茯苓水煎液（2.5g/kg、5g/kg、10g/kg）灌胃生理盐水负荷大鼠模型，观察 6 小时尿量，并测尿液 pH 值及其中 Na^+、K^+、Cl^- 的浓度，发现茯苓水煎液对生理盐水负荷大鼠有持久利尿作用，总茯苓高、中剂量组动物尿中 K^+ 排出量显著升高，Na^+/K^+ 显著降低。将不同剂量的茯苓水煎醇沉液（0g/kg、0.5g/kg、1.5g/kg、2.5g/kg）通过耳缘静脉分别给雄性家兔注射，发现静注茯苓水煎醇沉液 1.5g/kg、2.5g/kg 剂量组利尿作用明显，并且 2.5g/kg 剂量组在给药 10 分钟内尿量出现高峰。表明茯苓对兔具有明显的利尿作用，并且存在一定程度的正向量效关系。

三、不同剂量验案

1. 小剂量验案

患者，男，55 岁。

患者近 1 年来食油腻食物后常出现胃脘不适、恶心，行胃镜检查示浅表性胃炎伴糜烂,HP(＋)，症见饭后胃脘憋胀不适，恶心，疲乏无力，口臭，口干，大便稀，舌淡红、苔薄黄，脉弦数。

西医诊断：糜烂性胃炎。

中医诊断：胃脘痛（脾虚寒热错杂）。

治法：益气健脾，调理寒热。

处方：半夏泻心汤加减。半夏、黄连、黄芩、干姜、党参、白术、茯苓、枳实、柴胡各 10g，竹茹 18g，白芍、蒲公英各 30g，甘草 6g，14 剂，每日 1 剂，水煎，早晚分服。

二诊：2 周后复诊，患者胃脘不适及恶心好转，仍有口干、口臭，在上方基础上加白芷 10g，石菖蒲 15g，继服上方

14 剂。

三诊：患者病情好转，无明显不适症状，精神食欲大增，嘱患者继续巩固治疗 2 周，后病情未再反复。

2. 中剂量验案

患者，女，73 岁。

30 余年前因生活操劳、作息不规律引起便秘，自认为是正常现象未在意，后形成习惯性便秘，一般 5～7 天，长则 10 天以上 1 次。10 余年前因劳累、心情不畅出现双下肢浮肿、心悸，随劳动、活动量大小加重或减轻，经省级医院诊断为冠心病。2 周前因过怒、过累、不欲进食而至今未大便，心悸加重，常觉气短，胸闷乏力，双腿沉重，行走困难。伴颜面发紧，双手胀痛，饮食减少。查体温 36.2℃，脉搏 76/ 分，呼吸 19/ 分，血压 16/11kPa（120/82.5mmHg）。身体略瘦，颜面虚浮，面色晦暗，双手不温，微肿。唇舌淡，齿痕明显，脉沉弱。既往无特殊记录，心电图报告心肌缺血。

西医诊断：习惯性便秘，冠心病，心功能Ⅲ级。

中医诊断：便秘，心悸，水肿（心脾两虚）。

治法：补益心脾，温阳化气。

处方：茯苓甘草汤加减。茯苓 30g，当归 30g，桂枝 30g，生姜 15g，炙甘草 10g，制附子 8g，番泻叶代茶，便通为度。7 剂，每日 1 剂，水煎温服，每日 3 次。

二诊：浮肿、心悸明显减轻，服药当天大便，至今大便 3 次。自觉面色好转，饮食量增，能做轻微家务。查体：体温 36.4℃，脉搏 82/ 分，呼吸 20/ 分，血压 16/11kPa（120/82.5mmHg）。唇舌淡红，脉沉。

处方：茯苓 30g，当归 30g，桂枝 30g，生姜 8g，炙甘草 5g，制附子 5g，大黄 5g。7 剂，每日 1 剂，水煎温服，每日 3 次。

三诊：大便每日 1 次，心悸胸闷气短消失，饮食正常。除行走时间长后踝部稍见浮肿外，余无不适。继服 7 剂，10 日服完停药。嘱平时常食鲫鱼汤。

同年 12 月随访，未再复发。

3. 大剂量验案

患者，男，56 岁。

2 型糖尿病 14 年，已经出现糖尿病肾病，糖尿病周围神经病变，高血压病 20 年，冠心病 20 年。

现症见：双下肢膝以下重度水肿，双手指肿胀，双眼睑浮肿，神疲乏力，畏寒，纳差，嗜睡，大便调，小便有泡沫，夜尿 3 次。舌胖大，苔厚腐腻，脉偏沉弱。辅助检查，血压 165/90mmHg，肌酐 267μmol/L。

西医诊断：糖尿病肾病，糖尿病周围神经病变，高血压，冠心病。

中医诊断：消渴病（寒滞经脉，水湿内停）。

治法：温阳散寒，利水消肿。

处方：大黄附子汤加减。大黄 15g，白附子 15g，黄芪 30g，丹参 30g，茯苓 120g。水煎服，每日 1 剂，加减服用 8 个月。

九诊：患者服用上方加减 8 个月后。刻下症见双足面及足踝水肿，手肿胀及眼睑浮肿基本消失；仍神疲乏力，活动后明显，仍有嗜睡，纳可，大便 1 次 / 日，小便泡沫多，夜尿 2～3 次。舌胖大，苔黄腻，脉弦硬略滑数。辅助检查，血压 140/85mmHg，血尿素氮（BUN）18.92mmol/L，肌酐（Cr）201μmol/L，甘油三酯（TG）4.37mmol/L，胆固醇（CHO）5.84mmol/L，高密度脂蛋白（HDL）1.03mmol/L，低密度脂蛋白（LDL）2.03mmol/L，2 小时血糖 11.2mmol/L，24 小时尿蛋白定量 3.9g。

治法：改以益气通络，利水消肿为法。

处方：黄芪 45g，茯苓 120g，泽泻 30g，酒大黄 15g，黄连 15g，神曲 9g，丹参 30g，水蛭粉 3g，生姜 15g。水煎服，每日 1 剂，加减服用 8 个月。

十三诊：患者服用上方加减 8 个月后。刻下症见：双下肢时有轻度水肿，乏力，多食易饥，时有心悸，二便可，嗜睡。舌淡胖大，有齿痕，苔腐腻，脉沉偏涩。辅助检查：血压 130/80mmHg，糖化血红蛋白（HbA1c）6.7%，空腹血糖（FBG）5.82mmol/L，胆固醇（CHO）5.6mmol/L，甘油三酯（TG）1.75mmol/L，天门冬氨酸氨基转移酶（AST）12.2IU/L，丙氨酸氨基转移酶（ALT）51IU/L，血尿素氮（BUN）27.88mmol/L，肌酐（Cr）247.9μmol/L，24 小时尿蛋白定量 3.62g。

处方：黄芪 45g，茯苓 120g，泽泻 45g，酒大黄 9g，川芎 15g，白芍 15g，当归 15g，水蛭粉（分两次冲服）6g。水煎服，每日 1 剂，加减服用 14 个月。

二十三诊：患者服用上方加减 14 个月后。刻下症见：双下肢乏力，双脚踝处仍时有水肿，纳眠可，二便调。舌胖大，有齿痕，舌底滞，苔腻黄白相间，脉偏弦稍弱。辅助检查：血压 120/80mmHg，糖化血红蛋白（HbA1c）7.3%，胆固醇（CHO）4.15mmol/L，甘油三酯（TG）2.35mmol/L，低密度脂蛋白胆固醇（LDL）2.3mmol/L，高密度脂蛋白胆固醇（HDL-C）1.23mmol/L，天门冬氨酸氨基转移酶（AST）10.3IU/L，丙氨酸氨基转移酶（ALT）8IU/L，肌酐（Cr）154.9μmmol/L，24小时尿蛋白定量（UPQ）2.25g。

处方：生黄芪45g，茯苓120g，泽泻30g，水蛭粉（分两次冲服）6g，丹参15g，生大黄9g。

其后患者症状未再发，不再随诊。

/// 参考文献 ///

［1］冯世纶，张长恩.解读张仲景医学经方六经类方证［M］.2版.北京：人民军医出版社，2016.

［2］傅延龄，宋佳，张林.论张仲景对方药的计量只能用东汉官制［J］.北京中医药大学学报，2013，36（6）：365-370.

［3］崔鹤蓉，王睿林，郭文博，等.茯苓的化学成分、药理作用及临床应用研究进展［J］.西北药学杂志，2019，34（5）：694-700.

［4］岳美颖.茯苓主要药理作用及临床应用［J］.亚太传统医药，2016，12（7）：68-69.

［5］高伯正.《伤寒论》苓桂术甘汤证条新解［J］.光明中医，2015，30（3）：459-460.

［6］吴英举.冯世纶运用肾着汤临床经验［J］.国医论坛，2019，34（6）：54-56.

［7］汪电雷，陈卫东，徐先祥.茯苓总三萜的抗炎作用研究［J］.安徽医药，2009，13（9）：1021-1023.

［8］赵天国.茯苓多糖对小鼠镇静、催眠作用的研究［J］.畜牧与饲料科学，2017，38（4）：73-74.

［9］陈春霞.羧甲基茯苓多糖的保肝与催眠作用［J］.食用菌，2003（S1）：46-47.

［10］张密霞，李怡文，张德生，等.茯苓多糖对 Lewis 肺癌小鼠自发肺转移的抑制作用及其机制研究［J］.现代药物与临床，2013，28（6）：842-846.

［11］李森，谢人明，孙文基.茯苓、猪苓、黄芪利尿作用的比较［J］.中药材，2010，33（2）：264-267.

［12］宁康健，杨靖松，石萍萍.茯苓对家兔利尿作用的观察［J］.安徽科技学院学报，2012，26（4）：1-3.

［13］赵剑锋，孟动玲.王晞星运用半夏泻心汤验案举隅［J］.山西中医，2015，31（11）：47，56.

［14］金东明，李周洹，王彩霞.茯苓甘草汤治疗顽固性便秘验案［J］.中国中医基础医学杂志，2004（4）：50.

［15］刘彦汶，王青，赵学敏，等.仝小林运用大剂量茯苓治疗高血压验案［J］.山东中医杂志，2019，38（3）：281-283.

白术

白术为菊科植物白术 *Atractylodes macrocephala* Koidz. 的干燥根茎。《神农本草经》中记载："术，味苦，温。主风寒湿痹死肌，痉，疸，止汗，除热，消食。"《中国药典》中记载其功效主治为"健脾益气，燥湿利水，止汗，安胎。用于脾虚食少，腹胀泄泻，痰饮眩悸，水肿，自汗，胎动不安"。李杲认为白术"去诸经中湿而理脾胃"，白术主要入脾、胃经。通过统计学方法研究《伤寒杂病论》中含有白术的方剂，分析经方中白术的组方用药规律，为临床使用提供借鉴。

一、量效研究

1. 用量

白术首载于《神农本草经》："术，味苦，温。主风寒湿痹死肌，痉，疸，止汗，除热，消食，作煎饵。久服轻身延年，不饥。一名山蓟。生山谷。"此时白术与苍术合称，自陶弘景之后将术分为白术、赤术二种。《医学启源》云："除湿益燥，和中益气，温中，去脾胃中湿，除胃热，强脾胃，进饮食，和胃，生津液，主肌热，四肢困倦，目不欲开，怠惰嗜卧，不思饮食，止渴，安胎。"将白术的功效进一步补充。现代中药药理学研究发现白术主要含有苍术醇、杜松脑及多种氨基酸，具有广泛的药理作用。有报道显示，用归脾汤加减治疗围绝经期综合征（心脾两虚证）时白术用量为3g，取健脾益气之意；仝小林教授以附子理中汤加减治疗2型糖尿病伴重度胃瘫（脾胃虚寒、气机逆乱证），其中炒白术用至30g，郑钦安《医理真传》有言"非姜术不能培中宫之土气"，故取白术健运中州、甘温补虚之效；李建民教授以真武汤加减治疗糖尿病肾病伴心力衰竭（脾肾阳虚、虚阳上扰证），其中白术用量为50g；魏龙骧以生白术三两（约150g）配伍生地黄、升麻治疗顽固性便秘，认为重用生白术可运化脾阳以治本。上述医家的白术用量均超出《中国药典》2015年版中所规定的6～12g。

系统整理《伤寒杂病论》中含有白术的条文，经筛选，共纳入含白术方剂20首，占全部方剂（258首）的比例为7.75%。采用SPSS 20.0统计软件分析白术与相关因素之间的关系。功效分析显示《伤寒杂病论》中白术不单独使用，从临床运用亦发现通过白术的剂量变化及配伍可以更好地发挥其疗效。

（1）与附子配伍

以白术为主药的方剂有8首，其中以附子汤为代表，在398条文中有4条（1%）提到了附子汤，附子汤证以"身体痛，手足寒，骨节痛，脉沉者""口中和，其背恶寒者"为主要临床表现，方中共5味药，其中白术用量为4两（约55.2g）

以助附子祛寒湿之邪，人参、茯苓健脾益气化湿，芍药和营止痛，诸药相伍可迅速补虚达邪。可见大剂量白术为主药多与附子配伍，以增强温阳祛湿之力。

（2）与茯苓配伍

白术为非主药的12首方剂中有5首以白术配伍茯苓，如苓桂术甘汤中茯苓渗湿利水，白术健脾燥湿，桂枝、甘草辛甘化阳温中，李杲认为白术可"去诸经中湿而理脾胃"，故白术配伍茯苓体现治生痰之源之意。这与仝小林教授认为的大剂量白术常配伍茯苓，能祛痰饮之邪一致，运用苓桂术甘汤治疗难治性心力衰竭，其中白术与茯苓均用至120g以加强健脾燥湿利尿之效，专力宏才可克敌制胜。

综上所述，《伤寒杂病论》中白术不单独使用，白术是否为主药与单次用量、药味数、用水量、剩余水量、单次服用水量、服用次数均无统计学相关性，且白术单次用量与其他各因素均无相关性，然临床应用发现通过白术的剂量变化及配伍可以更好地发挥经方疗效，治疗多种疾病。

2. 组方归经

含白术方剂分布依次为太阴病5首（25.00%），少阴太阴病、太阳太阴病各4首（20.00%），厥阴病、太阴阳明病、太阳太阴阳明病各2首（10.00%），少阴太阴阳明病1首（5.00%）。其中单经方7首（35.00%），两经方10首（50.00%），三经方3首（15.00%）。从阴阳来看，白术在阴经方中13首（65.00%），阴阳合经方7首（35.00%）。从使用分布看白术多应用于阴经方证，而在阳经方中无使用。

二、量效药理

1. 抗炎

用不同剂量白术醇提物（0.25g/kg、0.5g/kg、1g/kg，每日
1次，连续7天）分别灌胃二甲苯致小鼠耳郭肿胀模型及角叉
菜胶致大鼠足跖肿胀模型，结果发现白术高、中剂量均能显著
抑制小鼠耳郭肿胀度，白术高、中、低剂量组均能减轻角叉菜
胶致大鼠足跖肿胀，说明白术醇提物具有抗炎作用。

2. 利尿

据报道，白术能抑制大鼠、兔、狗的肾脏对电解质的重吸
收，使尿量及 Na^+ 排泄增加，呈现显著和持续的利尿作用。

3. 抗肿瘤

用动物移植性肿瘤艾氏腹水癌（EAC）等为模型，观察
白术挥发油的抗肿瘤作用，结果发现白术挥发油100mg/kg及
50mg/kg剂量腹腔给药时，对艾氏腹水癌及淋巴瘤腹水型有较
强的抑制作用，可以明显地延长患癌小鼠的生存时间，且大剂
量给药1次（150mg/kg），可延长患瘤小鼠寿命。

4. 促进胃肠运动

用白术水溶液（20mL/kg，1次）灌胃健康小鼠，20分钟
后灌服2%大分子色素葡聚糖蓝2000（每只0.4mL），测定给
药一定时间后该色素于胃内的残留率及其先端在小肠内被推进
的距离，结果发现白术煎剂有明显促进小鼠胃排空及小肠推进
功能的作用。

5. 调节免疫

用伊文斯蓝比色法及 EA 花环试验检测白术挥发油对小鼠二硝基氯苯（DNCB）所致迟发型超敏反应和腹腔巨噬细胞 Fc 受体的影响，结果发现白术挥发油能增强小鼠二硝基氯苯所致迟发型超敏反应，可显著提高小鼠腹腔巨噬细胞 EA 花环率，说明白术挥发油可提高巨噬细胞活性，增强机体非特异性免疫功能，抑制癌细胞的生长。

三、不同剂量验案

1. 小剂量验案

患者，男，50 岁。

患者曾因肾病综合征住院治疗，经对症用药后，未见好转，病情反复，双下肢水肿难消，尿蛋白（+++），遂转诊中医治疗。

现症见：双下肢浮肿，按之没指，以足踝处为甚，小便短少，心悸气短，心烦，口渴欲饮水，腰背酸楚，身体困重，舌淡苔白腻，脉沉缓。

西医诊断：肾病综合征。

中医诊断：水肿（肾虚水泛、水湿浸渍）。

治法：逐瘀降浊，活血通窍。

处方：真武汤合五苓散加减。茯苓 15g，猪苓 15g，泽泻 12g，白术 10g，桂枝 10g，熟附子（先煎半小时）15g，白芍 15g，生姜皮 10g，大腹皮 10g，桑白皮 10g，甘草 6g。7 剂，每日 1 剂，水煎温服。

二诊：服用 7 剂后，患者水肿明显消退，唯余足踝处稍肿，无口干，小便量多，但仍少气乏力，面色萎黄，恶风。考虑其为肺肾气虚所致，在原方基础上合用防己黄芪汤以利水消肿、益气固表。

处方：茯苓 15g，猪苓 15g，泽泻 12g，白术 10g，桂枝 10g，熟附子（先煎半小时）15g，白芍 15g，生姜皮 10g，大腹皮 10g，桑白皮 10g，甘草 6g，防己 10g，黄芪 30g。后以此方加减治疗。

三诊：服用 30 余剂后，水肿全消，查尿蛋白（±），后再以理中汤、金匮肾气丸等加减调理治疗半年余，尿蛋白（－），随访 1 年，未见复发。

2. 中剂量验案

患者，男，15 岁。

患者自述水肿 2 月余，病理活检提示系肾小球微小病变，建议激素治疗，但患者拒绝，查其全身水肿，双下肢最甚，按之凹陷，面白，肢末发凉，尿量减少，纳食不香，大便调，舌质淡红，苔薄白，脉沉细。

西医诊断：肾病综合征。

中医诊断：水肿（肺脾气虚，阳虚水停）。

治法：健脾温阳利水。

处方：防己黄芪汤合水陆二仙丹加减。生黄芪 50g，汉防己 10g，茯苓 30g，白术 30g，桂枝 10g，猪苓 30g，生姜 20g，大枣 5g，川芎 30g，牛膝 30g，芡实 30g，金樱子 30g。

经上方加减治疗 1 月余，患者尿蛋白定量明显减少，浮肿消退。用补中益气汤合水陆二仙丹加川芎、牛膝继续治疗。

3. 大剂量验案

患者，女，43岁。

患者泛吐食物，口苦，嗳气频作，腰酸，便秘，大便七八日一行，舌质暗，苔薄腻，脉细弦。

西医诊断：呕吐，便秘。

中医诊断：呕吐，便秘（湿热中阻，肝胃气逆）。

处方：半夏泻心汤合旋覆代赭汤加减。姜半夏10g，旋覆花15g，赭石30g，黄芩15g，黄连30g，党参15g，川芎15g，丹参15g，炙甘草15g，生白术50g，生何首乌30g，柏子仁20g，郁李仁15g。7剂，水煎服，每日1剂。

二诊：患者呕吐已缓解，大便日行1次，腰酸乏力，寐差，眼目涩痛。

处方：枸杞子15g，白菊花15g，合欢皮20g，酸枣仁30g，党参15g，炙远志15g，生白术50g，柏子仁20g，郁李仁15g，姜半夏10g，杜仲10g，桑寄生30g，续断15g，炙甘草15g。7剂，水煎服，每日1剂。

三诊：呕吐未见，二便正常，但脘腹胀痛不舒，矢气偏多，嗳气反酸，乏力。

处方：柴胡6g，炒枳实10g，炒白芍20g，山楂15g，谷芽、麦芽各30g，旋覆花15g，赭石30g，苏梗15g，木香6g，砂仁6g，党参15g，炙甘草15g。7剂，水煎服，每日1剂。调治半月，诸症消失。

/// 参考文献 ///

［1］冯世纶，张长恩.解读张仲景医学经方六经类方证［M］.2版.北京：人民军医出版社，2016.

［2］傅延龄，宋佳，张林.论张仲景对方药的计量只能用东汉官制［J］.北京中医药大学学报，2013，36（6）：365-370.

［3］沈映君.中药药理学［M］.北京：人民卫生出版社，2000.

［4］鲁雅娟，魏睦新.中医治疗围绝经期综合征的分型探讨与名家经验［J］.中华中医药学刊，2012，30（3）：610-612.

［5］逢冰，周强，李君玲，等.仝小林教授治疗糖尿病性胃轻瘫经验［J］.中华中医药杂志，2014，29（7）：2246-2249.

［6］谢晨，陆红梅，夏松辰，等.李建民辨治慢性肾脏病浮阳的经验分析［J］.中华中医药杂志，2018，33（5）：1971-1974.

［7］李俊龙.魏龙骧（中国百年百名中医临床家丛书）［M］.北京：中国中医药出版社，2001.

［8］逢冰，赵锡艳，刘阳，等.仝小林教授以苓桂术甘汤治疗难治性心衰验案一则［J］.世界中西医结合杂志，2013，8（1）：82-83.

［9］赵桂芝，浦锦宝，周洁，等.白术醇提物的抗炎镇痛活性研究［J］.中国现代应用药学，2016，33（12）：1507-1512.

［10］周德文，周立勇，尹玲豫.术类的药理和药效［J］.国外医药（植物药分册），1996（3）：120-122.

［11］张宗，张鸿翔，史天良，等.白术挥发油抗肿瘤作用的研究［J］.肿瘤研究与临床，2006（12）：799-800.

［12］李岩，孙思予，周卓.白术对小鼠胃排空及小肠推进功能影

响的实验研究［J］.辽宁医学杂志，1996（4）：186.

［13］关晓辉，曲娴，杨志萍，等.白术挥发油对小鼠免疫功能的
影响［J］.北华大学学报（自然科学版），2001（2）：122-
124.

［14］徐笋晶，欧名菊，黄家诏.黄家诏教授活用经方经验举隅
［J］.广西中医药，2012，35（5）：43-46.

［15］谢席胜，汪明.冯志荣应用黄芪经方治疗肾脏病经验［J］.
四川中医，2015，33（4）：1-2.

［16］金莲，王兴华.经方临床应用举隅［J］.长春中医药大学学
报，2014，30（1）：88-89.

大黄

大黄为蓼科植物掌叶大黄 *Rheum palmatum* L.、唐古特大黄 *Rheum tanguticum* Maxim. ex Balf. 或药用大黄 *Rheum officinale* Baill. 的干燥根及根茎。《神农本草经》中记载："下瘀血，血闭，寒热，破积聚，留饮宿食，荡涤肠胃，推陈致新，通利水谷，调中化食，安和五脏。"《中国药典》中记载其功效主治为"泻下攻积，清热泻火，凉血解毒，逐瘀通经，利湿退黄。用于实热积滞便秘，血热吐衄，目赤咽肿，痈肿疔疮……外治烧烫伤。"通过探究《伤寒杂病论》中大黄的量效关系，为临床提供借鉴与参考。

一、量效研究

1. 用量

现代药理学研究表明，大黄具有调节胃肠功能、抗病原微生物及抗炎、保护心脑血管、抗肿瘤、保肝利胆等作用。全小林教授认为不同剂量档大黄功效不同，大黄发挥致泻之功需1～5g，止泻剂量为3～6g，泻下通腑剂量为9～15g。在治疗实热性便秘时，常用大黄6～30g泄热通腑。在治疗肝炎时，增加大黄的使用剂量可使异常指标恢复时间减少，常用剂量为30g。在治疗糖尿病肾病性属寒时，用酒大黄3～15g代替大黄，以防攻邪过盛伤正。张志秋在治疗胃火亢盛型多发性口腔溃疡时，加用生大黄6g清热泻火、推陈以致新，疗效显著。张锡纯重用大黄治疗疔毒时，常用剂量至两许（37.2g左右）以通便泄热毒。朱良春先生在治疗慢性肾炎、尿毒症属阳气虚衰者时，用大黄10～20g。上述医家的大黄用量远大于《中国药典》2015年版中所规定的3～15g。

我们系统整理《伤寒杂病论》中含有大黄的条文，经筛选，共纳入的大黄方剂数34首，符合标准方剂数24首，采用SPSS 20.0统计软件分析大黄剂量与相关因素之间关系。功效分析显示，大黄在《伤寒杂病论》中不单独使用，多用于阳明经方证，大黄的单次用量仅与用水量有相关性，且通过不同药物的配伍大黄可用于寒热虚实等各类病证中，在临床实际应用过程中，须结合临床实际进行辨证使用，以取得最佳疗效。

相关性分析显示，大黄单次用量与药味数、用水量、单次服用水量、服用次数均无统计学意义，证实与上述因素均无相关性，大黄的单次用量仅与剩余水量相关（$P=0.000$），单因素逻辑回归分析显示，大黄是否为主药与大黄单次用量、药味数、用水量、单次服用水量、服用次数等均无统计学相关性（$P>0.05$），提示大黄的功效较为单一且固定，临床应用时应掌握其配伍以发挥最大药效。

大黄在《伤寒论》中无单独使用，作为主药与非主药发挥作用的各有12首方剂，以抵当汤作为主药代表，在398条文中有6条（1.50%）提到了抵当汤，单从用药配伍功效上看，适于治疗下焦蓄血，瘀热互结证。方中共四味药，集活血药之大成，虽药少但力专，大黄用量为三两（约41.4g），清热通腑，活血祛瘀，方用水蛭、虻虫、桃仁等大量破血逐瘀之品，是破血逐瘀方之重剂。仝小林在治疗糖尿病肾病时，认为在糖尿病肾病初期微量蛋白尿阶段多以气阴两虚兼血瘀为主，治疗宜益气养阴、活血化瘀，临证常选用抵当汤加减治疗，方中大黄通腑泄热祛瘀，实验证实大黄能降低血糖，进而改善因糖尿病引起而加重的肾功能状态；水蛭为虫类药，药性走窜，破血通经，搜剔络中结邪，使药直达病所。实验还证实水蛭对糖尿病大鼠的肾脏功能病变起到延缓作用，其机制可能与其能改善大鼠血流变紊乱，增强纤溶活性及减轻氧自由基损伤等有关。通过抵当汤加减治疗糖尿病肾病可有效延缓肾脏衰竭进程，提高患者的生存期，改善生活质量。

从配伍角度分析，大黄通过改变其药物配伍可作用于寒、热、虚、实等各类病证，如在治疗寒性病证时，通过配伍附子、细辛所组成的大黄附子细辛汤，治疗阳虚寒结证。治疗热性病证时，配伍三黄所组成的三黄泻心汤，治疗邪火内炽证引起的诸病症。治疗虚性病证时，通过配伍人参、阿胶等组成的人参鳖甲煎丸，治疗久病不愈形成的疟母证。治疗实性病证时，通过配伍芒硝、厚朴等组成的三承气汤证，治疗不同程度的热结便秘证。

2. 组方归经

含大黄方剂分布依次为阳明病 15 首（62.50%），太阳阳明病 5 首（20.80%），太阴阳明病 2 首（8.30%），阳明太阴病 1 首（4.20%），少阳阳明病 1 首（4.20%）。其中单经方 15 首（62.50%），两经方 9 首（47.50%）。从阴阳分类来看，大黄在阳经方 21 首（87.5%），阴阳合经方 3 首（12.5%）。从使用分布来看，大黄为阳明经药物，多应用于阳经方证，而在阴经方中无使用。

二、量效药理

1. 泻下

用大黄提取物中的游离蒽醌（920mg/kg、2760mg/kg，1 次）结肠给药燥结便秘模型小鼠，发现大黄提取物中的游离蒽醌能明显缩短小鼠首便时间，明显增加便重、排便粒数，说明大黄提取物中的游离蒽醌具有良好泻下作用，将游离蒽醌结肠定位给药，使药物在结肠定位释放，能更好地发挥泻下功效。

2. 抗菌

采用无芽孢厌氧菌药敏实验的肉汤微量稀释法，对大黄和龙胆草进行抗无芽孢厌氧菌的体外实验研究，发现大黄抗无芽孢厌氧菌的作用优于龙胆草，且大黄对脆弱类杆菌、多形拟杆菌的抗菌活性最强。

3. 抗炎

用不同剂量大黄素（30mg/kg、60mg/kg，1次）灌胃角叉菜胶致小鼠足趾肿胀模型，发现大黄素能明显抑制大鼠足趾肿胀，且随剂量增大，抑制作用增加。用不同剂量大黄素（10mg/kg、20mg/kg、40mg/kg，1次）灌胃角叉菜胶致小鼠急性胸膜炎模型，发现大黄素能显著抑制大鼠急性胸膜炎的渗出和白细胞游走，说明大黄素具有抗炎作用。

4. 抗肿瘤

用四甲基偶氮唑盐（MTT）检测法检测不同浓度大黄素（0.1μg/mL、12.5μg/mL、25μg/mL）在24小时、48小时、72小时对人肺癌细胞株 A549 细胞生长的抑制作用，发现不同浓度的大黄素在不同作用时间均能有效抑制 A549 细胞生长，说明大黄素具有肿瘤细胞的作用。

5. 保肝

据报道，实验组用100%大黄煎液（每只0.6mL，日1次，连续12天）灌胃健康大鼠后处死，对照组用半乳糖胺（每只500mg/kg，1次）腹腔注射健康大鼠，24小时后处死，分别观察两组肝组织变化，结果发现大鼠腹腔注射半乳糖胺后，肝细胞损伤，肝索多处破坏，而给大黄组大鼠肝细胞未受破坏，肝细胞内的库氏细胞较多，说明大黄煎液具有保肝作用。

三、不同剂量验案

1. 小剂量验案

患者，男，47岁。

患者平日酒局甚多，常食饮肥甘，酗酒大醉，时右胁肋部胀满隐痛，纳食后胀痛尤甚。4年前在当地医院确诊为"中重度脂肪肝，酒精性肝炎"。

刻下症：右胁肋胀满不适，心中烦闷，纳差，乏力，口苦，晨时干呕。小便黄，大便干。面色黧黑，舌黯红，舌底瘀，苔黄厚腻腐，脉弦数。身高171cm，体重78kg。

检查：肝功能：丙氨酸氨基转移酶（ALT）102U/L，天门冬氨酸氨基转移酶（AST）78U/L，余正常。肾功能正常。血脂：血清总胆固醇（TC）7.6mmol/L，甘油三酯（TG）4.2mmol/L，高密度脂蛋白（HDL）1.41mmol/L，低密度脂蛋白（LDL）3.22mmol/L。肝脏B超示中重度脂肪肝。

西医诊断：中重度脂肪肝，酒精性肝炎，高脂血症。

中医诊断：肝浊（膏浊内蕴，气机郁滞）。

治法：行气开郁，消膏转浊。

处方：桂枝茯苓丸加减。柴胡9g，黄芩15g，半夏12g，枳实12g，酒大黄6g，白芍15g，炙甘草9g，郁金30g，赤芍30g，生山楂30g，藏红花（分冲）2g，红曲6g，生姜3片。水煎服，煎取400mL，每日1剂，分早晚饭前2次服，服用半年。

嘱患者戒酒，低脂饮食。

二诊：患者以上方为基本方加减服用半年，检查肝脏B超，脂肪肝消失，肝功能正常，血脂仍偏高。为巩固疗效，缓

154

图根治，改上方制水丸，每次 9g，每日 3 次，继续服用半年。

半年后复查血脂正常。

2. 中剂量验案

患者，男，42 岁。

7 年前因"易疲倦，乏力"入院查诊，确诊 2 型糖尿病，曾服二甲双胍治疗。查糖化血红蛋白（HbA1c）8.4%，甘油三酯（TG）2.49mmol/L。现服用马来酸罗格列酮片 4mg，每日 1 次；阿司匹林肠溶片 100mg，每日 1 次。

既往史：高脂血症 7 年余，重度脂肪肝 7 年余，高血压 7 年余。

刻下症：口干口渴，饮水多，尿量多，纳食多，全身乏力，右肩右上肢麻木。易饥心慌，眠安。大便正常，每日 2～3 次，夜尿 1～2 次。173cm/100kg，血压（BP）145/105mmHg。舌质暗红，苔薄黄，脉沉小滑略数。

西医诊断：肥胖症，高血压病，高脂血症，2 型糖尿病，脂肪肝。

中医诊断：膏浊病（胃肠实热）。

治法：通腑泄热，清胃降浊。

处方：大黄黄连泻心汤加减。酒制大黄（单包）15g，黄连 30g，化橘红 30g，决明子 30g，山楂 30g，红曲 9g，藏红花（分冲）2g，三七 15g。水煎服，每日 1 剂。后以此方为基础方每日调服整服用。

服上药 2 月余，口干口渴减轻，纳食减少，体重 97kg，糖化血红蛋白（HbA1c）7.4%，甘油三酯（TG）1.9mmol/L，血压（BP）140/90mmHg。

3. 大剂量验案

患者，男，64 岁。

患者有腰痛病史 2 年，于 26 天前腰痛复发，1 周前在当地医院住院治疗，入院查血常规：血红蛋白（HGB）79g/L；肾功：肌酐（CREA）1474μmol/L，腹部彩超示：左肾萎缩，左肾囊肿，双肾多发性结石，右侧输尿管上段结石，右肾中量积液。入院后予促进造血、左卡宁汀增加肉碱、补液等对症支持治疗，病情无明显改善，患者及家属拒绝继续治疗而强烈要求出院。

出院诊断：梗阻性肾病；肾衰竭 CKD5 期。

刻下症：时腰痛、右胁肋痛；大便日 1 ～ 3 次，时干结难解，时稀烂；精神可，面色黧黑，汗出偏少，纳可，舌暗红苔薄白润，脉大。

西医诊断：慢性肾衰竭。

中医诊断：关格（三焦不通，寒、湿、热、毒胶结）。

治法：温通三焦，托透伏邪。

处方：加味大黄附子细辛汤。酒大黄（后下）30g，麻黄 10g，蒸附片 30g，炙甘草 60g，细辛 15g，干姜 30g，茯苓 45g，白芍 45g，泽泻 45g，吴茱萸 15g，生晒参 30g，大枣 25枚，海金沙 30g，鸡内金 30g，广金钱草 60g。7 剂。每日 1 剂，每剂加水 1500mL，文火煮 2 小时以上，煮取 150mL，分早晚饭后服。

二诊：药后腰痛消失，时右胁肋痛消失，面色黧黑转为萎黄，肌酐逐渐下降，近几日小便量明显减少，每天少于400mL，下肢疲劳乏力，大便日 1 ～ 3 次，时干结难解，时稀

烂，纳可，精神可，舌暗红，苔薄白润，脉大，

　　辨证：中气将溃，三焦不通，寒、湿、热、毒胶结。

　　治法：扶助中气，温通三焦，托透伏邪。

　　处方：加味大黄附子汤去吴茱萸加黄芪、紫油桂、酒大黄（后下）30g，麻黄 10g，蒸附片 15g，炙甘草 30g，细辛 10g，干姜 15g，茯苓 45g，白芍 45g，泽泻 45g，黄芪 45g，生晒参 30，大枣 25 枚，海金沙 30g，鸡内金 30g，广金钱草 60g，紫油桂（后下）15g。7 剂，每日 1 剂，每剂加水 1500mL，文火煮 2 小时以上，煮取 150mL，分早晚饭后服，预后良好。

/// 参考文献 ///

[1] 张伟.从量效关系探讨《伤寒论》甘草用药规律 [J].中国中医药信息杂志，2016，23（9）：52-55.

[2] 冯世纶，张长恩.解读张仲景医学经方六经类方证 [M].2版.北京：人民军医出版社，2016.

[3] 傅延龄，宋佳，张林.论张仲景对方药的计量只能用东汉官制 [J].北京中医药大学学报，2013，36（6）：365-370.

[4] 傅兴圣，陈菲，刘训红，等.大黄化学成分与药理作用研究新进展 [J].中国新药杂志，2011，20（16）：1534-1538，1568.

[5] 朱葛馨，周强.仝小林运用大黄经验 [J].辽宁中医杂志，2013，40（10）：1988-1989.

[6] 顾祖敏，史正芳.张志秋老中医运用大黄的经验 [J].安徽中医学院学报，1983（4）：12-14.

［7］朱泓，孙伟.朱良春治疗肾病常用药对拾贝［J］.江苏中医药，2015，47（6）：9-12.

［8］金末淑.仝小林应用抵当汤加减治疗糖尿病肾病验案举隅［J］.山东中医药大学学报，2012，36（2）：130-131.

［9］杨俊伟，黎磊石，张真.大黄治疗糖尿病肾病的实验研究［J］.中华内分泌代谢杂志，1993，9（4）：222-224.

［10］仝小林，周水平，李爱国，等.水蛭对糖尿病大鼠肾脏病变的防治作用及机理探讨［J］.中国中医药信息杂志，2002，9（6）：21-23.

［11］闵光宁，武新安，祁有亮，等.大黄中游离蒽醌泻下作用的初步实验研究［J］.兰州大学学报（医学版），2008（1）：41-43.

［12］黄晓敏，黄煌，欧录明，等.大黄抗无芽孢厌氧菌的体外实验研究［J］.中国中医药信息杂志，2001（1）：41-42.

［13］祁红.大黄素的抗炎作用［J］.中草药，1999（7）：522-524.

［14］王晓燕，刘畅，朴星虎，等.大黄素通过调节体外扩增NK细胞杀伤肺癌A549细胞的实验研究［J］.辽东学院学报（自然科学版），2019，26（2）：102-106.

［15］张希恩，王利华.大黄保肝利胆作用的药理与临床［J］.中医药研究，1995（4）：56-59.

［16］周强，赵锡艳，逄冰，等.仝小林教授运用大柴胡汤治疗代谢性疾病验案解析［J］.环球中医药，2012，5（10）：754-757.

［17］周强，赵锡艳，逄冰，等.仝小林教授运用大黄黄连泻心汤验案解析［J］.天津中医药，2013，30（5）：259-261.

[18] 周念莹，成云水，吕英. 加味大黄附子汤治疗泌尿系疾病的效用探析 [J]. 成都中医药大学学报，2015，38（2）：84-87.

大
黄

159

黄芩

黄芩为唇形科植物黄芩 *Scutellaria baicalensis* Georgi 的干燥根。《神农本草经》记载："黄芩，味苦平。主治诸热，黄疸，肠澼，泄痢，逐水，下血闭，恶疮，疽蚀，火疡。"《中国药典》中记载其功效主治为"清热燥湿，泻火解毒，止血，安胎。用于湿温、暑湿，胸闷呕恶，湿热痞满，泻痢，黄疸，肺热咳嗽，高热烦渴，血热吐衄，痈肿疮毒，胎动不安"。通过研究《伤寒杂病论》中黄芩组方的归经、剂量、药味数、用水量、剩余水量、单次服用水量、服用次数及黄芩单次用量，探讨其量效关系。

一、量效研究

1. 用量

《本草新编》载黄芩："退热除烦，泻膀胱之火，止赤痢，消赤眼，善安胎气，解伤寒郁蒸，润燥，益肺气。"黄芩临床疗效确切，药用价值广泛，常用于温热病、上呼吸道感染、肺热咳嗽、湿热黄疸、肺炎、痢疾、痈肿疔疮等症，外用可治小儿斑秃。现代医家运用大剂量黄芩（30g 以上），配伍黄连，起到降低血糖和调控肠道菌群的作用。药理研究表明本品有解热、降压、镇静、保肝、利胆、抑制肠管蠕动、降血脂、抗氧化、抗肿瘤等作用。

系统地整理《伤寒杂病论》中含有黄芩的条文，经筛选，共纳入含黄芩的方剂有 23 首，占《伤寒杂病论》全部方剂比例的 8.91%，对符合本次研究的 23 首方剂，采用 SPSS 20.0 统计软件分析黄芩剂量与相关因素之间关系。通过对其量效关系的研究发现，黄芩在临床上的使用及疗效，主要通过与其他药物配伍实现，且仅与黄连、芍药配伍时呈剂量相关，故临床治疗应在遵循黄芩配伍及量效关系的基础上辨证组方。

（1）配伍黄连

黄芩与黄连配伍共 4 首，黄芩为主药者即干姜黄芩黄连人参汤，《伤寒本旨》云："食入口即吐者，阻在上脘，阴阳不相交通，故以干姜、芩、连寒热并用，通其阴阳，辛苦开泄以降浊。"《本草经疏》谓："黄芩苦寒，善清湿热。"《药类法象》载："黄连善泻心火，除脾胃中湿热。"二药合用可增其清热燥湿、泻火解毒之效，在治疗上热下寒之呕逆证时，芩连用量重而相等，皆为三两，用药比为 1∶1。

黄芩为非主药者以葛根黄芩黄连汤为代表，本方病机为实热证，其核心在"热"，病程以化热为治疗重点。仲景治伤寒心下痞满，泻心汤四方皆用黄芩，以其去诸热，利小肠。《药性赋》曰："黄连泻心火，消心下痞满之状；主肠澼，除肠中混杂之红。"二药相伍功在肃清里热，燥湿止利，剂量均为三两，用药比为1∶1。《古方选注》称："芩、连，泻心也。"黄连在清心火、安心神时用量最重，达到四两，辅以黄芩二两，用药比为2∶1，如黄连阿胶汤，重用味苦之芩、连以直折心火，使心气下交于肾，心肾交通，则心烦自除，夜寐自安。

【用量分析】7首黄芩配伍黄连方剂中，黄芩为主药时的单次用量明显高于黄芩为非主药时的单次用量（$P=0.012$），而药味数两组无明显差异（$P=0.491$）。见表16-1。

表16-1　7首黄芩配伍黄连方剂剂量与药味数情况（$\bar{x}±s$）

	黄芩单次用量（g）	药味数（味）	倍数
黄芩为主药（n=1）	6.9	4	1.73
黄芩为非主药（n=6）	4.24±0.65	5.5±1.87	0.77
t 值	3.820	−0.742	
P 值	0.012	0.491	

注：倍数=黄芩单次用量/药味数。经One-Sample T Test检验。

【用量建议】如果按组方为6味药，每天服用2次计算，如黄芩为主药则其服药剂量为20.76g（≈21g），如为非主药则其服药剂量为9.24g（≈9g）。

（2）配伍芍药

黄芩与芍药配伍共3首，黄芩为主药者以黄芩汤为代表，汪昂称此方为"万世治利之祖方"。热甚者，黄芩可用至30g。《医学启源》载芍药："安脾经，治腹痛，收胃气，止泻利。"黄芩味苦，清少阳热邪，燥肠胃湿热，芍药味苦，功专养血滋阴，活血化瘀，柔肝止痛，二者相伍，一泻一补，相互促进，相互制约，共奏清热化瘀，止痛止利之效。其中黄芩汤、黄芩加半夏生姜汤，皆可治疗肠热下利，两药剂量均是黄芩三两，芍药二两，用药比为 1.5∶1。

黄芩为非主药者即麻黄升麻汤，刘完素在《保命集·泻痢论》第 19 条中阐述："治厥阴动为泻痢者，寸脉沉而迟，手足厥逆，下部脉不至，咽喉不利，或涕唾脓血，泻痢不止。"该条文明确了麻黄升麻汤的主治，黄芩寒凉，清在上肺胃之热，而泻火解毒，芍药酸寒，养血和阴，活血通脉，二药伍用充分发挥清上温下，滋阴和阳，清热止痢，和中止痛之功。在剂量上黄芩十八铢，芍药六铢，用药比为 3∶1。

【用量分析】黄芩与芍药配伍的方剂共有 3 首，其中黄芩为主药者，黄芩单次用量为 4.14g，药味数为（5±1.41）个，二者倍数为 0.83。黄芩为非主药者，黄芩单次用量为 1.04g，药味数为 14 个，二者倍数为 0.07。

【用量建议】黄芩为主药，如果按组方为 6 味药，每天服用 2 次计算，黄芩服药剂量为 9.96g（≈10g）；黄芩为非主药，若组方为 6 味药，每天服用 2 次计算，黄芩服药剂量为 0.84g（≈1g）。

（3）配伍半夏

黄芩与半夏配伍共 7 首，黄芩均为非主药，以半夏泻心汤为代表。方中黄芩苦寒清泄里热；二药参合，一温一寒，苦降辛开，从而使阴阳和、升降顺、痞气消。剂量分析表明，黄芩与半夏合用时更强调其配伍而与剂量无关。

【用量分析】黄芩与半夏配伍的方剂，其中黄芩均为非主药，黄芩单次用量为（3.11±1.04）g，药味数为（8.20±1.69）个，二者倍数为 0.38。

【**用量建议**】如果按组方为 6 味药，每天服用 2 次计算，黄芩服药剂量为 4.56g（≈5g）。

（4）配伍柴胡

黄芩与柴胡配伍共 5 首，黄芩均为非主药，以柴胡桂枝汤为代表。方中柴胡疏木，使半表之邪得以外宣；黄芩清火，使半里之邪得从内彻，二药相伍则少阳枢机得利、三焦郁火得清。剂量分析表明，黄芩与柴胡合用时与剂量无关，与配伍相关。

【**用量分析**】黄芩均为非主药，黄芩单次用量为（3.26±0.35）g，药味数为（8.14±1.86）个，二者倍数为 0.40。

【**用量建议**】如果按组方为 6 味药，每天服用 2 次计算，黄芩服药剂量为 4.80g（≈5g）。

2. 组方归经

含黄芩方剂分布依次为厥阴病 7 首（30.43%），阳明病 3 首（13.04%），少阳病 2 首（8.70%），少阳阳明病 6 首（26.09%），少阳太阳病 1 首（4.35%），少阳太阴病 1 首（4.35%），太阳阳明病 1 首（4.35%），太阳少阳阳明病 1 首（4.35%），太阳太阴阳明病 1 首（4.35%）。其中单经方 12 首（52.17%），两经方 9 首（39.13%），三经方 2 首（8.70%）。从阴阳来看，黄芩在阳经方 14 首（60.87%），阴经方 7 首（30.43%），阴阳合经方 2 首（8.70%）。从使用分布来看，黄芩多应用于阳经方，符合其具有"清热燥湿，泻火解毒"功效的特性，而在配伍时可以增予温热类药物抵消其寒凉之性，以发挥其功用，故在阴经方及阴阳合经方中均有使用，可见临床应用时更强调其配伍。

二、量效药理

1. 镇痛

用黄芩总黄酮（65.0mg/kg，1次）和黄芩毛状根总黄酮（65.0mg/kg，1次）皮下给药健康小鼠后，分别腹腔注射0.1mol/L 醋酸 0.4mL，观察 15 分钟内小鼠扭体次数，发现黄芩总黄酮和黄芩毛状根总黄酮均能减少小鼠扭体次数，说明二者均具有镇痛作用。

2. 抗菌

将不同剂量的黄芩苷（32.25mg/L、65mg/L）作用于体外牙龈卟啉单胞菌生物膜模型，用微量稀释法测定最低抑菌浓度，结果发现黄芩苷对牙龈卟啉单胞菌生物膜有明显的抑制和破坏作用，且呈剂量依赖性。

3. 解热

用不同浓度的黄芩茎叶总黄酮（10mL/kg、20mL/kg、40mL/kg，日 1 次）口服给药干酵母导致的大鼠发热模型，发现黄芩叶总黄酮能使发热大鼠体温明显降低，说明黄芩叶总黄酮具有解热作用。

4. 抗炎

用不同剂量黄芩水提物（5g/kg、10g/kg，日 1 次，连续 5天）分别灌胃二甲苯致小鼠耳郭肿胀模型，以及角叉菜胶致小鼠足肿胀模型，发现黄芩水提物可以显著抑制二甲苯致小鼠的耳郭肿胀和角叉菜胶所致的小鼠足肿胀，说明黄芩水提取物具有一定的抗炎作用。

三、不同剂量验案

1. 小剂量验案

患者，男，76岁。

患者半年前因小便频、急、数等症状，入院行超声检查，诊断为中度前列腺增生。6日前因淋雨受凉，上述症状再加重，并出现尿道隐痛，少腹拘急，伴鼻塞、流涕等，自服风寒感冒颗粒后，感冒症状明显好转，但尿道疼痛加重。

刻下症：小便频数短涩，灼热刺痛，溺色黄赤，淋沥不尽，少腹拘急胀且伴有腰痛，腰膝酸软，发热，口苦纳呆，神疲乏力，大便黏腻，每日2～3次，夜间眠差。

辅助检查：急性面容，舌质红，苔黄腻，脉细滑数，体温37.7℃。血常规检查：血红蛋白125g/L，红细胞4.2×10^{12}/L。白细胞11.7×10^{9}/L。尿常规检查：尿蛋白（+），白细胞15～20/HP，脓细胞2～5/HP。

西医诊断：急性泌尿系感染。

中医诊断：淋证（湿热下注，蕴结下焦）。

治法：清利下焦湿热，补脾益肾。

处方：葛根黄芩黄连汤合无比山药丸加减。葛根30g，黄芩10g，黄连10g，怀山药15g，肉苁蓉15g，生地黄15g，黄芪30g，茯神20g，炒泽泻15g，牛膝15g，薏苡仁30g，陈皮10g，甘草10g。7剂，每日1剂，水煎服，分3次饭后温服。

二诊：小便频数、灼痛及少腹胀痛有改善缓解，大便改善，舌红苔稍黄腻。前方中葛根、黄芩、黄连用量减半，续服

6剂。

三诊：小便稍频数，已无疼痛，诸症明显好转，舌淡红苔薄白，脉沉细。查血常规及尿常规均正常。前方去葛根、黄芩、黄连，加巴戟天15g，杜仲15g，山茱萸15g，续服10剂。

后随诊，患者痊愈，至今未发。

2. 中剂量验案

患者，男，45岁。

既往有高血压1年，高脂血症，脂肪肝。现在使用重组人胰岛素30R（早36U，晚32U），口服二甲双胍0.5g，每日2次。

刻下症：口干，口臭，乏力，夜尿0～1次，小便有泡沫，纳眠可，大便每日1次，舌淡红，舌体细颤，舌底滞，脉沉。身高170cm，体重84kg，BMI 29.07kg/m²。

实验室检查：2011年3月7日：糖化血红蛋白10.1%；空腹血糖7.45mmol/L，餐后2小时血糖11.31mmol/L；总胆固醇6.33mmol/L，甘油三酯1.41mmol/L；空腹胰岛素303.28pmol/L。IR指数5.8，胰岛素敏感指数17.2%。

西医诊断：糖尿病，高脂血症，脂肪肝。

中医诊断：消渴（脾虚胃热，虚实夹杂）。

治法：补中益气，清热生津。

处方：干姜黄芩黄连人参汤。干姜9g，黄连15g，黄芩30g，西洋参6g，知母30g，天花粉45g，三七6g，生地黄30g，钩藤（后下）30g，生山楂30g。水煎服，每日1剂，服用1个月。

二诊：服药1个月后，现稍有乏力、头晕，纳眠可，二便调，舌体细颤，舌底瘀滞，脉沉数。实验室检查：糖化血红蛋白 8.8%，空腹血糖 8.7mmol/L，总胆固醇 6.19mmol/L，甘油三酯 3.5mmol/L，空腹胰岛素 216.5pmol/L。IR 指数 4.4，胰岛素敏感指数 22.8%。

处方：上方加红曲 9g，荷叶 15g，山萸肉 15g。水煎服，每日 1 剂。

预后良好。

3. 大剂量验案

患者，男，48 岁。

患者半月前无明诱因出现消瘦、乏力等症，查血糖升高，确诊为 2 型糖尿病，口服格列吡嗪、格列喹酮、阿卡波糖等药物治疗，空腹血糖波动在 25mmol/L 左右。

现症见：口干口渴，易汗出，周身乏力，食欲不振，胸闷，胃脘胀满及矢气增多，大便干结。

查体：空腹血糖 22.5mmol/L，舌暗，边有齿痕，苔黄，脉沉略数。

西医诊断：2 型糖尿病。

中医诊断：消渴（脾虚胃热，痰热互结）。

治法：寒热平调，化痰消痞。

处方：半夏泻心汤合小陷胸汤。半夏 9g，黄连 60g，干姜 9g，黄芩 60g，瓜蒌仁 30g，天花粉 30g，知母 30g，生石膏 60g，生山楂 30g，生大黄（单包）6g。7 剂，日 1 剂，分 2 次口服。

嘱糖尿病饮食。

二诊：自述上次就诊后，自停 3 种降糖西药，控制饮食，空腹血糖 14.6mmol/L，餐后 2 小时血糖 12.3mmol/L，口渴减轻明显，胃胀及矢气多症状已消除，仍觉周身乏力，食欲较差。效不更方，上方中黄连加为 90g，干姜加为 12g，知母加为 60g，继服 1 个月。

三诊：1 个月后，患者诸症好转，空腹血糖已降至 6.3mmol/L，餐后 2 小时血糖为 5.6mmol/L。

/// 参考文献 ///

[1] 傅延龄，宋佳，张林.论张仲景对方药的计量只能用东汉官制 [J].北京中医药大学学报，2013，36（6）：365-370.

[2] 冯世纶，张长恩.解读张仲景医学经方六经类方证 [M].2 版.北京：人民军医出版社，2016.

[3] 徐君.黄芩 - 黄连药对与肠道菌群的相互作用研究 [D].南京：南京中医药大学，2014.

[4] 郑勇凤，王佳婧，傅超美，等.黄芩的化学成分与药理作用研究进展 [J].中成药，2016，38（1）：141-147.

[5] 林伟刚.《伤寒杂病论》黄连黄芩药对应用规律探究 [J].山东中医杂志，2020，1：18-22.

[6] 周建锋，张沁园，曲夷.经方中芍药配伍应用规律探析 [J].天津中医药，2019，36（11）：1079-1081.

[7] 黄逸伦.《临证指南医案》中半夏应用的研究 [D].广州：广州中医药大学，2018.

[8] 陈敏，刘红岩，王金桥.王金桥应用柴胡桂枝干姜汤验案六则 [J].山东中医杂志，2019，38（7）：701-704.

[9] 李雅，齐香君，龚频，等.黄芩毛状根抗炎、解热及镇痛活

性研究 [J].陕西科技大学学报（自然科学版）,2011,29（6）:10-12.

[10] 张广平.黄芩苷对牙龈卟啉单胞菌生物膜的抑菌实验研究 [J].中国现代药物应用, 2011, 5（14）: 87-88.

[11] 佟继铭, 苏桂兰, 符景春, 等.黄芩茎叶总黄酮抗炎及解热作用研究 [J].中国民族民间医药杂志, 1999（5）: 287-288, 310.

[12] 王斌, 赵晓静, 吕腾, 等.黄芩提取物对小鼠耳肿胀和足肿胀的抗炎作用研究 [J].陕西中医学院学报,2014,37（5）:70-72.

[13] 迟娜娜, 苑春凤, 李晓.葛根黄芩黄连汤加味治疗老年病验案举隅 [J].云南中医中药杂志, 2016, 37（9）: 55-56.

[14] 金末淑.仝小林教授应用干姜黄芩黄连人参汤治疗胰岛素抵抗验案举隅 [J].浙江中医药大学学报, 2012, 36（8）: 887-888.

[15] 仝小林, 刘文科, 翟翌, 等.经方本源剂量在2型糖尿病治疗中的应用 [J].世界中西医结合杂志, 2008, 3（12）: 695-698.

黄
连

黄连为毛茛科植物黄连 *Coptis chinensis* Franch.、三角叶黄连 *Coptis deltoidea* C. Y. Cheng et Hsiao 或云连 *Coptis teeta* Wall. 的干燥根茎。黄连始载于《神农本草经》，位列上品，言其"味苦，寒。主肠澼，腹痛下利……久服令人不忘"。《中国药典》记载其功效主治为"清热燥湿，泻火解毒。用于湿热痞满，呕吐吞酸，泻痢，黄疸，高热神昏，心火亢盛，心烦不寐，心悸不宁，血热吐衄，目赤，牙痛，消渴，痈肿疔疮"。通过研究《伤寒杂病论》中含有黄连的方剂，探析黄连的量效关系及用药规律，结合现代研究，为临床应用提供借鉴。

一、量效研究

1. 用量

黄连作为清热药在临床中广泛使用，目前医家多用小剂量的黄连健胃，如单味黄连 1g 打成粉，空腹服用即可开胃，大剂量用至 30g 以上能发挥降低血糖、预防心律失常的作用，《中国药典》中记载黄连主治"湿热痞满，呕吐吞酸，泻痢"。黄连的药理作用广泛，现代研究表明黄连可抗病原微生物、抗腹泻、抗氧化、抗溃疡、抗肿瘤、降血糖、降血脂等，且对免疫系统、心血管系统、血液系统具有积极作用。

系统整理《伤寒杂病论》中含黄连的方剂，经筛选含黄连方剂 14 首，其中 13 首可纳入本次研究，其中《伤寒论》11 首和《金匮要略》2 首，占全部 258 首方剂的比例为 5.04%。采用 SPSS 20.0 统计软件分析黄连剂量与相关因素之间的关系。黄连在《伤寒杂病论》中的量效关系不明显，仲景用黄连配伍黄芩、干姜、半夏、人参等治疗病发于阴经或阳经，且寒热虚实皆可用之。临床使用黄连当灵活配伍，并结合病机注重配伍比例。

二元相关性分析显示，黄连单次用量与药味数、用水量、剩余水量、单次服用水量、服用次数均无统计学相关性（$P>0.05$）。单因素逻辑回归分析显示，黄连单次用量、药味数、用水量、剩余水量、单次服用水量、服用次数之间均无统计学相关性（$P>0.05$）。因此，仲景在应用黄连时更注重黄连与其他药物的配伍关系。

（1）配伍黄芩

黄连配伍黄芩在《伤寒杂病论》中共有 8 首方剂。对相关条文进行分析发现，该配伍涉及 12 个症状，出现频次较其他症状高的依次为心下痞、下利、呕吐、肠鸣。仲景治九种心下痞，五种泻心汤皆用黄连，《医学启源》中载黄连能"除脾胃中湿热，治烦躁恶心……兀兀欲吐。治心不痞满必用药也"。黄芩苦寒,《滇南本草》中云其"上行泻肺火……除六经实火、实热"。黄连善清心、胃之火热,黄芩善清肺、大肠之火热,二者配合使用清热燥湿之力增强,取其功在清胃肠之热以泻心消痞。其中除大黄黄连泻心汤,二者配伍均见于其他四泻心汤方,黄连配伍黄芩实为诸泻心汤的组方核心之一。另治疗寒热错杂痞证时,二者比例为1∶3,盖因黄连大苦大寒,过服伤脾胃阳气,伐其生发冲合之气。黄连为治利良药,《神农本草经》载黄芩主"肠澼,泻痢",葛根黄芩黄连汤和干姜黄芩黄连人参汤治下利严重时二者比例为1∶1,且两药剂量较大,黄连配伍黄芩重在清热燥湿止利。现代研究也说明黄连、黄芩水煎剂具有不同程度的抑菌活性,这与仲景治疗下利时使用两药不谋而合。

（2）配伍干姜

黄连配伍干姜在《伤寒杂病论》中共有6首方剂,为辛开苦降法经典药对之一。《长沙药解》言干姜"燥湿温中,行郁降浊,补益火土",脾胃为气机升降之枢纽,太阴湿土,得阳始运。阳明燥土,得阴则安。黄连苦寒以燥湿泄热,除脾胃中湿热,干姜辛温散寒,补脾之阳,苦以清降,辛以宣通,苦辛合用,升降得复。两药配伍起辛开苦降,泄热消痞之功时多为1∶3,起清热温寒,除湿止利之功时黄连、干姜二者比例常为1∶1。另黄连配伍半夏亦为辛开苦降法,半夏辛温,燥湿祛痰降逆,辛开消痞散结。两药配伍,寒温同用和阴阳,中焦得和诸症安。现临床中宗仲景之法,多用于治疗脾胃疾病及肝胆等消化类疾病见寒热错杂者。

（3）配伍人参

在《伤寒杂病论》中,黄连配伍人参共6首方剂。人参以其补益之功为世人称赞,主大补元气。《医学启源》云:"治脾胃阳气不足……补中缓中，泻肺脾胃中火邪。"在半夏泻心汤、生姜泻心汤、甘草泻心汤中黄连、人参两药的比例均为1:3，脾胃虚弱兼夹湿热，痞证伴或呕或利同现，以黄连泄热燥湿，人参补脾胃之虚，消补兼施，全面兼顾。在干姜黄芩黄连人参汤中，因其寒格两者比例则为1:1，故用等量寒药清上之实热以止呕，等量温补药补下之虚寒兼止利。

2. 组方归经

含黄连方剂分布依次为阳明病 6 首（46.20%），厥阴病 5 首（38.50%），太阳阳明病 1 首（7.7%），阳明太阴病 1 首（7.7%）（表1）。其中单经方 11 首（84.62%），两经方 2 首（15.38%），三经方 0 首。从阴经阳经分布来看，黄连用于阳经方的有 7 首（53.85%），阴经方 5 首（38.46%），阴阳合经方 1 首（7.70%）。从使用分布来看，黄连在阳经方、阴经方中均较多，且通过配伍阴阳合经方中亦可使用，可见临床应用时更强调其配伍。

二、量效药理

1. 降血糖

用黄连水煎剂（7g/kg，日 1 次，连续 20 天）灌胃四氧嘧啶导致的糖尿病小鼠模型，发现黄连水煎剂能有效降低糖尿病小鼠的血糖水平，并能使其逐渐恢复至正常血糖。

2. 抑菌

用琼脂平板稀释法对临床常用中药 100 味进行体外抑制幽

门螺杆菌（Hp）实验研究，结果发现黄连对幽门螺杆菌有高度抑制作用。

3. 解热

用不同剂量黄连解毒汤（0.94g/kg、1.88 g/kg、3.76g/kg）灌胃伤寒－副伤寒甲－副伤寒乙三联菌苗导致的家兔发热模型，分别不同时间段测定肛温，发现黄连解毒汤能明显降低伤寒－副伤寒甲－副伤寒乙三联菌苗导致的发热家兔肛温，说明黄连解毒汤具有较好的解热作用。

4. 抗心衰

用黄连素（21mg/kg，日1次，连续4周）灌胃阿霉素导致的SD大鼠慢性心力衰竭模型，发现黄连素能使SD大鼠左室舒张末径和左室收缩末径增大，左室射血分数降低，血清BNP显著升高，其作用机制可能是黄连素通过降低TNF-α水平，抑制$iNOS$基因表达，减少NO促进心衰的发展。

5. 抗炎、抗口腔溃疡

分别将含量为13.88%、6.94%、3.47%的黄连浸膏外用于右足跖部皮内注射1%角叉菜胶的大鼠模型，用软皮尺测量足跖周长，结果发现黄连浸膏外用各剂量组均能抑制角叉菜胶所引起的大鼠足跖肿胀，说明黄连浸膏具有抗炎作用。用含量为13.33%、6.67%、3.34%的黄连浸膏口腔给药苯酚导致的口腔溃疡大鼠模型，计算溃疡愈合率，发现各组黄连外用对苯酚所致的口腔溃疡愈合率均较高，说明黄连外用可治疗口腔溃疡。

三、不同剂量验案

1. 小剂量验案

患者，女，32 岁。

患者自述误食不洁食物后泄泻不止，水样便，每日 7 ~ 8 次，服用氟哌酸等皆未收效，遂来医院求治。

刻下症：肠鸣腹痛腹泻，水样便，吃凉食后加重，腹胀痛，恶心，呕吐，形体瘦弱，口渴喜饮，心烦少寐，舌红，苔腻微黄，脉滑。B 超示肝胆胰脾肾未见异常。

西医诊断：急性肠炎。

中医诊断：胃脘痛（胃热肠寒）。

治法：清热化湿，补脾涩肠，并调寒热。

处方：半夏泻心汤加减。半夏 10g，黄芩 12g，黄连 6g，干姜 10g，党参 15g，藿香 10g。7 剂，水煎服，每日 1 剂。

二诊：患者服药 7 剂后，症状明显减轻，续进 14 剂。

服用 14 剂后一如常人，至今未复发。

2. 中剂量验案

患者，男，68 岁。

患者 5 年前退休后出现失眠，时轻时重，以入睡困难为主，凌晨早醒难以再次入睡，经常睡前口服艾司唑仑片 1mg（1 片）助眠。1 周前因家庭纠纷导致几乎彻夜不眠，伴心烦，时有心慌，面部潮红，饮食尚可，小便频多，大便调，口干欲饮，舌暗红苔少有裂纹，脉弦细。

西医诊断：失眠。

中医诊断：不寐（阴虚火旺）。

治法：养阴清热，交通心肾。

处方：黄连阿胶汤。黄连 20g，黄芩 10g，白芍 10g，阿胶 15g，鸡子黄 2 颗。3 剂，先煎黄连、黄芩和白芍 2 遍，取药汁 100mL 混合后，趁热将阿胶烊化，将鸡子黄于药汤晾温时冲入，睡前 1 次顿服。

1 剂下后心烦减轻，入睡仍有困难，口服艾司唑仑 1mg 可入睡，入睡后整夜未醒，睡眠时间约 5 小时。2 剂服后患者自诉可轻松入睡，夜尿 1 次后很快能睡，睡眠时间约 6 小时，3 剂服后患者自诉睡眠已正常，偶有心烦，续进 7 剂。

继服 7 剂后，患者诸症改善，睡眠良好，嘱其放松心情、适当运动，未再复诊。

3. 大剂量验案

患者，男性，19 岁。

患者 1 个月前无明显诱因出现腹痛腹泻，伴有脓血便。入院查便常规黏液（++++），便潜血（OB）（+），脓细胞（+），红细胞（++）。肠镜示：直肠出血、炎症。诊断为直肠炎，给予消炎药治疗（具体不详），服用 14 日，诸症未缓解，自行停药，求诊中医。查看前中医治疗方以清热解毒之金银花、穿心莲、败酱草等为主，服用 10 剂，未缓解，今日求诊。

刻下症：腹痛欲便、腹泻，里急后重，大便 10 余次 / 日，脓血便，伴有大量黏液，腰骶部疼痛。纳食可，眠安。小便正常。苔黄厚腻，脉弦滑数。

西医诊断：直肠炎。

中医诊断：痢疾（肠道湿热，气血失调）。

治法：清热燥湿，调和气血。

处方：葛根芩连汤加减。葛根30g，黄芩60g，黄连60g，炙甘草30g，炒白术30g，白芍60g，黄芪30g，白头翁30g，白矾9g，生姜3片。14剂，水煎服，每日1剂。

二诊：服上方14剂后，腹痛消失，脓血便消失，大便3～4次/日。

处方：上方加木香15g。14剂后，水煎服，每日1剂。

三诊：服用14剂后，腹痛、腹泻已愈，大便1～2次/日，便常规查均为阴性。纳眠正常，小便正常。

/// 参考文献 ///

［1］冯世纶，张长恩.解读张仲景医学经方六经类方证［M］.2版.北京：人民军医出版社，2016.

［2］傅延龄，宋佳，张林.论张仲景对方药的计量只能用东汉官制［J］.北京中医药大学学报，2013，36（6）：365-370.

［3］仝小林，吴义春，姬航宇，等.发现经方剂量［J］.上海中医药杂志，2009，43（11）：1-4.

［4］马国琴，刘东玲.黄连药理研究进展［J］.甘肃农业，2019（10）：97-99.

［5］张瑞芬，苏和.黄连的药理研究进展［J］.内蒙古中医药，2010，29（3）：114-117.

［6］林伟刚.《伤寒杂病论》黄连、黄芩药对应用规律探究［J］.山东中医杂志，2020，39（1）：18-22.

［7］郭秀娟，郑金秀，李宏.黄连、黄芩对3种厌氧菌的体外抑菌活性研究［J］.河北中医，2007（8）：750-751.

［8］史跃杰.黄芩黄连水煎剂对厌氧菌的体外抑菌活性［J］.中

国实验方剂学杂志，2011，17（17）：226-227.

［9］施岚尔.《伤寒杂病论》中黄连的应用规律研究［D］.南京：
南京中医药大学，2018.

［10］林宇星，王凌.黄连水煎剂对糖尿病小鼠血糖及血脂水平的
影响［J］.福建医药杂志，2011，33（6）：90-92.

［11］陈芝芸，项柏康，朱林喜，等.100味中药对幽门螺杆菌抑
菌作用的实验研究［J］.时珍国药研究，1996（1）：25-26.

［12］赵保胜，刘永刚，王秀丽.黄连解毒汤解热、抗炎作用研究
［J］.中国实验方剂学杂志，2009，15（11）：55-57.

［13］张恩浩，钟国强，黎庆捷，等.黄连素抗慢性心力衰竭机
制的动物实验研究［J］.局解手术学杂志，2012，21（3）：
258-260.

［14］瞿华强，王双艳，张硕峰，等.黄连、丁香外用药理作用研
究［J］.中国实验方剂学杂志，2011，17（11）：192-195.

［15］何院生.半夏泻心汤验案举隅［J］.光明中医，2012，27（6）：
1264，1268.

［16］赵晓东，杨承之，肖狄，等.黄连阿胶汤治疗不寐机制探
讨及验案举隅［J］.中华中医药杂志，2019，34（11）：
5253-5255.

［17］周强，逄冰，彭智平，等.仝小林教授应用大剂量葛根芩
连汤治疗直肠炎经验［J］.中国中医急症，2013，22（1）：
55-56.

柴胡

柴胡为伞形科植物柴胡 *Bupleurum chinense* DC. 或狭叶柴 *Bupleurum scorzonerifolium* Willd. 的干燥根。《神农本草经》中谓其"味苦平。主心腹，去肠胃中结气，饮食积聚，寒热邪气，推陈致新。久服轻身，明目，益精"。柯琴《伤寒来苏集》称其为"治寒热往来之第一品药"，小柴胡汤则为"和解表里之主方"和"枢机之剂"。《中国药典》记载其功效主治为"疏散退热，疏肝解郁，升举阳气。用于感冒发热，寒热往来，胸胁胀痛，月经不调，子宫脱垂，脱肛"。通过研究《伤寒杂病论》中含有柴胡的方剂，探析柴胡的量效关系及用药规律，结合现代研究，为临床应用提供借鉴。

一、量效研究

1. 用量

《名医别录》中记载柴胡"微寒，无毒。主除伤寒，心下烦热，诸痰热结实，胸中邪逆，五脏间游气，大肠停积水胀，及湿痹拘挛"，补充了《神农本草经》中柴胡的功效。而现代中药药理学研究发现，柴胡活性成分主要为柴胡皂苷和柴胡多糖，具有广泛的药理作用，包括解热、抗炎、抗惊厥、改善睡眠、提高免疫力、促进脂质代谢、抗肿瘤等作用。因此，正确认识并掌握柴胡的原始使用剂量和功效的关系具有重要意义。

系统整理《伤寒杂病论》中含有柴胡的条文，经筛选，共纳入含柴胡方剂7首，占全方数目的比例仅2.71%。采用SPSS 20.0统计软件分析柴胡与相关因素之间的关系。在《伤寒论》中柴胡不单独使用，而在398条文中有18条（4.52%）提到了小柴胡汤，可见对其应用甚为广泛。从使用剂量来看，小柴胡汤中柴胡的单次用量是药味数的1.31倍，其组方为7味药，日3服，则柴胡的剂量高达27.60g（≈28g）。从功效来看，小柴胡汤可治疗包括膈（胸胁苦满、胁下硬满等），胸（胸满、胸中烦等），心下（心下悸、心下满），心（心烦、心痛），肺（咳、短气），胃（嘿嘿不欲饮食、干呕不能食等），小肠（腹中痛、腹都满等），大肠（大便溏、大便硬等），膀胱（小便不利、小便难），血室（热入血室），外证（往来寒热、发热等）等相关症状，可见其彻上彻下、彻内彻外、通利三焦，与《伤寒论》第101条"有柴胡证，但见一证便是，不必悉具"的临床使用原则一致。

小柴胡汤作为少阳病的核心方剂（包括小柴胡汤、柴胡加芒硝汤、柴胡桂枝汤、大柴胡汤、柴胡加龙骨牡蛎汤、柴胡去半夏加栝楼汤），通过对其加减而达到治疗少阳病的目的。从组方来看，此6方中均包括了柴胡、黄芩、生姜、大枣，半夏在小柴胡汤、柴胡加芒硝汤、柴胡桂枝汤、大柴胡汤、柴胡加龙骨牡蛎汤中同时使用，而炙甘草和人参仅在小柴胡汤、柴胡加芒硝汤、柴胡桂枝汤中同时使用，人参仅在柴胡加龙骨牡蛎汤、柴胡去半夏加栝楼汤中使用。虽然从病机来看，少阳病与"血弱，气尽，腠理开"密切相关，而且徐灵胎亦谓"小柴胡汤之妙在人参"，但是临床上也要根据是否存在津液亏虚的症状而选择应用炙甘草和（或）人参。《伤寒论》第264条"少阳中风，两耳无所闻，目赤，胸中满而烦者，不可吐下，吐下则悸而惊"，《伤寒论》第265条"伤寒，脉弦细，头痛发热者，属少阳。少阳不可发汗，发汗则谵语"，由此认为少阳病的治疗原则是以小柴胡汤为代表的和法，而禁汗、禁吐、禁下。但是从用药规律来看，汗、吐、下法并非绝对禁止使用，如属于太阳少阳病的柴胡桂枝汤，太阳少阳阳明病的柴胡加龙骨牡蛎汤、柴胡加芒硝汤、大柴胡汤。因此临床上还是根据"有是病，用是方"进行用药。

从用药剂量来看，大柴胡汤是在小柴胡汤基础上减炙甘草和人参，加芍药3两、枳实4枚、大黄2两、生姜2两。一方面说明大柴胡汤的往来寒热、胸胁苦满等少阳证同小柴胡汤一样，但是正气仍然充足，故减炙甘草和人参；另一方面说明阳明腑实证明显，故加用芍药、枳实、大黄，而且生姜用量高达5两，以促进正气的宣散。柴胡桂枝汤是在小柴胡汤基础上加了桂枝、芍药；柴胡去半夏加栝楼汤是小柴胡汤去半夏，加栝楼根4两，仅生姜为原方剂量的1.5倍；柴胡加龙骨牡蛎汤是在小柴胡汤基础上减炙甘草，加茯苓、桂枝、龙骨、牡蛎、铅丹、大黄。柴胡桂枝汤和柴胡龙骨牡蛎汤中柴胡、黄芩、半夏、生姜、大枣均为小柴胡汤原方剂量的 0.5 倍，虽然表面上当少阳病合并太阳病的时候小柴胡汤用量宜小，但是通过计算柴胡单次用量和药味数的比例，柴胡的剂量仍然分别高达 23.67g（≈24g）和 27.60g（≈28g），才可治疗第 107 条"一身尽重，不可转侧"和第 146 条"发热，微恶寒，肢节烦痛……外证未去"。柴胡加芒硝汤是在小柴胡汤基础上加芒硝 2 两，而柴胡、黄芩、生姜、大枣、炙甘草、人参均为原方剂量的 1/3 倍，半夏更是由半升减少至 20 铢，减少了大约 5.57 倍，虽然第 104 条中所述"伤寒十三日不解""微利"说明此时的胸胁满和呕的程度较轻微，但是通过计算柴胡单次用量和药味数的比例，其组方 8 味药，每天服用 2 次计算，则柴胡的剂量仍然高达 18.42g（≈18g）。

柴胡桂枝干姜汤是治疗厥阴病的典型方剂，其中柴胡 8 两、黄芩 3 两与小柴胡汤中的用量相同，说明此时正邪仍在膈部交争而产生了与小柴胡汤相同的"胸胁满""往来寒热"，而"伤寒五六日，已发汗而复下之"则导致胃中正气消耗、津液亏虚。针对"小便不利"，从用药上看未用茯苓、白术、泽泻等利尿药，因此此处的小便不利当属于虚证，必须使用干姜、炙甘草温中养液，取甘草干姜汤之意使小便利则愈。"渴而不呕"可见渴为津液亏虚造成，而并非水饮潴留引起，故方中亦去半夏加栝楼根，与《金匮要略·疟病脉证并治》中柴胡去半夏加栝楼汤治疗疟病发渴者之意类似。"但头汗出"存在两种情况，一种为《伤寒论》第 111 条"太阳病中风，以火劫发汗……阳盛则欲衄，阴虚小便难。阴阳俱虚竭，身体则枯燥，但头汗出，剂颈而还"，另一种为《伤寒论》第134条和第236条"但头汗出，身无汗，剂颈而还，小便不利，渴引水浆者，此为瘀热在里，身必发黄"。二者均为但头汗出伴有小便不利，此处则属于前者的虚证，因此使用桂枝、炙甘草滋养阴液，共收治疗之功。

综上所述，从使用分布来看柴胡主要用于少阳病，从量效关系可以发现柴胡在使用的方剂中均为主药，而且剂量及其配伍十分严格，临床上应根据"病皆与方相应者，乃服之"的指导原则灵活掌握柴胡的使用方法。在含有柴胡的方剂中柴胡均作为主药进行应用，即其剂量大于或等于其他药物的使用剂量。相关性分析发现，柴胡单次用量与药味数密切相关，因此可以说明通过柴胡单次用量和药味数的比例即可推测出柴胡的剂量。

【用量分析】7首含有柴胡的方剂中，柴胡单次用量平均为8.69g，药味数平均为8.29味，柴胡单次用量是药味数的1.10倍。

【用量建议】如果按组方为8味药，每天服用2次计算，则柴胡的实际服用剂量为17.6g（≈18g）。

2. 组方归经

含柴胡方剂分布依次为少阳阳明病3首（42.86%），少阳病1首（14.29%），太阳少阳病1首（14.29%），太阳少阳阳明病1首（14.29%），厥阴病1首（14.29%）。其中单经方2首（28.57%），两经方4首（57.14%），三经方1首（14.29%）。从阴阳来看，柴胡在阳经方为6首（85.71%），阴经方为0首，阴阳合经方为1首（14.29%）。从使用分布来看，柴胡主要在阳经方证中使用，仅1方用于厥阴病，而且胡希恕认为厥阴病属于半表半里的阴证，主要用于治疗上热下寒的症状。因此从六经八纲的角度来看柴胡的归属十分明确，即属于半表半里。

二、量效药理

1. 抗炎

柴胡具有明显的抗炎作用，主要是通过刺激肾上腺，促进肾上腺皮质合成，分泌糖皮质激素来发挥作用。柴胡的有效成分柴胡皂苷 478mg/kg 和柴胡挥发油 400mg/kg 腹腔注射对由角叉菜胶所引起的大鼠足肿胀有明显抑制作用；临床以柴胡为主的复方搽剂外用也有很好的抗炎作用。

2. 中枢神经抑制作用

在以往的药理研究中柴胡均表现出良好的中枢神经抑制作用。例如于云红认为柴胡皂苷 a 对大鼠海马神经元癫痫样放电抑制作用明显；苏光悦分析了有关小柴胡汤抗抑郁作用及其调节脑内神经递质、神经营养因子和雌性激素的相关机制。

3. 镇痛

柴胡具有十分明显的镇痛作用。在实验中一般运用小鼠尾根加压法、醋酸扭体法和热板法等来证实柴胡对小鼠的疼痛反应有十分明显的抑制作用。

4. 镇咳

在对柴胡药物活性试验中得到柴胡粗皂苷、柴胡及柴胡皂苷元 a 均有较强的镇咳作用。在机械刺激引咳法中，柴胡总皂苷镇咳的用量为 9.1mg/kg，但是其镇咳强度略低于可待因（7.6mg/kg）。

5. 对免疫功能的影响

柴胡可通过激活巨噬细胞和淋巴细胞来增强机体特异性免疫反应，从而起到免疫调节作用。

6. 抗菌、抗病毒

杨天鸣等在实验中证明，柴胡及其复方制剂对溶血性金黄色葡萄球菌、链球菌、霍乱弧菌、钩端螺旋体和结核杆菌有一定的抑制作用。北柴胡注射液及其蒸馏出的油状物对流感病毒有强烈抑制作用。

三、不同剂量验案

1. 小剂量验案

患者，女，12 岁。

患者每逢季节变换受凉而发咳嗽，曾经口服孟鲁司特 1 年，无明显改善。3 天前不慎受凉后咳嗽又作，平素易感疲劳。

刻下症：现咳嗽频作，咽痒，鼻塞，流清涕，纳差，寐欠安，二便正常，舌淡、苔白，脉浮。

西医诊断：过敏性咳嗽。

中医诊断：咳嗽（脾肺两虚，肺气失宣）。

治法：补中益气，宣肺止咳。

处方：补中益气汤加减。炙黄芪、太子参、炒白术各

12g，陈皮、杏仁、紫菀、僵蚕各 10g，柴胡 8g，升麻、炙麻黄各 6g，辛夷花（包煎）、炙甘草各 5g。5 剂，每日 1 剂，水煎 400mL，分 2 次口服。

二诊：患者咳嗽好转，无鼻塞流涕，初诊方去麻黄、辛夷花，再服 5 剂。

三诊：患者咳嗽等症状消失，嘱其按说明口服补中益气丸 1 个月。

随访 1 年，过敏性咳嗽未再发作。

2. 中剂量验案

患者，男，48 岁。

现服用"二甲双胍、诺和龙、拜糖平"，血糖控制欠佳，近日测空腹血糖（FBG）9.0mmol/L，糖化血红蛋白（HbA1c）8.2%。

刻下症：见无不适主诉，纳眠可，二便调。身高 173cm，体重 85kg。面色红赤，舌质红，苔黄厚腻，舌底瘀滞。

西医诊断：2 型糖尿病。

中医诊断：脾瘅（肝胃郁热）。

治法：疏肝胃郁热。

处方：大柴胡汤加减。柴胡 12g，黄芩 30g，白芍 30g，半夏 15g，枳实 15g，酒大黄 6g，黄连 30g，生姜 5 片。每日 1 剂，水煎服，共 28 剂。

二诊：患者服用上方 28 剂后因挂号困难，继续服用上方 28 剂至 2 个月后复诊，服汤药期间，患者自测血糖控制尚可，停用二甲双胍、拜糖平。复诊前一周查空腹血糖（FBG）6.5mmol/L，糖化血红蛋白（HbA1c）6.8%，体重 82kg。予上方为基本方加减，继续服用 1 个月以进一步巩固疗效，后改水丸服用半年。

三诊：服水丸半年后查空腹血糖（FBG）6.6mmol/L，糖化血红蛋白（HbA1c）6.4%，体重 79kg。

3. 大剂量验案

患者，女，34 岁。

午后寒热往来，头晕目眩，口苦咽干，胸闷胁胀，纳谷不香，小便黄。舌红、苔薄白，脉弦细。

西医诊断：不明原因低热。

中医诊断：发热（少阳枢机不利）。

治法：和解少阳枢机，益气扶正。

处方：小柴胡汤加减。柴胡 30g，黄芩 9g，半夏、草果各 10g，党参、茯苓各 12g，陈皮、甘草各 6g，生姜 2 片，红枣 5 枚。共 5 剂，水煎服。

二诊：药后热势渐退，头晕、胸闷、胁胀减轻。守方续服 5 剂。

三诊：发热已退，精神好转，食欲增加，余症亦见好转。宗上方将柴胡减为 15g，送进 10 剂。体温正常，诸恙悉除，经年随访未再发热。

/// 参考文献 ///

［1］冯世纶，张长恩.解读张仲景医学经方六经类方证［M］.2版.北京：人民军医出版社，2016.

［2］傅延龄，宋佳，张林.论张仲景对方药的计量只能用东汉官

制［J］.北京中医药大学学报，2013，36（6）：365-370.

［3］关秀凤，阎雪莹.柴胡主要活性成分药代动力学研究进展［J］.黑龙江科技信息，2016，（4）：64-65.

［4］冯世纶，张长恩.解读张仲景医学经方六经类方证［M］.2版.北京：人民军医出版社，2016.

［5］王丽娜，汪巍，徐驰，等.柴胡醋制前后抗炎作用比较研究［J］.中成药，2013，35（5）：1079-1081.

［6］张英杰，苑述刚，苏桂花，等.柴胡的中药学及临床应用文献研究概述［J］.甘肃中医学院学报，2011，28（1）：74-77.

［7］黄贤梅.中药柴胡的临床应用体会［J］.中国老年保健医学，2011，9（3）：23.

［8］于云红.柴胡皂苷 a 对大鼠海马神经元癫痫样放电抑制作用及相关离子通道电流调节作用的研究［D］.广州：南方医科大学，2013.

［9］苏光悦.小柴胡汤抗抑郁作用及其调节脑内神经递质、神经营养因子和雌性激素的相关机制研究［D］.沈阳：沈阳药科大学，2014.

［10］巫丹.柴胡与赤芍、醋柴胡与白芍配伍前后药效学比较［J］.亚太传统医药，2017，13（1）：18-19.

［11］王林林，史玉柱，王雪，等.中药抗流感病毒研究进展［J］.西北药学杂志，2012，27（6）：600-604.

［12］王林.浅谈中药柴胡抗炎及调节免疫功能作用［J］.医药前沿，2012，2（16）：36.

［13］杨天鸣，盖静，赵萌.柴胡水提取物抗菌作用研究［J］.中兽医医药杂志，2011，30（2）：49-51.

［14］方南元，薛博，瑜金实，等 ."柴胡劫肝阴"经纬探析［J］.
长春中医药大学学报，2013，29（2）：344-345.

［15］王其兵，高军，孙浩 .孙浩运用补中益气汤临床验案举隅
［J］.山西中医，2019，35（2）：43-44.

［16］周强，赵锡艳，逄冰，等 .仝小林教授运用大柴胡汤治疗
代谢性疾病验案解析［J］.环球中医药，2012，5（10）：
754-757.

［17］王立忠 .大剂量柴胡治疗低热［J］.广西中医药，1984（5）：
30-31.

杏仁

杏仁为蔷薇科植物山杏 *Prunus armeniaca L.var.ansu* Maxim.、西伯利亚杏 *Prunus sibirica* L.、东北杏 *Prunus mandshurica*（Maxim.）Koehne 或杏 *Prunus armeniaca* L. 的干燥成熟种子。《神农本草经》将其归于中品，"味甘，温。主咳逆上气雷鸣；喉痹下气；产乳；金疮；寒心奔豚。生川谷"。《中国药典》记载其功效主治为"降气止咳平喘，润肠通便。用于咳嗽气喘，胸满痰多，肠燥便秘"。

一、量效研究

1. 用量

张仲景运用杏仁紧扣病机，曲尽周祥，圆机活法，在《伤寒杂病论》中把杏仁广泛运用于多种疾病，从外感病、内伤病用法归纳而言，杏仁有四大类功效，即通降肺气（麻黄汤等）、润肠通便（麻子仁丸等）、补益虚弱（薯蓣丸等）、消积解毒（矾石丸等），紧抓病机，把握杏仁的功效特性，予以合理配伍及剂量调整，才能体会仲景用药真谛。

系统整理《伤寒杂病论》中含有杏仁的条文，经筛选，共纳入含杏仁方剂 19 首，采用 SPSS 20.0 统计软件分析杏仁与相关因素之间的关系。功效分析显示，仲景《伤寒杂病论》中杏仁一般作佐药，多与炙麻黄、茯苓、厚朴、桂枝、甘草等配伍使用。一方面可以制约方中药物的性味，另一方面协同药物发挥功效。相关性分析表明，杏仁单次用量与其他因素均无统计学相关性，因此发掘含杏仁方剂的归经分布、在不同配伍中其剂量使用特点，对深入灵活应用具有重要的临床指导意义。

《伤寒杂病论》中杏仁与麻黄配伍最常见，麻黄辛温，擅于宣肺利水，杏仁苦降，长于降肺平喘，二药相伍，互制其偏，故有"杏仁为麻黄之助臂"的说法。但就治疗外感病来看，两药的配伍剂量差别很大，如大青龙汤中麻杏比约为 7∶1，麻杏甘石汤中两者比例为 4∶1，麻黄连轺赤小豆汤中两者比例约为 3∶1，其余均约为 2∶1，可见仲景根据病位、病性不同而灵活配伍麻杏，从侧面反映了杏仁的病位作用主要在肺。

《伤寒杂病论》中杏仁可于八纲范围内灵活应用，功效在于"通降"，主要作用在肺与大肠。但《伤寒杂病论》中杏仁不单独使用，杏仁的使用及配伍严格而又灵活多变，临床应多注重配伍剂量规律。

2. 组方归经

含杏仁方剂分布依次为太阳阳明病 4 首（28.57%），太阳病 3 首（21.43%），太阳太阴病 2 首（14.29%），太阴病 2 首

（14.29%），太阳太阴阳明病 1 首（7.14%），太阳阳明太阴病 1 首（7.14%），太阴阳明病 1 首（7.14%）。其中单经方 5 首（35.72%），两经方 7 首（49.99%），三经方 2 首（14.28%）。从阴阳来看，杏仁在阳经方 3 首（21.43%），阴经方 2 首（14.29%），阴阳合经方 9 首（64.28%）。从使用来看，杏仁可通过配伍在阳经方、阴经方、阴阳合经方中使用，可见临床应用时更强调其配伍。

二、量效药理

1. 镇咳平喘作用

苦杏仁苷在人体内分解，产生微量的氢氰酸，氢氰酸可对呼吸中枢产生抑制作用，使呼吸运动趋于平缓，从而起到镇咳平喘的作用。

2. 抗炎镇痛作用

小鼠热板法和醋酸扭体法等研究证实，苦杏仁苷具有一定的镇痛作用，并且不会产生耐药性。

3. 抗肿瘤作用

苦杏仁苷进入血液能够对癌细胞进行靶向清除，而对健康细胞不产生不良反应，且苦杏仁中的矿质元素可能与抗癌作用有关。

4. 抗氧化作用

刘梦培等研究发现，各品种杏仁具有不同强度的还原能力，均可参与靶位点的还原反应而有效清除位点自由基。

5. 对消化系统的作用

苦杏仁味苦下气，有实验证明苦杏仁苷对慢性胃炎、胃溃疡具有较好的抑制和治疗作用。

6. 对泌尿系统的作用

苦杏仁苷具有显著的抗肾纤维化作用，并能促使人肾纤维细胞凋亡。

7. 对免疫系统的作用

苦杏仁苷可提升巨噬细胞活性，调节免疫系统；也可通过直接抑制免疫细胞增殖，发挥免疫抑制作用。

8. 对心血管疾病的作用

苦杏仁油中的杏仁蛋白及其水解产物有明显的降血脂作用。

9. 杀虫作用

苦杏仁精油对家蝇、白纹伊蚊及黏虫均具有很强的熏蒸杀虫活性，且作用浓度低、时间快，可用于开发高效低毒的卫生害虫熏蒸剂及农田害虫熏蒸剂。

三、不同剂量验案

1. 小剂量验案

患者，女，20岁。

每天下午 2 点至凌晨发热，体温 38～39.6℃，白细胞偏高，其他无异常。发热时偶有全身疼痛，汗多，纳呆，眠可，二便可。舌淡苔白略厚，脉沉弦。

西医诊断：感染性发热。

中医诊断：发热（湿温）。

治法：清热利湿，行气止痛。

处方：三仁汤加减。滑石 25g，白豆蔻 10g，生薏苡仁 25g，连翘 20g，杏仁 10g，半夏 10g，防己 10g，姜黄 15g，甘草 10g，通草 10g，竹叶 15g。7 剂，每日 1 剂，水煎，早晚分服。

二诊：服上方热退，舌淡苔转薄，脉沉弦。继服上方 7 剂。

三诊：身未热，停药观察，不适随诊。

2. 中剂量验案

患者，女，42 岁。

1 个多月前患感冒，自购西药服后，鼻塞、头痛的症状有所好转。

刻下症：咽痛，咳嗽，痰黏难咳，口微渴，二便正常，舌红苔微黄，脉浮数。

西医诊断：咳嗽。

中医诊断：咳嗽（外感风热）。

治法：疏风散热，清热解毒，润肺止咳。

处方：桔梗杏仁煎加减。款冬花 15g，苦杏仁 15g，连翘 15g，桔梗 12g，蒲公英 15g，黄芩 10g，北沙参 12g，浙贝母 15g，法半夏 10g，前胡 10g，玄参 15g，炙甘草 6g。3 剂，水煎服，每日 1 剂，分 2 次服。

患者服 3 剂后，咽痛、咳嗽均痊愈。

3. 大剂量验案

患者，女，17 岁。

因夏季天气炎热，睡觉时吹空调，醒后即感剧烈头痛、头晕，周身疼痛，咽痛，不发热而恶寒，无汗。因次日需参加画展，不愿服西药，特求中医速效之法。现舌淡红，苔白，脉浮紧。

西医诊断：感冒。

中医诊断：感冒（寒邪束表，暑湿内蕴）。

治法：辛温散寒，涤暑化湿。

处方：麻黄汤合桂枝汤加减。生麻黄 24g，杏仁（后下）24g，桂枝 60g，白芍 60g，炙甘草 30g，金银花 60g，藿香（后下）24g，芦根 120g。1 剂。

上药水煎 50 分钟（杏仁、藿香出锅前 15 分钟后下），煎取药液约 600mL。分 4 次服，每 4 小时 1 次。

嘱患者服药后见遍身微微汗出即可，切勿大汗。

患者服一剂药后，全身微微汗出，症状若失，嘱以上方原药量减半，如上法再服一剂，遂愈。

/// 参考文献 ///

[1] 刘兴隆，贾波，黄绣深，等. 苦杏仁药理研究概况 [J]. 江苏中医药，2005，26（7）：59.

[2] 丁东宁，谭延华，刘俊儒，等. 镇原苦杏仁化学成分的研究

　　　　［J］．西北药学杂志，1990，5（3）：21-23．

［3］周英，部文．苦杏仁的生理功能和保健饮料的研制［J］．食品工业科技，2000，21（5）：49-50．

［4］甘露．大鼠 pEGFP-N1-BKβ1 真核表达载体的构建及苦杏仁苷对支气管平滑肌细胞增殖的研究［D］．武汉：华中科技大学，2007：28-30．

［5］朱友平，孙中武，李承祜．苦杏仁苷的镇痛作用和无身体依赖性［J］．中国中药杂志，1994，19（2）：105-107．

［6］毛巧芝，赵忠，马希汉，等．苦杏壳木醋液抑菌活性和化学成分分析［J］．农业机械学报，2010，32（2）：75-77．

［7］罗文蓉，牛永红．甘肃苦杏仁的生药鉴定［J］．甘肃中医，1999，12（1）：36-37．

［8］杨克敌，刘世海，王桂珍．硒对氟致太鼠血清、肾和股骨中铜锌铁影响的研究［J］．微量元素与健康研究，2000,17(1):3.

［9］杨克敌．微量元素与健康［M］．北京：科学出版社，2003．

［10］郑艺梅，胡承孝．食物中的钼与人体健康［J］．广东微量元素科学，2005，10（1）：1-4．

［11］刘梦培，铁珊珊，张丽华，等．杏仁及杏仁皮多酚超声提取优化及抗氧化能力差异性研究［J］．食品工业科技，2017，38（27）：159-169．

［12］蔡莹，李运曼，钟流．苦杏仁苷对实验性胃溃疡的作用［J］．中国药科大学学报，2003，34（3）：254-256．

［13］方伟蓉，李运曼，钟林霖．苦杏仁苷对佐剂性炎症影响的实验研究［J］．中国临床药理学与治疗学，2004，9（3）：289-293．

［14］郭君其，盛明雄，谭建明，等．苦杏仁苷抑制大鼠肾脏纤

维化的实验研究［J］.实用医学杂志，2007，23（17）：2628-2630.

［15］郭君其，盛明雄，王灵杰，等.苦杏仁甙抑制成人肾脏成纤维细胞的增殖［J］.中国组织工程研究与临床康复，2008，12（18）：3575-3578.

［16］李春华，童德中，解方，等.苦杏仁苷对小鼠肝枯否细胞rD-NA活性及吞噬功能的影响［J］.实用中西医结合杂志，1994：7-8.

［17］赖莹，夏薇，袁源，等.杏仁蛋白降血脂功能的研究［J］.中国食物与营养，2011，17（4）：66-68.

［18］马玉花，赵忠，江志利，等.苦杏仁精油的熏蒸杀虫活性研究［J］.西北植物学报，2007，27（9）：1879-1883.

［19］庞宇航，梁雪，孔菲，等.国医大师段富津运用三仁汤辨治湿温发热验案举隅［J］.中华中医药杂志，2019，34（4）：1495-1497.

［20］任晓琳，王远平.桔梗杏仁煎加减治疗久咳验案一则［J］.中国民间疗法，2016，24（1）：68.

［21］刘华珍，仝小林.仝小林辨治外感病验案3则［J］.中国中医药现代远程教育，2012，10（17）：143-144.

细辛

细辛为马兜铃科植物北细辛 *Asarum heterotropoides* Fr. Schmidt *var. mandshuricum*（Maxim.）Kitag.、汉城细辛 *Asarum sieboldii* Miq.var.*seoulense* Nakai 或 华 细 辛 *Asarum sieboldii* Miq. 的干燥全草。《神农本草经》中位列上品，"味辛温。主咳逆，头痛脑动，百节拘挛，风湿痹痛，死肌"。《中国药典》中记载："解表散寒，祛风止痛，通窍，温肺化饮。用于风寒感冒，头痛，牙痛，鼻塞流涕，鼻衄，鼻渊，风湿痹痛，痰饮喘咳。"

一、量效研究

1. 用量

据报道细辛具有明显肾毒性，可造成肾小管功能受损甚至存在引发肾癌的风险。2002 年，世界卫生组织（WHO）国际癌症研究机构将马兜铃酸列为一种潜在的致癌物质。古代已经有关于细辛毒性的记载，最早记载于《神农本草经》，述有解表散寒、祛风止痛、通窍、温肺化饮之功效，列为无毒之"上品"，直到南宋陈承在《本草别说》中提出"细辛若单用末，不可过半钱匕，多即气闷塞不通者死"，后来被明代李时珍《本草纲目》收录，将"半钱匕"改为"一钱匕"，从此便有"细辛不过钱，过钱命相连"之说。各版高等院校《中药学》教材及其《中华本草》《全国中草药汇编》皆注细辛有小毒，每一版的《中国药典》也将细辛用量限制在 1～3g。现代毒理学研究发现，细辛中的主要毒性成分为黄樟醚与马兜铃酸，黄樟醚可导致呼吸麻痹而死亡，而马兜铃酸具有明显肾毒性，可造成肾小管功能受损，甚至可引发肾癌，印证了细辛的"有小毒"之说。可见，细辛配伍和剂量的研究，对于掌握细辛的临床应用具有极为重要的价值。

系统整理《伤寒杂病论》中含有细辛的条文，经筛选，共纳入含细辛方剂 14 首，采用 SPSS 20.0 统计软件分析细辛与相关因素之间的关系。相关分析显示，仲景《伤寒杂病论》中细辛的用量和功效极为稳定，为临床应用提供了坚实的依据。

二元相关性分析显示，细辛单次用量与单次服用水量有统计相关性。在 14 首含有主药细辛的方剂中，细辛单次用量平均为 2.89g，而细辛的实际服用剂量为 0.77～5.18g（≈1～5g）。根据换算，细辛的剂量为 0.77～5.18g（≈1～5g），与《中国药典》2015 年版规定细辛的汤剂用量为 1～3g 基本一致。说明细辛在《伤寒杂病论》中并不存在显著的量效关系，其用量和功效极为稳定。

从配伍来看，细辛在 3 首方剂中为主药，即小青龙汤、麻黄附子细辛汤、小青龙加石膏汤。小青龙汤适用于外寒内饮证，症见恶寒发热，头身疼痛，无汗，喘咳，痰涎清稀而量多，胸痞，或干呕，或痰饮喘咳，不得平卧，或身体疼痛，头面四肢浮肿，舌苔白滑，脉浮的太阳太阴合病证，可见细辛具有解表散寒，祛风止痛，通窍，温肺化饮的功效。《伤寒论》第40条：伤寒表不解，心下有水气，干呕，发热而咳，或渴，或利，或噎，或小便不利，少腹满，或喘者，小青龙汤而主之。

2. 组方归经

含细辛方剂分布依次为太阳太阴阳明病方4首（28.60%），太阳太阴病3首（21.40%），太阴病3首（21.40%），少阴太阴病2首（14.30%），太阳阳明病1首（7.10%），太阴阳明病1首（7.10%）。其中单经方3首（21.34%），两经方7首（50.00%），三经方4首（28.57%）。从阴阳来看，细辛在阳经方为1首（7.10%），阴经方为5首（35.70%），阴阳合经方为8首（57.10%）。从组方分布来看，细辛在太阳太阴阳明病、太阳太阴病、太阴病、少阴太阴病、太阳阳明病、太阴阳明病中均有应用，即通过配伍不仅可在热证、表证、实证中使用，又可在寒证、里证、虚证中使用，而且还可以在寒热错杂证、表里同病证、虚实夹杂证中使用，可见临床应用时更强调其配伍。

二、量效药理

1. 解热、抗炎、镇痛作用

研究表明，细辛挥发油口服或复方煎剂灌肠给药，均有显著的解热作用。对异物注射引起的发热，以及伤寒疫苗和细菌内毒素引起的发热，均有良好的降温解热作用。辽细辛挥发油对正常小鼠的体温有降低作用且持续时间长，细辛属植物对蛋清所致大鼠足跖肿胀，以及对二甲苯所致耳壳炎症，均有明显抗炎作用和镇痛作用显著。

2. 强心作用

离体实验表明，细辛挥发油对兔、鼠心脏有明显的兴奋作用，表现为正性肌力，正性频率作用。

3. 调节血压作用

马晓红等用去甲肾上腺素作用于家兔，模拟病态下的家兔血压失常的实验，结果表明，细辛因所含的有效成分对家兔血压的产生的作用不同，水溶性物质可使血压升高，所含挥发油物质有降压作用。

4. 免疫抑制作用

张丽丽等将接受心脏移植的大鼠术前一天开始灌服半量环孢素 A 和细辛脂素，观察其抗心脏移植急性排斥反应作用及对黏附分子的影响，结果表明，细辛脂素可延长移植存活时间并减轻病理形态的损伤，与环孢素 A 有相似的免疫抑制作用。

5. 抗菌、抗病毒作用

细辛浸膏对革兰氏阳性菌、金黄色葡萄球菌、痢疾杆菌及伤寒杆菌有抑制作用。细辛挥发油无论熏蒸或直接作用，都有抗真菌作用，其杀菌作用较 40% 甲醛强 4 倍，比石炭酸强 1

倍。细辛的水提液对人乳头病毒有明显的破坏作用，最低有效浓度为 0.4g/mL。

6. 抗衰老作用

细辛具有通过提高机体一氧化氮合酶活性，降低丙二醛含量，清除自由基，增加一氧化氮含量，细辛与杜仲按合理的配方、适当的比例给小鼠应用，可以明显改善衰老小鼠的睾丸功能活动，具有一定的抗衰老作用，并且其抗衰老作用优于细辛和杜仲组。

7. 驱毒作用

刘树民等观察细辛挥发油及其活性成分甲基丁香酚对栖北散白蚁的趋避作用，结果表明细辛挥发油对栖北散白蚁具有较强的驱避作用和一定的熏蒸活性，甲基丁香酚为其熏蒸作用的活性物质。

8. 抗过敏作用

细辛所含的甲基丁香酚、榄香脂素、Y－细辛脑、I－细辛脂素和芝麻脂素对皮肤过敏均有明显抑制作用，其中以甲基丁香酚作用最强。化合物 3,4－ 二氧桂皮醛和花椒醇对 LTD4（白三烯 D4）诱导的豚鼠回肠收缩具有抑制作用。

9. 呼吸抑制作用

周祯祥等研究表明，灌服大剂量细辛散剂后可引起家兔呼吸先兴奋后抑制的病理变化。

三、不同剂量验案

1. 小剂量验案

患者，女，53岁。

乳腺癌根治术后出现左上肢肿，患侧臂围较对侧增粗5cm，伴疼痛、沉重感。舌淡红、苔薄、舌下静脉迂曲，脉细弦。

西医诊断：乳腺癌术后水肿。

中医诊断：水肿（血瘀水阻）。

治法：活血利水。

处方：补阳还五汤合桃红四物汤加减。黄芪15g，赤芍12g，川芎20g，当归20g，地龙12g，桃仁1g，红花12g，桑枝30g，鸡血藤30g，生地黄12g，川牛膝15g，细辛3g，泽泻30g，车前草30g，防己12g。7剂。

二诊：服药后左上肢肿胀明显减轻，左臂围缩小1cm以上，疼痛、沉重感亦减轻，续服。

2. 中剂量验案

患者，女，52岁。

自诉无明显诱因反复头晕2年余，无天旋地转感，与体位无关，无转颈无关，遇风后、劳累后或下午加重，偶有眼花，平素易怕冷。刻下咽痒咽干，无咳嗽，无咳痰，纳差，眠差，大便硬，两日一行，小便清，舌质黯苔薄黄，脉弱。

西医诊断：眩晕。

中医诊断：眩晕（脾肾阳虚证，血行不畅）。

治法：温补脾阳，行气活血，兼散外邪。

处方：麻黄附子细辛汤加减。党参 15g，白术 15g，茯苓 15g，柴胡 8g，郁金 15g，黄芪 15g，熟附子 10g，山药 15g，田七 10g，北杏仁 15g，炙麻黄 6g，细辛 5g，炙甘草 6g。

二诊：服药 7 剂后，头晕好转，纳眠改善，二便调，舌质红苔白，脉沉。

处方：柴胡 10g，黄芩 15g，桔梗 15g，党参 15g，白术 15g，茯苓 15g，熟附子 8g，杜仲 15g，菟丝子 15g，北杏仁 15g，炙甘草 8g，炙麻黄 6g，鱼腥草 15g。

随诊 3 个月，患者头晕症状未复发。

3. 大剂量验案

患者，女，63 岁。

日晡发热 2 月余（体温 38.2 ～ 38.6℃），恶寒倦卧，不思饮食，口干欲热饮，面色较暗，舌质淡苔润滑，脉沉细，发热之时较数。

西医诊断：发热。

中医诊断：发热（太少两感）。

治法：温阳解表。

处方：麻黄附子细辛汤。麻黄 10g，细辛 10g，制附子（先煎 1 小时）30g，3 剂，水煎服。

二诊：服 2 剂药后热退，微有恶寒，精神明显好转，3 剂后恶寒也除，遂以小剂量四逆汤加消食开胃之品以善其后。

/// 参考文献 ///

［1］宋永刚.《本经》细辛功效释义［N］.中国中医药报.2011-

08–11（004）.

［2］梁爱华，高月，张伯礼.含马兜铃酸中药的安全性问题及对策［J］.中国食品药品监管，2017（11）：17-20.

［3］林大勇，李斌，曲道炜."亦药亦毒"论细辛［J］.辽宁中医药大学学报，2009，11（6）：17-19.

［4］Jin M，Kijima A，Suzuki Y，et al.Comprehensive toxicity study of safrole using a medium-term animal model with gpt delta rats［J］.Toxicology，2011，290（2/3）：312-321.

［5］王潇晗，张连学，郜玉钢，等.含马兜铃酸中药减毒的研究进展［J］.中草药，2013，44（22）：3241-3244.

［6］冯素萍.对细辛药理学作用及应用中有关问题的讨论［J］.中医正骨，1999，11（2）：41.

［7］孙建宁，徐秋萍，王风仁，等.三种细辛属植物挥发油对中枢神经系统的作用［J］.中国药学杂志，1991，26（8）：470.

［8］程孟春，张峰，徐青.三种细辛属植物挥发抽的镇痛消炎作用研究［J］.中华中医药杂志，2006，21（5）：307.

［9］何秀芬，施子棣，蒋时红，等.细辛对体外培养乳鼠心肌细胞的影响［J］.河南中医药学刊，1994，9（5）：26.

［10］马晓红，宫汝淳.细辛提取物对家兔血压的影响［J］.人参研究，2003（3）：44.

［11］张丽丽，李述峰，张烁，等.细辛脂素抗心脏移植急性排斥反应的作用及对黏附分子表达的影响［J］.中国中药杂志，2006，31（6）：494.

［12］冯素萍.对细辛药理学作用及应用中有关问题的讨论［J］.中医正骨，1999，11（2）：41.

［13］周勇，姚三桃，吴琦，等.细辛挥发油抗真菌作用及其有效成分黄樟醚的研究［J］.中医杂志，1981，22（12）：62.

［14］邓远军，冯怡，孙静.细辛抗人乳头瘤的作用研究［J］.中药材，2004，27（9）：665.

［15］齐亚灵，赵文杰.细辛、杜仲及其合剂对D-半乳糖所致衰老小鼠睾丸影响的形态学研究［J］.中国老年学杂志，2006，26（7）：939.

［16］刘树民，罗明媚，杜心懿，等.细辛挥发油对栖北散白蚁毒效作用［J］.中药材，2006，29（6）：539.

［17］周祯样，李军，陈泽斌.细辛散剂对家兔呼吸运动及膈神经电活动的影响［J］.湖北中医，2005，27（4）：2.

［18］张烨，张涛，李威，等.蒋健辨治水肿验案6则［J］.江苏中医药，2020，52（1）：61-63.

［19］姜帅，彭万年.彭万年应用麻黄细辛附子汤验案三则［J］.辽宁中医杂志，2013，40（7）：1463-1464.

［20］郭喜利，刁银强，刘康宏.麻黄细辛附子汤临床应用验案浅析［J］.光明中医，2018，33（3）：421-423.

五味子

五味子为木兰科植物五味子 *Schisandra chinensis*（*Turcz.*）Baill. 或华中五味子 *Schisandra sphenanthera* Rehd. et Wils. 的干燥成熟果实。前者习称"北五味子"，后者习称"南五味子"。《神农本草经》中记载"味酸温。主益气，咳逆上气，劳伤羸瘦，补不足，强阴，益男子精"。《中国药典》中记载功效主治为"收敛固涩，益气生津，补肾宁心。用于久嗽虚喘，梦遗滑精，遗尿尿频，久泻不止，自汗，盗汗，津伤口渴，短气脉虚，内热消渴，心悸失眠"。

一、量效研究

1. 用量

五味子最早见于《神农本草经》，其中记载五味子"味酸，温，主益气，咳逆上气，劳伤羸瘦，补不足，强阴，益男子精，生齐山山谷"。现代药理研究表明，五味子的成分具有广泛的生物活性，主要表现在保肝作用、影响中枢神经系统、免疫调节作用、抗衰老等方面。全小林院士常用五味子治疗转氨酶异常，常用剂量为 9 ～ 15g，降低转氨酶疗效显著，未见明显不良反应。可见，对于五味子用药剂量和配伍的研究，可为其在临床中的应用提供相当重要的价值。

我们系统整理《伤寒杂病论》中含有五味子的条文，经筛选，共纳入含五味子方剂 9 首，采用 SPSS 20.0 统计软件分析五味子与相关因素之间的关系。相关性分析显示，仲景《伤寒杂病论》中五味子应用时均作为辅药，且多与干姜（生姜）、细辛搭配使用。

《金匮要略·肺痿肺痈咳嗽上气病脉证治》第 6 条云："咳而上气，喉中水鸡声，射干麻黄汤主之。"其中麻黄与五味子、半夏与五味子属于相反相畏配伍，麻黄宣肺温肺，化饮散寒，止咳平喘，开达气机；半夏醒脾燥湿，温肺化饮，化痰利咽，配伍五味子收敛肺气，敛气敛阴，使得肺气宣降有序。第 8 条云："咳而脉浮者，厚朴麻黄汤主之。"第 14 条云："肺胀，咳而上气，烦躁而喘，脉浮者，心下有水，小青龙加石膏汤主之。"《金匮要略·痰饮咳嗽病脉证并治》曰："咳逆倚息不得卧，小青龙汤主之。青龙汤下已，多唾口燥，寸脉沉，尺脉微，手足厥逆，气从小腹上冲胸咽，手足痹，其面翕热如醉状，因复下流阴股，小便难，时复冒者，与茯苓桂枝五味甘草汤，治其气冲。冲气即低，而反更咳、胸满者，用桂苓五味甘草汤去桂加干姜、细辛，以治其咳满。"由此可发现厚朴麻黄汤、小青龙汤及小青龙加石膏汤及桂苓五味甘草汤去桂加干姜、细辛汤中都有干姜、细辛、五味子的搭配，有研究表明姜、辛、味相配用之临床，奏效甚捷。姜、辛能温化水饮，宣肺散寒，同时能温脾肺之寒，以化气行水；五味子酸温收敛，止咳平喘，防止姜、辛太过耗散肺气；散中有收，开中有合，使得肺气宣降有序，邪去则正安。杨淑慧等通过对 401 例小青龙汤现代医案药物用量及相关影响因素的研究，总结现代临床应用小青龙汤，五味子剂量为 8.22g，其用量远小于《伤寒论》，而与现行《方剂学》教材的用量相近。干姜、细辛、五味子的比例为 1：0.6：1.1，与《伤寒论》相比，五味子的比例增大，而麻黄、细辛的比例减小。在临床具体运用中，因干姜、细辛均辛散而温热，故一般用量宜轻；若偏于肺寒停饮者，则五味子量宜小于姜、辛；若久咳肺气虚者，以敛摄肺气，五味子之量宜大于姜、辛。

2. 组方归经

含五味子方剂分布依次为太阴病 3 首（33.33%），太阳阳明太阴病 3 首（33.33%），太阳太阴病 2 首（22.22%），太阴阳明病 1 首（11.12%）。其中单经方 3 首（33.33%），两经方 3 首（33.33%），三经方 3 首（33.33%）。从阴阳来看，五味子在阳经方为 0 首，阴经方为 3 首（33.3%），阴阳合经方为 6 首（66.7%）。从使用来看，五味子不在阳经方中使用，主要在阴阳合经方、阴经方中使用，临床应用时更强调其配伍。而且，其配伍较为单一，主要与姜辛配伍以发挥功效。

二、量效药理

1. 对中枢神经系统的作用

（1）镇静、催眠、抗焦虑作用　实验研究表明，无论是五味子的水煎液、超微粉水煎液，还是北五味子的水提取物及其有效成分五味子甲素、五味子丙素、五味子醇乙等均对睡眠具有明显的改善作用。徐亚杰等以五味子的全果、果仁、果皮分别采取醇提取物进行镇静催眠作用的研究，采用 SD 鼠，分别予以地西泮、安定、戊巴比妥钠进行疗效观察，五味子果仁的作用大于五味子果皮。王春梅等采用 ICR 小鼠进行实验研究，北五味子多糖可延长阈剂量戊巴比妥钠致小鼠睡眠时间，增加阈下睡眠剂量戊巴比妥钠致小鼠睡眠只数、缩短睡眠潜伏期、说明其具有明显的催眠作用；高架十字迷宫法证明五味子多糖有一定的抗焦虑作用；检测小鼠脑组织中 γ- 氨基丁酸含量无明显变化，而谷氨酸含量降低，可能五味子多糖对神经系统的作用，与降低谷氨酸的含量有关。

（2）改善认知功能　五味子能够使单胺类神经递质的分泌增加、五味子醇提取物可降低 D- 半乳糖模型小鼠脑内乙酰胆碱酯酶的活性；五味子木质素具有类似类胆碱能样作用，可改善小鼠的空间记忆力，提高小鼠被动回避反应；改善氧化震颤素引起的震颤。五味子木脂素 B 有效地阻止 NF-κB 和 p53 的活性，Caspase-3 的蛋白表达与基因转录分离，细胞凋亡降低。实验研究证实，五味子酮可以减轻神经元损伤，明显降低 Tau 蛋白在 396、262 位点的磷酸化水平；五味子乙素、五味子木脂素 B 能够抑制 β 淀粉样蛋白的分泌，具有类雌激素样作用，可以改善神经细胞线粒体氧化功能。

（3）脑保护　五味子酮可改善对 β- 淀粉样蛋白（Aβ）诱导的阿尔茨海默病（AD）模型大鼠学习记忆能力下降，对大鼠脑组织蛋白热稳定性具有保护作用。姜恩平等用线栓法建立大鼠脑缺血损伤模型，采用北五味子总木脂素灌胃，能够改善脑组织的病理变化，缩小脑梗死的面积，其机制可能与其促进 p-AKT 活性，提高脑组织抗缺血损伤的能力和抑制神经细胞的凋亡有关。五味子乙素（SchB）对大鼠脑缺血再灌注损伤具有一定的保护作用，其机制可能与调控 HSPA12B/PI3K/Akt 信号通路、抑制再灌注时炎症反应对神经细胞的损伤有关。

2. 降血脂保肝

吴金滢等制造高脂血症大鼠模型，采用北五味子多糖提取液，灌胃给药 12 周，能够使紊乱的肝小叶结构基本恢复正常，肝脏的脂肪肝变性减轻，降低血清中甘油三酯（TG）、总胆固醇（TC）、低密度脂蛋白胆固醇（LDL-C）、谷草转氨酶、谷丙转氨酶水平。刘宏等实验研究证实，北五味子总木脂素可以减轻高脂血症小鼠脂肪含量，对小鼠高脂血症具有一定的治疗作用。

3. 清除氧自由基及抑菌作用

李斌等对五味子乙素进行清除自由基及体外抑菌实验。结果表明，五味子乙素对自由基的清除效果明显，其中对羟自由基清除作用大于相同质量浓度的维生素 C（VC）；对超氧阴离子自由基清除作用小于维生素 C。五味子乙素提取液对大肠杆菌、金黄色葡萄球菌、沙门菌、白色念珠菌、枯草芽孢杆菌均有一定的抑制作用，其中对白色念珠菌和金黄色葡萄球菌的抑制作用最强，最低抑菌浓度为 0.25mg/mL，对根霉、黑曲霉、南洋酵母无明显抑菌活性。

4. 对心血管系统的作用

五味子可以减轻由阿霉素造成的小鼠心肌毒性的作用，增强心肌细胞清除氧自由基。康婷等采用不同浓度的五味子提取液对离体蛙心进行心脏灌流。结果显示，五味子可对离体蛙心产生负性肌力作用，其作用机制可能与 β 受体有关。采用垂体后叶素制作心肌缺血的动物模型，北五味子提取液（SCE）可明显延长动物在常压缺氧环境中的存活时间，心电图 T 波变化有显著改善，可见北五味子提取液对动物急性心肌缺血损伤具有较强的保护作用。

5. 对肺的作用

高山采用重物高处自由坠落的方法制作大鼠创伤性急性肺损伤（ALI）模型，运用五味子乙素注射剂治疗。结果提示，五味子乙素干预能抑制肺部氧化应激反应，减轻炎性损伤。樊林花等制作大鼠肺组织染矽尘模型，采用五味子乙素灌胃治疗，结果显示模型大鼠肺组织一氧化氮（NO）水平和诱导型一氧化氮合酶（iNOS）mRNA 均减轻，五味子乙素能减轻染矽尘大鼠肺组织的纤维化程度。李曙芳等采用非暴露气管法建立大鼠二氧化硅矽肺模型，五味子乙素灌胃治疗。结果显示五味子乙素能减轻模型大鼠的肺损伤，使机体的抗氧化能力提高。

6. 抗肿瘤的作用

刘容旭提取五味子多糖，采用结肠腺癌细胞 Caco-2 和结肠癌细胞 HT-29 进行观察。结果五味子多糖有较好的抑制肿

瘤生长的作用，小分子质量组分抗癌活性更强。甘露以 H22
肝癌细胞株接种，制备小鼠肝癌模型，以高、中、低剂量组
五味子多糖治疗，小鼠的血清免疫细胞水平及胸腺指数均有
显著升高，且升高幅度随着给药剂量的增加而增大，可见五
味子多糖可同时提高小鼠细胞免疫及器官免疫功能，从而起
到一定的肿瘤抑制效应；五味子乙素消除自由基直接发挥抗
肿瘤作用，通过抗氧化加强抗癌药物作用；五味子乙素通过
Caspases 相关的通路诱导肿瘤细胞凋亡，通过逆转肿瘤细胞
的多药耐药而使肿瘤细胞凋亡，通过阻滞肿瘤细胞的细胞周
期减轻病情，通过抑制肿瘤内血管的生成、抑制癌基因起到
抗肿瘤作用。

三、不同剂量验案

1. 小剂量验案

患者，女，58 岁。

反复咳嗽 1 月余。现咳嗽，咯黄痰，略有气喘，体形偏
瘦。平素怕冷，受凉则加重，疲倦，夜间汗出。

既往史：1991 年患过敏性鼻炎，每于春季加重。1 月前胸
透示两肺纹理增多、增粗。

西医诊断：咳嗽。

中医诊断：咳嗽（寒热交杂，气阴两伤）。

处方：小柴胡汤加味。柴胡 20g，生甘草 5g，黄芩 12g，
姜半夏 10g，北沙参 15g，连翘 25g，五味子 5g，生石膏 15g，
干姜 6g，7 剂，每剂加红枣 10 枚，水煎，每日 1 剂，分 2
次服。

二诊：服药后咳嗽明显减少，略感觉气短。

处方：柴胡 15g，生甘草 5g，黄芩 10g，姜半夏 10g，党参 12g，北沙参 15g，五味子 10g，生石膏 15g，连翘 20g，干姜 6g，红枣 10 枚。14 剂，煎服法同前。

三诊：症状平稳。上方去连翘，14 剂。

2. 中剂量验案

患者，女，41 岁。

自诉一月前感染带状疱疹，经治疗后皮疹已消，但后遗神经痛迁延未愈。刻下患者沿两臂尺部阵发窜痛，倦怠，食欲不振，眠差，口干，小便黄少，大便尚可，舌红苔黄腻，脉弦。

西医诊断：带状疱疹后遗神经痛。

中医诊断：蛇盘疮（气阴两虚，余毒未清）。

治法：缓急止痛，扶正养阴，兼清余邪。

处方：芍药甘草汤加减。白芍 60g，炙甘草 30g，生黄芪 30g，当归 20g，生地 30g，双花 10g，连翘 30g，蒲公英 30g，柴胡 10g，桑枝 20g。7 剂。水煎服，日 1 剂，分服。

二诊：服上药后痛止，舌苔已退，唯眼皮跳，眠差，脉滑略弦。痛止苔退，余邪已清，调养气阴，安神助眠。

生黄芪 15g，木防己 10g，白芍 20g，当归 15g，炙甘草 10g，柴胡 5g，煅牡蛎 10g，炒枣仁 20，连翘 6g，茯苓 20g，麦冬 15g，五味子 10g。10 剂。水煎服，日 1 剂，分服。

后随访，痛消眠佳已无不适。

3. 大剂量验案

患者，男，21 岁。

病毒性心肌炎病史 15 年，本次因过劳而发作，心率 40～190 次 / 分，夜间常有"憋醒"现象，心率低于 55 次 / 分，或高于 120 次 / 分，则自觉心悸、气短、胸闷难以忍受，伴有濒死感。

心动超声显示：心脏轻度扩大；心肌抗体（＋），心肌酶升高明显。主要表现为心悸、气短、头晕乏力、活动后则各种症状明显加重，舌质淡红、苔白而干，脉沉而无力。心电图示广泛心肌缺血，心率 62 次 / 分。

西医诊断：病毒性心肌炎，心肌损伤。

中医诊断：心悸（气阴两虚，余邪不尽）。

处方：孔圣枕中丹加减。生晒参 15g，黄芪 50g，白芍 35g，当归 25g，牡丹皮 35g，石菖蒲 25g，五味子 15g，板蓝根 25g，土茯苓 50g，鱼腥草 50g，蒲公英 50g，紫花地丁 25g，远志 20g，生龙骨、生牡蛎各 35g，甘草 10g。水煎服，日 1 剂，早晚温服。

二诊：服药 21 剂，心悸气短明显减轻，夜间憋醒现象未再发作。

三诊：又服 35 剂，心悸气短基本消失，体力明显增加，心率 55 ～ 110 次 / 分，舌质红紫，苔薄白，脉沉迟。心肌缺血基本消失，病人共服药近 160 剂，心率 60 ～ 110 次 / 分，一切如常人，心肌抗体（－），心肌酶（－），从而治愈。

/// 参考文献 ///

[1] 赵洪海，王晓蕾，张可兴，等 . 五味子的现代药理作用研究进展 [J]. 中医药信息，2010，27（4）：123-125.

[2] 杨帆，田佳星，何丽莎. 仝小林“十字架”诊病处方浅析［J］. 山东中医杂志，2016，35（9）：810-811，823.
[3] 王付. 学用射干麻黄汤方证的思考与探索［J］. 中医药通报，2013，12（4）：16-17.
[4] 吴江峰，许燕妮，丁舸. 干姜、细辛、五味子治寒饮咳嗽作用探析［J］. 国医论坛，2018，33（2）：16-18.
[5] 杨淑慧，郅琳，丁吉善. 现代医案中小青龙汤药量及相关因素的研究［J］. 时珍国医国药，2017，28（11）：2805-2807.
[6] 李新. 干姜、细辛、五味子治咳小议［J］. 江西中医药，1999（1）：41.
[7] 史琳，王志成，冯叙桥. 五味子化学成分及药理作用的研究进展［J］. 药物评价研究，2011，34（3）：208-212.
[8] 徐亚杰，刘同. 研究五味子不同活性部位对镇静催眠的影响［J］. 山西医药杂志，2009，38（8）：764-765.
[9] 王春梅，李贺，孙靖辉，等. 北五味子多糖抗焦虑和镇静催眠作用［J］. 食品科学，2015，36（13）：239-242.
[10] Giridharan V V，Thandavarayan R A，Bhilwade H N，et al.Schisandrin B，attenuates cisplatin-induced oxidative stress genotoxicity and neurotoxicity through modulating NF-κB pathway in mice［J］.Free Radical Research，2012，46（1）：50-60.
[11] 张秋池，顾锡镇，赏诚. 五味子改善认知功能的实验研究进展［J］. 西部中医药，2014，27（2）：139-141.
[12] 胡毓洪，拓西平，陈海生，等. 华中五味子酮对阿尔茨海默病样大鼠脑组织蛋白热稳定性的影响［J］. 实用老年医学，2010，24（3）：203-205.

[13] 姜恩平, 王帅群, 王卓, 等.北五味子总木脂素对脑缺血模型大鼠神经细胞凋亡及 p-AKT 表达的影响 [J].中国中药杂志, 2014, 39 (9): 1680-1684.

[14] 姜恩平, 唐泽立, 于春艳, 等.五味子乙素对大鼠脑缺血再灌注损伤的保护作用及其机制 [J].吉林大学学报, 2016, 42 (5): 860-865.

[15] 吴金滢, 赵允龙, 李贺, 等.北五味子多糖对高脂血症大鼠肝损伤的影响 [J].中国老年学杂志, 2014, 34 (2): 958-960.

[16] 刘宏, 李贺, 苑荣爽, 等.北五味子总木脂素对 C57BL /6 小鼠高脂血症的影响 [J].食品科学, 2016, 37 (11): 218-221.

[17] 李斌, 孟宪军, 薛雪, 等.北五味子乙素清除自由基及体外抑菌作用的研究 [J].食品科学, 2011, 32 (5): 79-83.

[18] 刘威, 张茜, 张成义.五味子对心血管系统作用的研究 [J].北华大学学报, 2011, 12 (1): 47-49.

[19] 康婷, 唐珊, 张怡.五味子对离体蛙心收缩力的影响及其作用机制的初探 [J].四川生理科学杂志, 2015, 37 (2): 58-60.

[20] 齐雁辉, 赵彩玉.五味子的现代药理作用研究进展 [J].中国医药指南, 2011, 26 (9): 43-44.

[21] 李作吉, 薛令辉, 杜晓红, 等.五味子颗粒改善急性心肌梗死恢复期患者心功能的临床观察 [J].中国医疗前沿, 2013, 8 (4): 22-23.

[22] 高山.五味子乙素对大鼠创伤性急性肺损伤的保护作用及机制研究 [D].西安: 陕西中医药大学, 2016.

［23］樊林花，刘田福，郭民，等.五味子乙素对染矽尘大鼠肺组织一氧化氮水平和诱导型一氧化氮合酶 mRNA 表达动态变化的影响［J］.中国药理学通报，2011，27（2）：225-227.

［24］李曙芳，刘田福，郭民，等.五味子乙素对二氧化硅致大鼠肺损伤的保护作用［J］.中国比较医学杂志，2009，19（5）：30-34.

［25］刘容旭，高辰哲，姜帆，等.五味子多糖对两种肠道肿瘤细胞抑制作用的影响［J］.食品科学，2016，37（5）：192-196.

［26］甘露.五味子多糖对肝癌小鼠肿瘤生长及免疫功能的调节作用［J］.免疫学杂志，2013，29（10）：867-870.

［27］吴海星，侯晓节，徐希妮，等.五味子乙素抗肿瘤的多种作用机制［J］.吉林医药学院学报，2012，33（2）：107-110.

［28］马育轩，黄艳霞，周海纯，等.五味子现代药理及临床研究进展［J］.中医药信息，2014，31（1）：125-126.

［29］张薛光.黄煌教授用小柴胡汤治验3则［J］.江苏中医药，2005（3）：36-37.

［30］翟昌明，王雪茜，程发峰，等.王庆国教授重用芍药甘草治疗带状疱疹后遗神经痛验案一则［J］.浙江中医药大学学报，2016，40（3）：206-207，210.

［31］高尚社.国医大师张琪教授辨治心律失常验案赏析［J］.中国中医药现代远程教育，2011，9（5）：10-11.

半夏

半夏为天南星科植物半夏 *Pinellia ternata*（Thunb.）Breit. 的干燥块茎，《神农本草经》记载曰："味辛平。主伤寒，寒热心下坚，下气，喉咽肿痛，头眩胸张，咳逆肠鸣，止汗。"《中国药典》中其功效及主治为"燥湿化痰，降逆止呕，消痞散结。用于湿痰寒痰"。而《伤寒杂病论》中半夏是否也全部或部分应用了上述功效，历代医家并无阐述。

一、量效研究

1. 用量

《神农本草经百种录》中记载半夏"主伤寒寒热，寒热之在肺胃间者……气降则通和，故能愈诸疾。止汗，涩敛肺气"。《伤寒杂病论》中含有半夏的方剂 42 首，占全方数目的比例为 16.67%，使用频率较高。以小柴胡汤为代表的和解少阳方剂、以半夏泻心汤为代表的治疗寒热错杂证方剂临床应用广泛，因此发掘掌握含半夏方剂的归经分布、在不同配伍中其剂量使用特点，对深入灵活应用具有重要的临床指导意义。

系统整理《伤寒杂病论》中含有半夏的条文，经筛选，共纳入含半夏方剂33首，采用SPSS 20.0统计软件分析半夏与相关因素之间的关系。相关分析显示，仲景《伤寒杂病论》中半夏主要与干姜、生姜组成对药使用，并多与黄芩、黄连、柴胡、厚朴、麻黄、麦冬配伍及作为加减用药使用。

（1）配伍黄芩

半夏和黄芩配伍，半夏为主药以半夏泻心汤为代表，非主药以小柴胡汤为代表。《伤寒论》第149条云："伤寒五六日，呕而发热者……但满而不痛者，此为痞，柴胡不中与之也，宜半夏泻心汤。"一方面说明小柴胡汤和半夏泻心汤作用的部位均在胃，另一方面说明半夏的作用为"下气"而治疗"伤寒寒热，寒热之在肺胃间者"。统计学分析发现，半夏为主药的单次用量显著高于半夏为非主药，说明半夏与黄芩配伍时量效关系明显，但是其剂量的变化不影响半夏的功效。研究还发现，半夏和黄连配伍时半夏均为主药，与柴胡配伍时半夏均为非主药，其所用剂量与《中国药典》中规定的3～9g基本相符。

【用量分析】半夏、黄芩配伍方剂共10首，其中半夏作为主药有3首，作为非主药有7首。半夏是否作为主药其剂量差异具有统计学意义（$P < 0.01$），半夏在组方中作为主药应用时的剂量明显高于其为非主药时的用量；而药味数量差异无统计学意义（$P > 0.05$），见表22–1。

表 22-1　10 首半夏配伍黄芩方剂剂量与药味数情况（$\bar{x} \pm s$）

	半夏单次用量 /g	药味数	倍数
主药（$n=3$）	6.40	7.00±1.00	0.91
非主药（$n=7$）	4.40±1.37	8.71±1.70	0.51
F/Z 值	7.978	0.542	
P 值	0.008	0.150	

【用量建议】如果按组方为 6 味药，每天服用 2 次计算，半夏作为主药其服药剂量应为 10.92g（≈11g），如果作为非主药应用则其服药剂量应为 6.12g（≈6g）。

（2）配伍黄连

半夏、黄连配伍的方剂共有 5 首，其中半夏均作为主药应用。半夏单次用量为 6.40g（6.40，10.95），药味数为（6.20±1.92）味，二者倍数为 1.03。

【用量建议】如果按组方为 6 味药，每天服用 2 次计算，则半夏服药剂量应为 12.39g（≈12g）。

（3）配伍柴胡

半夏、柴胡配伍方剂共 5 首，其中半夏均为非主药应用。半夏单次用量为（5.18±0.34）g，药味数量为（8.60±2.07）味，二者倍数为 0.60。

【用量建议】如果按组方为 6 味药，每天服用 2 次计算，半夏服药剂量应为 7.23g（≈7g）。

（4）配伍厚朴

半夏与厚朴配伍时，半夏作为主药应用的方剂只有 1 首，即半夏厚朴汤，作为非主药的方剂以厚朴生姜半夏甘草人参汤为代表。剂量分析表明，半夏为主药的单次用量显著高于半夏为非主药，说明半夏与厚朴配伍时量效关系明显。《金匮要略》中"妇人咽中如有炙脔，半夏厚朴汤主之"，半夏与厚朴的比例约为3∶1，其作用为治"咽喉肿痛，开降上焦之火"。《伤寒论》第66条云："发汗后，腹胀满者，厚朴生姜半夏甘草人参汤主之。"半夏与厚朴的比例为1∶2，其作用为"下气"。由此可见，可根据半夏与厚朴剂量的比例调节其功效。

【用量分析】半夏、厚朴配伍方剂共3首，半夏作为主药应用1首，作为非主药2首。半夏是否作为主药，其剂量差异具有统计学意义（$P<0.05$），为主药时的用量明显高于为非主药的用量；药味数差异没有统计学意义（$P>0.05$），见表22-2。

表22-2　半夏剂量与药味数的关系（$\bar{x} \pm s$）

	半夏单次用量（g）	药味数	倍数
主药（$n=1$）	18.29	5	3.67
非主药（$n=2$）	5.87±0.76	7.00±2.83	0.84
t 值	−23.224	−5.645	—
P 值	0.027	0.112	—

【用量建议】如果按组方为6味药，每天服用2次计算，半夏为主药其服药剂量为44.04g（≈44g），为非主药则服药剂量为10.08g（≈10g）。

（5）配伍麻黄

半夏和麻黄配伍时，剂量分析表明，半夏是否作为主药，其单次用量无明显差异，说明半夏与麻黄配伍时无量效关系。《金匮要略》中"心下悸者"为水证者，用半夏和麻黄等量组成丸剂进行治疗。而《伤寒论》第 40 条云："伤寒，表不解，心下有水气……或喘者，小青龙汤主之"及《金匮要略》中"咳而上气，喉中水鸡声，射干麻黄汤主之"，可见半夏与麻黄配伍时其作用均为"下气"以利水。若组方为 6 味药，每日 2 次服用，其剂量范围应为 6～10g。

【用量分析】半夏、麻黄配伍方剂共 4 首，其中半夏作为主药者有 1 首，为非主药应用的有 3 首。半夏是否为主药的单次用量无明显差异，差异无统计学意义（$P>0.05$）；而药味数无法进行统计学分析，见表 22-3。

表 22-3　半夏剂量与药味数的关系（$\bar{x} \pm s$）

	半夏单次用量（g）	药味数	倍数
主药（$n=1$）	6.40	8	0.80
非主药（$n=3$）	4.10±3.10	9	0.46
t 值	−1.284	−5.645	—
P 值	0.328	0.112	—

【用量建议】如果按组方为 6 味药，每天服用 2 次计算，若半夏作为主药，其服药剂量应为 9.60g（≈10g），若作为非主药则其服药剂量应为 5.52g（≈6g）。

（6）配伍生姜或麦冬

半夏、生姜配伍方剂共 3 首，其中半夏均作为主药应用。以小半夏汤为代表，"呕家本渴……小半夏汤主之"。半夏、麦门冬配伍方剂共 3 首，其中半夏均为非主药应用。以麦门冬汤为代表，"火逆上气，咽喉不利，止逆下气者，麦门冬汤主之"。二者合用时其作用部位均在胃，作用均为"下气"，说明与生姜或麦冬合用时更强调配伍而非剂量。

【用量分析】半夏与生姜配伍，单次用量为（13.74±
0.05）g，药味数量为（2.33±0.58）个，二者倍数为1.03。
半夏与麦冬配伍，单次用量为（7.82±2.47）g，药味数量为
（8.33±3.21）个，二者倍数为0.94。

【用量建议】与生姜配伍，如果按组方为6味药，每天服
用2次计算，则半夏服药剂量应为12.39g（≈12g）。与麦冬配
伍，如果按组方为6味药，每天服用2次计算，则半夏服药剂
量应为11.27g（≈11g）。

（7）半夏作为加减用药

半夏作为加减用药使用时，半夏的作用包括"下气"而止
呕，"下气"而治"咳逆""胸胀"。剂量分析表明，半夏是否
作为主药的单次用量无明显差异，说明半夏作为加减用药时无
量效关系，即可作为固定用量进行使用。半夏作为加减用药方
剂共6首，其中半夏作为主药2首，非主药为4首。

【用量分析】半夏是否作为主药的单次用量、药味数量无
明显差异（$P>0.05$），见表22-4。

表22-4　半夏剂量与药味数量的关系（$\bar{x}\pm s$）

	半夏单次用量/g	药味数	倍数
主药（$n=2$）	6.40	7.00±1.41	0.91
非主药（$n=4$）	5.27±3.62	6.75±0.96	0.78
F 值	3.832	0.667	–
P 值	0.698	0.804	–

【用量建议】如果按组方为6味药，每天服用2次计算，

若半夏为主药其服药剂量应为 10.92g（≈11g），如为非主药则其服药剂量应为 9.36g（≈9g）。

综上所述，《伤寒杂病论》中半夏作用于肺、胃，主要功效为下气，且其无明显寒热偏性，出现多个复杂证时主要通过与其他药物配伍以实现治疗复杂病症的目的。且半夏仅与黄芩、厚朴配伍时呈剂量关系。因此，遵守半夏的药物配伍规则及量效关系，并"依证组方用药"，才能发挥其最大临床疗效。

2. 组方归经

含半夏方剂分布依次太阴病为 12 首（28.57%），太阳太阴病为 6 首（14.29%），厥阴病为 5 首（11.90%），太阴阳明病为 4 首（9.52%），少阳阳明病为 3 首（7.14%），太阳少阳阳明病为 3 首（7.14%），少阳病为 2 首（4.76%），太阳太阴阳明病为 2 首（4.76%），太阳阳明太阴病为 2 首（4.76%），阳明病为 2 首（4.76%），少阳太阳病为 1 首（2.38%）。其中单经方 21 首（50.00%），两经方 14 首（33.33%），三经方 7 首（16.67%）。从阴阳经来看，其中阳经方证为 11 首（26.19%），阴经方证为 17 首（40.48%），阴阳合经方证为 14 首（33.33%）。从使用来看，半夏在阳经方、阴经方、阴阳合经方中均可使用，临床应用时更强调其配伍。

二、量效药理

1. 呼吸系统的作用

（1）镇咳 半夏中生物碱能抑制咳嗽中枢产生镇咳作用。

生半夏和清半夏的混悬液分别给小鼠灌胃，对氨熏所致的咳嗽均有明显的抑制作用，使小鼠咳嗽次数减少，止咳率分别为60%和53%。

（2）祛痰　大鼠腹腔注射半夏水煎剂可明显抑制毛果芸香碱对唾液的分泌作用。以生半夏和清半夏的乙醇提取物给小鼠灌胃，用酚红法测得清半夏的乙醇提取物有一定的祛痰作用，而生半夏未见明显作用。

2. 消化系统的作用

（1）镇吐、催吐　制半夏能激活迷走神经传出活动而具有镇吐作用，生半夏则能"戟人喉""令人吐"。半夏能延长硫酸铜致犬呕吐的潜伏期或不发生呕吐，能拮抗皮下注射盐酸去水吗啡犬的呕吐，此作用不受川乌的影响。

（2）抗溃疡作用　半夏水煎醇沉液能减少胃液分泌，降低胃液游离酸度和总酸度，抑制胃蛋白酶的活性，保护胃黏膜，促进胃黏膜修复，具有抗大鼠幽门结扎性溃疡、消炎痛性溃疡及应激性溃疡的作用。半夏泻心汤可使溃疡性结肠炎模型组 CD4$^+$T 淋巴细胞升高，CD8$^+$T 淋巴细胞降低，CD4$^+$/CD8$^+$较正常对照组显著升高，高剂量组有显著性意义（$P<0.05$）；CD4$^+$/CD8$^+$治疗各组均有显著性意义（$P<0.05$）。

（3）对肝胆的影响　半夏能促进家兔胆汁分泌，能使小鼠血中的皮质酮上升，增强皮质酮对肝脏内络氨酸转氨酶的诱导作用，升高肝脏内络氨酸转氨酶的活性。

3. 循环系统的作用

（1）抗心律失常作用　给犬静脉注射半夏浸剂，可使氯化钡所致的室性早搏迅速消失且不复发，有效率为97%。可使肾上腺素所致的室性心动过速迅速转为窦性节律，有效率为96%。

（2）抗凝作用　清半夏75%乙醇提取物灌胃，能显著延长大鼠体内血栓形成时间，并具有延长凝血时间的倾向，对血小板聚集具有延迟作用。

（3）凝血作用　半夏蛋白是目前已知的唯一只与甘露醇而不与葡萄糖结合的一种具有凝集素作用的蛋白质，与兔红细胞有专一的血凝活力，浓度低至12μg/mL时仍有凝集作用。

4. 抗肿瘤作用

在临床上有半夏对治疗食道癌、胃癌、舌癌、皮肤癌和恶性淋巴癌取得较好疗效的报道。半夏提取物对HeLa细胞、小白鼠实验肿瘤180、HCA实体瘤（肝癌）、U14（鳞状上皮型子宫颈癌移植于小白鼠者）均有一定的抑制作用。

5. 抗早孕作用

半夏蛋白被认为是半夏中抗早孕有效成分或有效成分之一的药物。给怀孕7天的小鼠皮下注射半夏蛋白250μg，50%的小鼠流产，无小鼠死亡。半夏蛋白30mg/kg对小鼠具有明显的抗早孕作用，抗早孕率高达100%，给药24小时，就可见血浆孕酮水平下降，子宫内膜变薄，胚胎停止发育。

6. 镇静催眠作用

清半夏75%乙醇提取物给小鼠灌胃，能显著延长小鼠对热痛刺激甩尾反应的潜伏期，减少由乙酸引起的小鼠扭体反应次数。在对小鼠自主活动的影响和异戊巴比妥钠对生半夏催眠作用的影响实验中，实验组与对照组之间有非常显著的差异（$P<0.01$）。

7. 对胰蛋白酶的抑制作用

半夏胰蛋白酶抑制剂只能抑制胰蛋白酶对酰胺、酯、血红蛋白和酪蛋白的水解，不能抑制胰凝乳蛋白酶、舒缓激肽释放酶、枯草蛋白酶和木瓜蛋白酶对各自底物的水解。抑制剂对猪胰蛋白酶水解酰胺、酯、血红蛋白和酪蛋白的质量抑制比值分别为 1∶0.71、1∶0.88、1∶0.71 和 1∶0.71。从化学分子大小的范围看，半夏胰蛋白酶抑制剂应属大分子抑制剂。

8. 抑制腺体分泌的作用

半夏制剂腹腔注射，对毛果芸香碱引起的唾液分泌有显著的抑制作用，亦有报道煎剂口服时，唾液分泌先增加后减少。

9. 其他作用

（1）促细胞分裂作用　半夏蛋白的促细胞分裂作用亦有动物种属专一性，它促使兔外周血淋巴细胞转化，但不促使人外周血淋巴细胞分裂。

（2）降压作用　半夏浸膏对离体蛙心和兔心呈抑制作用。对犬、猫和兔有短暂降压作用，具有快速耐受性。煎剂静脉注射时小鼠肾上腺皮质功能有轻度刺激作用。若持续给药，能引起功能抑制。

三、不同剂量验案

1. 小剂量验案

患者，男。

面部起红斑脱屑伴瘙痒 2 年余。头部大量油腻性鳞屑，鼻部及周边片状红斑、干燥脱屑。口干不苦，咽干，欲冷饮，偶反酸、嗳气，进凉食、饮食不洁时大便泄泻，畏寒，四逆，易生冻疮，舌红苔白根腻，脉沉。

西医诊断：脂溢性皮炎。

中医诊断：面油风（上热下寒之厥阴证）。

治法：缓肝调中，清上温下。

处方：半夏泻心汤加减。姜半夏 12g，党参 10g，干姜 6g，大枣 10g，炙甘草 6g，黄芩 10g，黄连 3g，薏苡仁 20g，凌霄花 10g。7 剂。

停用甲硝唑凝胶、抗脂洁尔。

二诊：7 剂后，红斑减轻，鳞屑已无。口干减，大便仍泄泻，舌红、苔黄腻。上方加生石膏 30g，蒲公英 10g，14 剂。

电话随访 1 年未再复发。

2. 中剂量验案

患者，男，76 岁。

诉阵发性咳嗽，咳带少量白色黏痰，难咯，伴有胸闷、胸痛。胸部 CT 示：右肺中心型肺癌并纵隔淋巴结炎转移；病理报告为低分化腺癌。患者及其家属拒绝手术来诊。舌质暗，舌苔厚腻，脉滑。

西医诊断：肺癌伴纵隔淋巴结转移。

中医诊断：肺积、咳嗽（痰湿阻肺）。

治法：燥湿化痰，散结解毒。

处方：半夏（先煎）30g，全瓜蒌30g，桂枝10g，炒枳壳10g，人参（先煎）15g，炒白术12g，茯苓12g，浙贝母（冲）9g，红豆杉皮12g，炙甘草10g，生姜10g，大枣7枚为引。嘱患者日1剂，水煎300mL，初服7剂。

复查肝功，再服14剂及28剂，再复查肝功、肾功及血常规，连续服用3个月为1个疗程，每年服用3个疗程。随症加减，追踪4年，患者尚健在。

3. 大剂量验案

患者，男，51岁，2012年10月29日初诊。

诉全身不适。既往血糖升高17年，6年前开始注射胰岛素。刻下全身乏力，下肢无力，走路如踩棉花，双侧小腿麻木、发凉、刺痛明显，手尖麻，四末冷，头昏沉，纳眠可，大便成形，小便调。苔黏腻厚腐，色黄，脉弦略滑数。

实验室检查：糖化血红蛋白（HbA1c）6.8%，空腹静脉葡萄糖（GLU）6.23mmol/L，肝肾功能未见异常，现胰岛素用量为26IU/d。

中医诊断：消渴（脏腑热，经络寒）。

治法：清化痰热，活血通络。

处方：小陷胸汤合黄芪桂枝五物汤加减。黄连15g，清半夏60g，瓜蒌仁30g，晚蚕砂（包煎）30g，生黄芪30g，鸡血藤30g，桂枝30g，生姜3片（自备）。水煎服，日1剂。

二诊：2012年12月10日。下肢疼、麻木、凉均有所缓解，头目较前清楚，下肢瘙痒，舌苔仍厚腐腻。

处方：上方加知母 30g，苍术、白芍、炙甘草各 15g，并以外洗方（苦参、黄柏、白鲜皮、透骨草、艾叶、川芎、生姜各 30g）擦洗下肢，日 1 次。

上方服用 2 月，乏力缓解，走路踩棉花感消失，四肢疼、麻木、凉均改善 60% 以上。后半夏减为 15g，加赤芍 30g，三七粉 3g，继服。

/// 参考文献 ///

［1］李仪奎．中药药理学［M］．北京：中国中医药出版社，1992.

［2］刘原．半夏炮制前后药效的比较［J］．中草药，1985，16（4）：21.

［3］李玉先，刘晓东，朱照静．半夏药理作用的研究述要［J］．辽宁中医学院学报，2004，6（6）：459-460.

［4］邹积隆，丁国明，张少华，等．"六陈"的实验研究—贮存时间对半夏药理作用的影响［J］．山东中医学院学报，1992，16（1）：54-55.

［5］薛建海，肖统海，王晓华，等．半夏的药理作用［J］．时珍国药研究，1991，2（4）：153-154.

［6］凌一揆，罗光宇，李玉纯，等．"十八反"药物相互作用的研究——生川乌反半夏的初步研究［J］．上海中医药杂志，1987，21（8）：47-48.

［7］宋小莉．半夏泻心汤对溃疡性结肠炎大鼠 T 细胞亚群 CD4、CD8 的影响［J］．微循环学杂志，2011，21（2）：97.

［8］刘守义，尤春来．半夏抗溃疡作用机理的实验研究［J］．辽

宁中医杂志，1992，19（10）：42-45.

［9］王光德，杨旭东.半夏的药理［J］.国外医学：中医中药分
册，1985，7（5）：24-25.

［10］蒋文跃，杨宇，李燕燕.化痰药半夏、瓜蒌、浙贝母、石菖
蒲对大鼠血液流变性的影响［J］.中医杂志，2002，43（3）：
215-216.

［11］沈雅琴，张明发.半夏的镇痛、抗溃疡和抗血栓形成作用
［J］.中国生化药物杂志，1998，19（3）：141-143.

［12］张小丽，谢人明，冯英菊.四种中药对血小板聚集性的影响
［J］.西北药学杂志，2000，15（6）：260.

［13］常敏毅.抗癌本草［M］.长沙：湖南科学技术出版社，
1987.

［14］杨今祥.抗癌中草药制剂［M］.北京：人民卫生出版社，
1991.

［15］秦志丰，魏品康，李相勇.金龙蛇口服液合参麦注射液对中
晚期胃癌患者肿瘤标志物和免疫功能的影响［J］.中医杂
志，2001，42（10）：605-606.

［16］夏林钠，李超荆.半夏蛋白对小鼠的抗生育作用及抗早孕的
机理探讨［J］.上海第一医学院学报，1985，12（3）：193.

［17］朱复南，周英杰.《内经》半夏汤对催眠作用的实验研究
［J］.南通医学院学报，1990，10（3）：202-204.

［18］卢云博.中药半夏的药理作用［J］.北方牧业，2011，9（20）：
27.

［19］龚梅芳，邹季.三种炮制半夏对妊娠小白鼠致畸作用的再研
究［J］.北京中医，1990，9（1）：36-37.

［20］胡曼丽，曾宪玉.半夏泻心汤治疗皮肤病验案四则［J］.世

界最新医学信息文摘，2019，19（66）：265，268.

［21］王丽霞，陈树泉.陈树泉应用大剂量半夏治疗肿瘤经验
　　　［J］.中医临床研究，2018，10（27）：96-98.

［22］于晓彤，曹洋，逄冰.仝小林大剂量应用半夏临床治验4则
　　　［J］.江苏中医药，2015，47（2）：50-52.

厚朴

厚朴为木兰科植物厚朴 *Magnolia officinalis* Rehd. et Wils. 或凹叶厚朴 *Magnolia officinalis* Rehd. et Wils. var. *Biloba* Rehd. et Wils. 的干燥干皮、根皮及枝皮。《神农本草经》谓厚朴"主中风，伤寒，头痛，寒热，惊悸，气血痹，死肌，去三虫，温中益气，消痰下气，疗霍乱及腹痛胀满，胃中冷逆，胸中呕不止，泄痢，淋露，除惊，去留热，心烦满，厚肠胃"。《中国药典》记载其功效主治为"燥湿消痰，下气除满。用于湿滞伤中，脘痞吐泻，食积气滞，腹胀便秘，痰饮喘咳"。

一、量效研究

1. 用量

仝小林在总结文献的基础上提出厚朴作用部位随剂量而变化，当作用在中上焦时常用剂量多为 13g，在下焦时多为 22g。

全小林院士在治疗不完全性肠梗阻时，多用厚朴 15～30g 行气通腑。黄煌在治疗焦虑性失眠症、梅核气等时，多用厚朴15g。上述医家厚朴用量远大于《中国药典》（2015 年版）中所规定的 3～10g。因此，正确认识并掌握厚朴的原始使用剂量和功效的关系具有重要意义。

系统整理《伤寒杂病论》中含有厚朴的条文，经筛选，共纳入含厚朴方剂 11 首，采用 SPSS 20.0 统计软件分析厚朴与相关因素之间的关系。相关分析显示，仲景《伤寒杂病论》中厚朴主要作为复方应用，且厚朴通过药物不同剂量与配伍发挥不同的治疗功效。

厚朴在《伤寒杂病论》中作为主药的方剂有 6 首，以厚朴三物汤为代表，《金匮要略·腹满寒疝宿食病脉证治》第 11 条云："痛而闭者，厚朴三物汤主之。"方中厚朴八两（约 110g），大黄四两（约 55g），枳实五枚（约 60g），以水一斗二升，先煮二味，取五升，内大黄，煮取三升，温服一升，以利为度。腹胀是本方的辨证要点，随证加减虚、实证皆可。本方意在行气泄满，故以厚朴为主行气除满，作用部位主要在肠道，枳实、大黄导滞泄热，去积通便，四药相伍使气滞通畅，疼痛自除。通过药物组成分析得厚朴三物汤与厚朴大黄汤、小承气汤的药物组成相同，但因其药物剂量配伍的不同，功效各不相同。厚朴大黄汤旨在荡涤中下焦痰饮，故以大黄为主；小承气汤旨在消积导滞，仍以大黄为主。可见厚朴为主药时，厚朴的单次用量决定了汤剂的功效作用发挥。现代研究表明，厚朴三物汤还可用于不完全性肠梗阻、消化道术后腹胀、慢性重型肝炎内毒素血症、输尿管结石导致的便秘等。药理研究证实，厚朴三物汤对胃肠功能的恢复具有重要作用，且厚朴单味药提取物对于小鼠 HCl 型溃疡形成具有明显的抑制作用。

2. 组方归经

含厚朴方剂分布依次为阳明病 5 首（45.45%），太阳太阴病 2 首（18.18%），太阳阳明病 1 首（9.09%），太阳阳明太阴病 1 首（9.09%），太阴病 1 首（9.09%），太阴阳明太阳病 1 首（9.09%）。其中单经方 6 首（54.55%），两经方 3 首（27.27%），三经方 2 首（18.18%）。从阴阳来看，厚朴在阳经方 6 首（54.55%），阴经方 1 首（9.09%），阴阳合经方 4 首（36.36%）。从使用来看，厚朴主要在阳明病中使用，通过配伍亦可在阴经方、阴阳合经方中使用。

二、量效药理

1. 抑菌作用

厚朴酚与和厚朴酚具有明显抗真菌作用。厚朴酚与和厚朴酚对须癣毛癣菌、石膏状小孢霉、絮状表皮癣菌、黑曲霉、新生隐球菌、白色念珠菌的最小抑菌浓度（MIC）为 $5 \sim 100\mu g/mL$。

2. 抗肿瘤作用

厚朴酚与和厚朴酚在体内和体外均被发现可以抑制新生血管及肿瘤生长，并且在有效剂量范围内能够被宿主很好地耐受，其作用机制是在人的内皮细胞通过干扰血管内皮生长因子受体 2（VEGFR2）的磷酸化来抑制血管生成。厚朴酚（$10 \sim 40\mu mol/L$）可抑制人肺鳞状癌 CH27 细胞的增殖，

80～100μmol/L 时可诱导其死亡。

3. 抗炎作用

厚朴酚对小鼠体内 A23187 引起的胸膜炎具有很好的抗炎疗效，厚朴酚在浓度 10mg/kg 的剂量时可减轻 A23187 引起的蛋白质泄漏，A23187 引起的分叶核白细胞的渗透被厚朴酚抑制，同时，厚朴酚减少了胸膜液体中的前列腺素和白三烯水平，厚朴酚在浓度为 3.7μmol/L 时还抑制由 A23187 引起的 TXB2 和 LTB4 的形成。其抗炎机理是厚朴酚可能是一种环氧酶（COX）和脂肪氧化酶（LOX）的双重酶抑制剂，其抑制效果是在炎症位置减少花生酸中间体的形成而实现的。

4. 保护心脑血管作用

（1）对肝脏的保护作用　在肝脏缺血－再灌注损伤实验中，当鼠肝用和厚朴酚（10mg/kg 体重）处理 60 分钟后，线粒体呼吸控制速率和 ADP/O 率显著高于没有用和厚朴酚处理的对照组，其保护剂量分别为 10～100mg/kg（体重）。因此，和厚朴酚是一种强烈的抗氧化剂，在临床上具有心脏缺血－再灌注损伤保护作用。

（2）心肌保护作用　厚朴酚可明显抑制心室纤维颤动和死亡的发生，抑制缺血和再灌注诱导的心室心律失常，并减少缺血再灌注损伤引起的梗死范围。

（3）对脑缺血和缺血再灌注性损伤的保护作用　研究厚朴酚对脑缺血的保护作用发现，厚朴酚能剂量依赖性地延长小鼠缺氧缺血的存活时间，改善大鼠脑缺血造成的行为缺陷，提高脑组织中超氧化物歧化酶（SOD）和乳酸脱氢酶（LDH）

活性，减少丙二醛（MDA）水平，缩小大脑梗死范围，降低脑内含水量。

5. 抗凝血作用

厚朴酚与和厚朴酚具有抑制血小板凝集的作用，他们可以抑制胶原质和花生四烯酸引起的兔血浆凝集及 ATP 的释放。其作用机理是阻止凝血噁烷的形成以及细胞内钙离子的流动。

6. 抗溃疡作用

使用 5 种幽门螺杆菌属致病菌作为测试菌，对 30 种中国传统治疗胃溃疡植物乙醇提取物进行活性测试，其中厚朴表现出明显的抗菌活性，其 MIC 接近 60.0mg/mL，显示厚朴具有潜在的抗胃溃疡开发价值。

7. 对酶系统作用

Kwon 等追踪了日本厚朴叶提取物中酰基辅酶 A– 胆固醇酰基转移酶（ACAT）酶抑制剂作用，确定 ACAT 抑制成分分别为 Obovatol、和厚朴酚及厚朴酚，其抑制 IC50 分别为 42mol/L、71mol/L 和 86mol/L。

三、不同剂量验案

1. 小剂量验案

患者，男，37 岁。

患者 4 年前出现下腹胀痛，多在便前出现，便后缓解。大便每天 3～5 次，不成形或稀糊状，少许黏液，稍食油腻或情绪紧张则泻甚。食欲尚可，寐安，小便正常，无消瘦，无贫血。

刻下症：舌淡苔薄白，脉细。粪常规无异常，OB 试验阴性。粪细菌培养未见致病菌生长。肠镜示乙状结肠－直肠黏膜稍水肿充血，血管纹理欠清晰，未见糜烂、溃疡等。病理：（乙状结肠黏膜）未见明显异常。

西医诊断：肠易激综合征（腹泻型）。

中医诊断：腹泻。

处方：厚朴生姜半夏人参汤加减。党参10g，炮姜4g，姜半夏6g，炙甘草5g，厚朴6g，白术10g，白芍15g，防风10g，陈皮6g，茯苓15g，黄连3g，焦山楂10g，焦神曲10g，肉豆蔻6g，诃子10g。14 剂，日 1 剂，水煎服，嘱其饮食忌生冷油腻。

二诊：服药后患者诉腹痛腹泻缓解，大便日行 2 次，偏稀。效不更方，续服。

2. 中剂量验案

患者，男，57 岁。

患者自诉无明显诱因面部及双下肢水肿月余，诊时诉溲少，头晕头重，服托拉塞米肿退，停药水肿又起，实验室及下肢超声检查均无异常发现。舌红、苔白黄厚腻，脉细弦。

西医诊断：不明原因水肿。

中医诊断：水肿（湿热壅盛）。

治法：清利湿热。

处方：三仁汤、二子七皮饮合猪苓汤加减。杏仁9g，白豆蔻9g，薏苡仁15g，厚朴12g，半夏12g，滑石15g，淡竹叶10g，防己12g，泽泻15g，桑白皮12g，大腹皮15g，葶苈子 15g，白术 12g，苍术 12g。14 剂，日 1 剂，水煎服。

二诊：药后小溲增多，下肢肿退，面部浮肿减轻，头晕头重亦止。唯时感胃中隐痛，嗳气，肠鸣，舌偏红、苔白腻，脉细弦。原方去滑石、淡竹叶、桑白皮、大腹皮，加花椒 9g，桂枝 10g，六神曲 12g，旋覆花 10g。14 剂。

三诊：下肢及面部肿退尽，其余诸症均有缓解，上方续服月余未再有水肿发生。

3. 大剂量验案

患者，男，84 岁。

便秘 2 年余，伴有大腹胀痛，不服通便成药时则 4 ～ 5 日一行，便质黏腻伴量少，矢气、嗳气频作，便后肛门偶有烧灼感，平素纳少，寐差，舌红苔薄黄，脉弦滑。

西医诊断：便秘。

中医诊断：便秘（腑气不通，积滞内停，蕴热灼耗肠道阴津）。

治法：顺气导滞，增液润燥。

处方：厚朴三物汤加减。厚朴 20g，玄参 25g，枳实 10g，陈皮 10g，生地黄 30g，砂仁 15g，麦冬 30g，大黄（后下）5g，肉苁蓉 25g。7 剂，日 1 剂，水煎服，早、晚饭前分服。

二诊：服上方诸症大有好转，大便通畅，续服上方 7 剂，每日 1 剂，早、晚饭前分服。

/// 参考文献 ///

［1］周强，赵锡艳，逄冰，等 . 仝小林教授治疗不完全性肠梗

阻经验举隅［J］.中国中医急症，2012，21（11）：1750，1807.

［2］薛蓓云，李小荣，黄煌.黄煌经方内科医案（六）：睡眠障碍治验2则［J］.上海中医药杂志，2012，46（6）：22-23.

［3］陈琦，杨雪梅，徐成贺.厚朴三物汤拆方及其药量变化的实验研究［J］.时珍国医国药，2001，12（9）：776-778.

［4］杜铁民，史君彦.厚朴三物汤加味为主治疗不完全性肠梗阻52例［J］.辽宁中医杂志，2004，31（2）：166.

［5］欧阳世英，田玉江，徐桂芝，等.厚朴三物汤治疗消化道术后腹胀［J］.中国实验方剂学杂志，1998，4（3）：47-48.

［6］刘剑华.厚朴三物汤加味治疗慢性重型肝炎内毒素血症的疗效观察［J］.天津中医药，2009，26（3）：195-196.

［7］曹媛.厚朴三物汤加减治疗输尿管结石病人便秘的临床观察［J］.光明中医，2018，33（20）：3020-3022.

［8］高庆春，刘菊华.厚朴三物汤对术后胃肠功能恢复的临床作用观察［J］.中西医结合实用临床急救，1996，3（6）：250-251.

［9］朱自平，张明发，沈雅琴.厚朴对消化系统的药理作用［J］.中国中药杂志，1997，22（11）：686-688.

［10］BANG K H，KIM Y K，MIN B S，et al. Antifungal activity of mangnolol and h on oki ol［J］.Arch Ph arm Res，2000，23（1）：46-49.

［11］王立青，江荣高，陈蕙芳.厚朴酚与和厚朴酚药理作用的研究进展［J］.中草药，2005，36（10）：1591-1594.

［12］XIANHE B，FRANCESCA C，MASU KO U ，et al. Honokiol, a Small Molecular Weight Natural Product,

Inhibits Angi ogenesisin Vitro and Tumorgrowth in Vivo [J].
J Biol Chem, 2003, 278 (37): 35501-35507.

[13] YANG S E, H SIEH M T, T SAI T H, et al. Effector mechanism of magnolol-induced apoptosis in hum an lung squamous carcino-ma CH27 cells [J]. Br J Ph arm acol, 2003, 138 (1): 193-201.

[14] WANG J P, H O T F, CHANG L C, et al. Anti-inflamm at ory effect of magn ol ol, isolated from Magnolia off icinalis, on A23187-induced pleurisy in mice [J]. J Ph arm Pharmacol, 1995, 47 (10): 857-860.

[15] CHIU J H, HO C T, WEI Y H, et al. In vitro and in vivo p rotective eff ect of honokiol on rat liver from peroxidative injury [J]. Life S ci, 1997, 61 (19): 1961-1971.

[16] LEE Y M, HSIAOG, CHEN H R, et al. Magnolol reduces myocardial ischemia/ reperfusion injury via neutrophil inhibiti on in rats [J]. Eu r J Pharmacol, 2001, 422 (3): 159-167.

[17] TENG C M, CHEN C C, KO F N, et al. Two antiplatelet agents from Magnolia offi cinalis [J]. T hromb Res, 1988, 50 (6): 757-765.

[18] Li Y, Xu C, Zhang Q, et al. In vitro an ti-H elicobacter pylori action of 30 Chinese herb al medicines used t o treat ulcer diseases [J]. J Ethnopharmacol, 2005, 98 (3): 329-333.

[19] KWON, BM, KIM, et al. Acyl-C oA : cholest erol acyltransf erase in hibit ors from Magnolia obovat a [J]. Plant a Med, 1997, 63 (6): 550-551.

［20］安镁，叶柏.叶柏运用厚朴生姜半夏甘草人参汤经验举隅
　　　［J］.中医药导报，2016，22（1）：116-118.

［21］张烨，张涛，李威，等.蒋健辨治水肿验案6则［J］.江苏
　　　中医药，2020，52（1）：61-63.

［22］张文钊，左军，赵丹，等.李冀教授治疗便秘之验案举隅
　　　［J］.中医药信息，2019，36（1）：62-64.

栀子

栀子为茜草科植物栀子 *Gardenia jasminoides* Ellis 的干燥成熟果实。《神农本草经》谓其"主五内邪气，胃中热气，面赤酒疱，齄鼻，白癞，赤癞，疮疡，目热赤痛"。《中国药典》记载其功效主治为"泻火除烦，清热利湿，凉血解毒；外用消肿止痛。用于热病心烦，湿热黄疸，淋证涩痛，血热吐衄，目赤肿痛，火毒疮疡；外治扭挫伤痛"。

一、量效研究

1. 用量

栀子苦寒，三焦有郁火者皆可用之，可治疗心烦、懊𢙐不眠在内的诸多疾病。现代研究显示栀子主药成分为栀子苷，具有抗炎、镇痛、降压、促进胰腺分泌、护肝、利胆等作用。

系统整理《伤寒杂病论》中含有栀子的条文，经筛选，共纳入含栀子方剂 10 首，占总方剂比例为 3.88%。采用 SPSS 20.0 统计软件分析栀子与相关因素之间关系。相关分析显示，仲景《伤寒杂病论》中栀子主要作为复方应用。

本研究结果表明，含有栀子的方剂仅占全方比例的 3.88%，使用率较低。栀子为主药的相关因素与栀子为非主药相比较，差异均无统计学意义。说明栀子的临床效用相对单一，可通过灵活配伍治疗复杂症状。其中，栀子作为主药有包括栀子豉汤在内的 2 首方剂。栀子豉汤用于津液损伤之后引起的"虚烦不得眠""烦热胸中窒""身热不去，心中结痛"。而清代柯琴认为本方"不只为误下后立法"，临床常用于治疗神经系统疾病，如失眠、焦虑、抑郁、睡惊症、癔症等符合本证病机者，此外在心肌炎、肺炎、胃炎、膀胱炎中亦有应用。研究发现，二药合用可以降低栀子过量造成的肝毒性。

栀子作为非主药时包括栀子厚朴汤在内的 8 首方剂。栀子厚朴汤由栀子、厚朴、枳实组成，枳朴同用而去淡豆豉，重在行气宽中、除满消胀，主要用于"心烦、腹满、卧起不安者"，临床也常用于治疗失眠、焦虑、抑郁。

研究发现，栀子为主药的栀子单次用量与栀子为非主药的栀子单次用量无明显差异。而且二元相关性分析显示，栀子单次用量与用水量、单次服用水量、服用次数均有相关性，而与药味数、剩余水量无相关性，说明栀子在用药时应严格按照《伤寒杂病论》的剂量及煎煮方法使用，以保证发挥最大药效。

如果按组方为 3 味药，每天服用 2 次计算，如栀子为主药，则其服用剂量为 16.97g（≈16g），如为非主药则服药剂量为 13.15g（≈13g），稍高于《中国药典》规定的 6～10g。

综上所述，《伤寒杂病论》中栀子功效在于清三焦郁火。

从量效关系可以发现栀子的配伍严格，但用量较为固定，在《伤寒杂病论》中剂量多为 13～16g。栀子亦可外用发挥清热泻火作用，临床应用时应通过灵活配伍达到治疗目的。

2. 组方归经

含栀子方剂分布依次为阳明病 9 首（90.00%），太阴阳明病 1 首（10.00%）。其中单经方 9 首（90.00%），两经方 1 首（10.00%），三经方 0 首。从阴阳来看，栀子在阳经方为 9 首（90.00%），阴经方为 0 首，阴阳合经方为 1 首（10.00%）。可见栀子属性极其单一，属于阳明药，而当合并阴证时，可与干姜合用在阴阳合经方中使用。

二、量效药理

1. 抗菌抗病毒

栀子醇提取液对多种真菌有抑制作用，其水煎液能杀死钩端螺旋体，外用能使血吸虫停止活动。栀子提取物 ZG 对流感病毒等 6 种病毒有明显抑制作用，可通过多个环节抑制副流感病毒 I 型病毒的吸附，也可通过改善细胞膜的流动性，从而维持细胞膜的正常功能，达到抗单纯疱疹病毒 I 型病毒效果，其对小鼠流感病毒性肺炎的抑制作用与降低血清中一氧化氮（NO）含量有关。

2. 消炎镇痛

栀子 75% 甲醇提取浸膏有显著抗炎和镇痛作用。以醋酸诱导大鼠毛细血管通透性增加，口服浸膏 3.0g/kg 后，可显著抑制血管通透性的增加，抑制率为 44.7%；同时，可显著抑制角叉菜胶所致足肿胀的作用，也可对醋酸诱发的大鼠扭体反应起到作用，抑制率为 26.8%。栀子、大黄二药合用，加少量白酒外敷，对急性软组织损伤具有良好的清热凉血、消肿止痛、活络散瘀作用。

3. 利胆保肝、促进胰腺分泌

栀子中含有的熊果酸能降低血清转氨酶，对肝癌细胞有明显的抑制作用。果实中的环烯醚萜苷、藏红花素和藏红花酸均可使胆汁分泌增加，均有利胆作用。京尼平苷也对胆汁分泌呈促进作用，能降低胰淀粉酶作用，减轻各损伤因子对胰腺的损害，进而保护胰腺细胞的结构和功能。

4. 对神经系统的作用

研究表明，栀子中的藏红花素在 40mg/kg 时对抑郁模型小鼠行为有明显改善作用，并能显著促进海马区神经元发生，表现出良好的抗抑郁效果。栀子苷及其体内代谢产物均具有抗 β- 淀粉样肽毒性损伤作用、抗氧化应激、抗内质网应激、抗炎症反应以及促进神经生长作用，从而有效治疗阿尔茨海默病。栀子苷对局灶性脑缺血模型大鼠脑组织的保护作用，可通过抑制 TLR4 通路蛋白而发挥抗炎效应，促进脑缺血的恢复。

5. 肿瘤及辐射防护

栀子中的苷元、藏红花素和熊果酸均能抗致癌物，苷元能抑制鼠白血病 P388 细胞的生长，藏红花素能抑制癌变的启动以及肿瘤细胞的增殖与扩散；熊果酸能通过抑制 DNA 的复制，阻滞细胞周期，抑制细胞的增殖，而诱导肿瘤细胞周期的终止及凋亡，还可增强机体的免疫功能，减轻放射后造血组织的损伤。栀子酸则通过对亚致死的 X 射线辐射作用的防护剂来实现对大鼠肿瘤模型的抗癌作用。

6. 降压作用

栀子提取物通过阻断去甲肾上腺素激动阻力动脉 α 受体引起的收缩反应和阻滞阻力动脉电压依赖的钙通道而降低外周阻力，引起血管扩张，达到降压效果。

7. 降血糖

栀子中的京尼平苷对糖尿病大鼠有明显的降血糖作用，栀子苷能显著降低糖尿病大鼠的血糖、胰岛素和甘油三酯水平，而使血浆胰岛素水平升高，口服耐糖量改善，并且促进了胰岛β细胞增殖，还能减少 mRNA 中糖原磷酸化酶和葡萄糖 –6- 磷酸酶的表达，降低免疫反应蛋白水平和酶活性抗补体效应。

8. 抗哮喘作用

栀子苷能明显降低 OVA 诱导的小鼠气道高反应性，抑制 Th2 型细胞因子白细胞介素 –4（IL–4）、白细胞介素 –5（IL–5）、白细胞介素 –13（IL–13）的释放以及减少血清中免疫球蛋白 E（IgE）的含量，减轻肺组织炎性细胞浸润及气道黏液的过量分泌。

9. 抗氧化

栀子苷能够明显提高过氧化氢（H_2O_2）损伤内皮细胞的存活率，提高细胞内超氧化物歧化酶（SOD）、谷胱甘肽过氧化物酶（GSH-Px）及一氧化氮合酶（NOS）的活性，并使培养液中一氧化氮（NO）含量增加，降低细胞内活性氧簇（ROS）水平，减少细胞凋亡，恢复内皮细胞增殖。另外，栀子苷对羟自由基有明显清除能力，对小鼠肝、肾、心组织匀浆有脂质过氧化抑制作用。

三、不同剂量验案

1. 小剂量验案

患者，男，17 岁。

患者患亚急性肝坏死，住某传染病医院治疗已 3 个多月。

刻诊：周身发黄如烟熏，两足发热，夜寐时必须将两足伸出被外，脘腹微胀，小便黄赤。舌质红绛，脉弦。

西医诊断：病毒性肝炎。

中医诊断：黄疸（湿热久蕴伤阴）。

治法：清泄湿热，滋阴。

处方：栀子柏皮汤。栀子 9g，黄柏 9g，炙甘草 6g。6 剂。

二诊：病情好转，但又显现阴液不足之象，至夜间口干咽燥，津液不滋。上方合大甘露饮法。

处方：栀子、黄柏、黄芩、茵陈各 3g，枳壳、枇杷叶、丹皮、石斛、麦冬、赤芍各 9g。12 剂。

三诊：黄疸基本消退，改用和胃健脾、化湿解毒等法。

调治半年而愈。

2. 中剂量验案

患者，男，60 岁。

5个月前，心前区疼痛，在西医院行冠脉CT示：左前支及回旋支狭窄70%，行2个支架后疼痛消失。但3个月后，再发胸痛，服麝香保心丸、硝酸酯类药可缓解，后住院静脉滴注15天（具体药物不详），胸痛加重，心血管科予服小陷胸汤合温胆汤加减等1个月，效果不理想。

既往史：高血压病史10年，最高血压180/90mmHg，未规律服用降压药。

刻下症：心前区疼痛（辣痛、灼热痛），1天发作5～6次，持续时间为10～20分钟，可在口服药物后缓解。其人体胖，平素易激动，肢体沉重，便黏，尿黄，不渴，失眠，心烦，舌质淡红，苔白黄腻，脉滑数。

西医诊断：心肌梗死。

中医诊断：胸痹（痰热扰心，瘀血阻络）。

治法：清心化痰，活血通络。

处方：栀子豉汤合小陷胸汤合温胆汤。瓜蒌30g，黄连6g，半夏10g，陈皮10g，茯苓15g，炙甘草10g，竹茹20g，枳实10g，淡豆豉20g，焦栀子15g，桔梗30g，丹参30g。7剂，水煎服，日1剂。

二诊：7天后来诊，诉症状明显好转。心前区疼痛由1天发作5～6次减少到2～3次，持续时间由10～20分钟减少到5～6分钟。效不更方续用1周。

三诊：14天后来诊，诉疼痛症状2～3天发作1次，时间很短，原方续用。

共用28天症状全消。

3. 大剂量验案

患者，女，61岁。

患者不明原因于1年前出现肛门烧灼感，晨起轻，中午及午后明显，烦躁易怒，多思善疑，每日需冷水冲洗或浸泡肛周数次方觉有所缓解，并伴有大便便意频数，辗转治疗于多处，行肛门镜检、指检、电子肠镜、肛门直肠测压、盆腔磁共振检查均未见明显异常，长时间予中药坐浴、痔疮栓等药纳肛，症状未见明显好转。

刻下诊：肛门烧灼感，进食辛辣、生冷后尤甚，头晕乏力，身重，纳呆，大便稀溏黏滞。舌红，苔黄腻，脉濡数。

专科检查：肛周皮肤色褐，未见明显异常，指检：肛周及肛管直肠内温度正常，无触痛，指套无血染。镜检：齿线处肛窦未见明显充血红肿。

中医诊断：郁病（心神不宁夹湿热下注）。

西医诊断：肛门直肠神经官能症。

处方：栀子豉汤合萆薢渗湿汤加减。栀子20g，淡豆豉15g，萆薢15g，薏苡仁15g，茯苓12g，黄柏12g，丹皮12g，泽泻15g，滑石10g，通草15g。10剂，水煎服，每日1剂。

嘱患者注意调节情志，适当增加户外活动。

二诊：患者肛门烧灼感、身重减轻，饮食较前改善，大便仍时有不成形，每天3～4次。舌红，苔薄黄腻，脉濡。效不更法，仍以前法施治。

处方：上方去丹皮、泽泻，加车前子、苍白术。栀子20g，淡豆豉15g，萆薢15g，薏苡仁15g，茯苓12g，黄柏12g，滑石10g，通草15g，车前子20g，苍术15g，炒白术

20g。10 剂，水煎服，日 1 剂。

嘱患者注意调节情志，适当增加户外活动。

三诊：患者肛门烧灼感明显减轻，饮食可，身重乏力缓解，大便每天 2 次。舌尖稍红，苔薄黄，脉濡。

处方：栀子 20g，淡豆豉 15g，薏苡仁 15g，茯苓 12g，陈皮 12g，炒白术 20g，当归 15g，黄芪 20g，菟丝子 10g，枸杞 10g。14 剂，水煎服，日 1 剂。嘱患者继续调畅情志，增加户外活动。

随访半年其病情稳定。

/// 参考文献 ///

[1] 孙广全，关庆增 . 栀子豉汤证证治规律的研究 [J] . 黑龙江中医药，1992（6）：43-45.

[2] 杜玉青，袁美杰，王鑫国 . 栀子与淡豆豉配伍减毒机制的研究 [J] . 河北中医，2019，41（1）：91-95.

[3] 牧丹，苏日那，格根塔娜，等 . 栀子的化学成分与药理作用研究 [J] . 中国疗养医学，2015（1）：34-36.

[4] 郭姗姗，黄洋，赵晔，等 . 栀子提取物 ZG 对副流感病毒Ⅰ型感染后宿主细胞膜的影响 [J] . 病毒学报，2007，23（5）：384-388.

[5] 王秀坤，郭姗姗，黄洋，等 . 栀子提取物 ZG 对单纯疱疹病毒Ⅰ型感染后细胞膜流动性的影响 [J] . 中华微生物学和免疫学杂志，2006，26（11）：1005-1008.

[6] 王意忠，崔晓兰，高英杰，等 . 栀子提取物抗病毒试验研究 [J] . 中国中药杂志，2006，31（14）：1176-1178.

[7] 朱江，蔡德海，芮菁．栀子的抗炎镇痛作用研究 [J]．中草药，2000，31（3）：198-200．

[8] 王钢力，赵淑杰，陈德昌．大黄栀子果实化学成分的研究 [J]．中国中药杂志，1999，24（1）：38．

[9] 张学兰，孙秀梅．栀子不同炮制品保护肝脏作用比较研究 [J]．中成药，1996，18（2）：18．

[10] 张德权，吕飞杰，台建祥，等．栀子黄色素对四氯化碳肝损伤小鼠的影响 [J]．营养学报．2002，24（3）：269．

[11] 孙旭群，赵新民，杨旭，等．栀子苷利胆作用实验研究 [J]．安徽中医学院学报，2004，23（5）：33．

[12] 王艳蕾，贾玉杰，姜妙娜，等．栀子对重症急性胰腺炎胰腺细胞结构和功能的影响及其与 NO、内毒素、自由基的关系 [J]．陕西医学杂志，2007，36（1）：22-24．

[13] 郝文宇，杨楠，高云周，等．栀子粗提物对抑郁模型小鼠行为学及海马神经发生的影响 [J]．中国比较医学杂志，2009，19（10）：11-14．

[14] 王磊，辛文锋，张文生，等．栀子苷治疗阿尔茨海默病及神经保护的分子机制研究进展 [J]．中国药理学通报，2012，28（5）：604．

[15] 张小燕，张占军．栀子苷对局灶性脑缺血大鼠脑组织基因表达谱的影响 [J]．中国中西医结合杂志，2005，25（1）：42．

[16] 傅春升，娄红祥，张学顺．196栀子的化学成分与药理作用 [J]．国外医药（植物药分册），2004，19（4）：152-156．

[17] 那莎，郭国田，王宗殿，等．栀子及其有效成分药理研究进展 [J]．中国中医药信息杂志，2005，12（1）：90-92．

［18］杨冀凤，刘光辉．栀子提取物对大鼠阻力动脉的松弛作用
［J］.中成药，1999，21（9）：467-469.

［19］乔卫，张颜文，吴寿金．天然环烯醚萜类化合物的生物活性
［J］.国外医药：植物药分册，2001，16（2）：65-67.

［20］谢文利，李宏捷，晋玉章．京尼平苷的降血糖作用研究
［J］.武警医学院学报，2008，17（7）：580-581.

［21］付红蕾，梁华正，廖夫生，等．栀子中京尼平苷的研究现状
和应用前景［J］.时珍国医国药，2005，16（1）：54-56.

［22］杨小丰，邓彦宏，管明峰，等．针对小鼠过敏性哮喘的新型
抗炎靶点研究栀子苷抑制因子-κB信号传导［C］//中国
毒理学会兽医毒理学与饲料毒理学学术讨论会暨兽医独立
专业委员会第4次全国代表大会会议论文集.北京：中国
毒理学会，2012：157-158.

［23］丁嵩涛，刘洪涛，李文明，等．栀子苷对氧化应激损伤血管
内皮细胞的保护作用［J］.中国药理学通报，2009，25（6）：
725.

［24］武海霞．栀子苷体外抗氧化作用［J］.中国药理学与毒理学
杂志，2012，26（3）：456.

［25］刘晓倩，闫军堂，王雪茜，等．刘渡舟教授运用"栀子豉
汤"类方证治经验［J］.国医论坛，2015（1）：3-5.

［26］吴桂茹．栀子豉汤类方加减的临床应用［J］.临床医药文献
电子杂志，2018，5（A0）：201.

［27］廖波，陈莹璐，何军，等．栀子豉汤加味治疗肛门直肠神
经官能症经验总结［J］.中国保健营养，2019，29（34）：
49-50.

人参

人参为五加科植物人参 *Panax ginseng* C.A.Mey. 的干燥根和根茎。《神农本草经》记载曰："人参，味甘微寒。主补五脏，安精神，定魂魄，止惊悸，除邪气，明目，开心益智。"《中国药典》记载其功效主治为"大补元气，复脉固脱，补脾益肺，生津养血，安神益志。用于体虚欲脱，肢冷脉微，脾虚食少，肺虚咳喘，津伤口渴，内热消渴，气血亏虚，久病虚羸，惊悸失眠，阳痿宫冷"。

一、量效研究

1. 用量

张锡纯在《医学衷中参西录》中提出《伤寒杂病论》之人参即党参，临床时多人参和党参灵活应用，党参性平不热，善治气虚有热者甚宜，人参补力、热力皆倍于党参，且补气之力，实倍于补血。《中国药典》中党参功效及主治："甘，平。健脾益肺养血。用于脾肺气虚，食少倦怠，咳嗽虚喘，气血不足，面色萎黄，心悸气短，津伤口渴，内热消渴。"而人参功效及主治为"甘、微苦、微温。大补元气，复脉固脱，补脾益肺，生津养血，安神益智。用于体虚欲脱，肢冷脉微，脾虚食少，肺虚喘咳，津伤口渴，内热消渴，气血亏虚，久病虚羸，惊悸失眠，阳痿宫冷"。《名医别录》中记载人参出于上党及辽东者，皆为党参。

系统整理《伤寒杂病论》中含有人参的条文，经筛选，共纳入含人参方剂 34 首，采用 SPSS 20.0 统计软件分析人参与相关因素之间的关系。仲景《伤寒杂病论》中人参主要作为复方应用，且宜"据证"与党参灵活选择使用。

相关分析显示，仲景《伤寒杂病论》中主药的人参单次用量和剂量均高于非主药剂量，有统计学意义。从组方看，《伤寒杂病论》中人参不单独使用，或以对药应用。正气充则邪气自除，人参可"除邪气"，一般来讲，凡补气之药皆属阳性，而人参能补气而体质属阴，故无刚燥之痹。人参作为主药的方剂共 7 首，其中人参汤即理中汤，组成为人参、甘草、干姜、白术，人参用量为 41.4g，主要用于胃虚停饮的心下痞硬证，发挥该作用的还有木防己汤、木防己去石膏加茯苓芒硝汤。无水饮内停时，胃虚亦可用人参治疗，如干姜黄芩黄连人参汤、续命汤。因此在使用人参时当区别是否存在邪气，若邪气存内，则需谨慎辨别为何种内邪，以配合使用，当不责"补塞"之功。

"脾为后天之本，气血生化之源。"人参为补益脾胃、固护中焦之要药。人参作为非主药的共 27 首，从这方面看人参多作为辅助用药使用。姜、草、枣、参四药合用的配伍甚多，如半夏泻心汤、大建中汤、温经汤等。而且白虎加人参汤中用于大汗出后，津液大伤，症见大烦渴不解，脉洪大。说明人参具有滋津液的作用。而且兼能固元气，如出自《医方类聚》的独参汤，取"大人参（去芦），（用于）补气固脱，主（治）诸般失血与疮疡溃后，气血俱虚，面色苍白，恶寒发热，手足清冷，自汗或出冷汗，脉微细欲绝者"。其作用均得益于其补气之功，气血充足，脏腑百骸各得其养，自有种种诸效。

综上所述，《伤寒杂病论》中人参作用于脾胃，主要功效在于补气，且宜"据证"与党参灵活选择使用。量效关系发现，作为主药时人参剂量为41.4g，单次用量为6.9g，作为非主药时人参剂量为27.6g，单次用量为3.45g（$P<0.05$）。而逻辑回归分析未发现人参是否为主药与其他因素有相关性，提示人参无明显量效关系，需治疗胃虚饮停时可大剂量应用，而且大剂量应用时具有补气固脱的作用，而仅针对胃虚、固护中焦时则小剂量作为辅助用药使用。

2. 组方归经

含人参方剂分布依次为太阴病11首（32.35%），厥阴病5首（14.71%），太阴阳明病4首（11.76%），太阳太阴阳明4首（11.76%），少阳阳明病3首（8.82%），太阳太阴病2首（5.88%），少阳病1首（2.94%），少阳太阳病1首（2.94%），少阳太阴病1首（2.94%），太阳少阳阳明病1首（2.94%），太阳太阴少阴病1首（2.94%）。其中单经方17首（50.00%），两经方11首（32.35%），三经方6首（17.65%）。从阴阳来看，人参在阳经方为6首（17.65%），阴经方为16首（47.06%），阴阳合经方为12首（35.29%）。提示人参的寒热属性不典型，为平性药物，根据配伍可广泛用于各类疾病中。

二、量效药理

1. 抗肿瘤作用

人参皂苷 Rg_3、Rg_1、Rb_1 和 Rh_1、Rh_2 均有明显的抗肿瘤活性，可促肿瘤细胞凋亡，抑制肿瘤生长、抑制肿瘤血管生成都发挥良好作用。人参皂苷 Rg_3 明显抑制乳腺癌细胞系的增殖活力，且呈时间剂量依赖性。人参皂苷 F_2 可抑制胃癌细胞活力，Rd 可抑制肝癌细胞转移。

2. 对神经系统的作用

人参皂苷在神经系统当中有着重要的调节与参与作用，可对神经的兴奋起到促进和抑制作用，从而有益于提高记忆力，缓解机体疲劳，发挥抗老年痴呆作用。研究显示，Rg_1、Rh_1 不仅可增强受损模型小鼠的记忆功能，还能保护大鼠皮质神经细胞，其机制可能通过干扰 β – 淀粉样蛋白（Aβ）的沉积、雌激素样作用、抑制 Tau 蛋白的异常磷酸化、调节中枢酶类及神经递质等方式干预老年痴呆症。

3. 心脑血管保护作用

人参皂苷在心血管系统的药理作用广泛，具有抗心律失常作用，抑制心肌肥厚，抗细胞凋亡，改善缺血再灌注损伤，抗心肌缺血、保护心肌细胞，保护血管内皮细胞，调节血压等作用。另外，有研究表明 20（R）– 人参皂苷 Rg_3 具有抗血小板聚集作用，作用与肝素相似。人参二醇组皂苷对动脉粥样硬化模型大鼠的血管中膜平滑肌细胞具有抑制其向内膜迁移、增殖的作用，可降低主动脉内皮细胞间黏附分子 -1 的蛋白表达及 MDA 水平，增高一氧化氮（NO）含量和 SOD 活性，从而发挥良好的抗动脉粥样硬化的作用。

4. 抗抑郁作用

体内研究发现，灌胃给予 100mg/kg 人参皂苷 Rg_3 可以明显逆转慢性不可预见性应激（CUMS）诱导的小鼠抑郁样行为，可能通过上调小鼠海马中脑神经营养因子（BDNF）、磷酸化环磷腺苷效应元件结合蛋白（p-CREB）水平表达的机制发挥抗抑郁效应。

5. 免疫调节作用

研究显示，对实验组小鼠注射人参多糖后，与对照组相比，其脾脏和胸腺重量明显增加，在免疫细胞层次上，人参多糖能够刺激和激活免疫细胞，还能够提高淋巴细胞的免疫功能。

6. 抗衰老作用

人参多糖具有提高 SOD 等抗氧化酶活性和总抗氧化的能力，其中酸性多糖作用明显。

7. 抗炎作用

研究显示，在小鼠腹膜炎模型中发现，人参皂苷 Rg_3 能浓度依赖性地减少一氧化氮（NO）的产生，抑制诱导型一氧化氮合酶（iNOS）表达，诱导小鼠巨噬细胞内精氨酸酶 -1 的极化，加速炎症消退。

8. 抗病毒作用

0.12 ～ 4.00μg/mL 人参皂苷 Rg_3 能显著抑制单纯疱疹病毒活性，从而抑制病毒繁殖。同时，人参皂苷 Rg_3 能在单纯疱疹病毒感染的各个阶段均发挥作用。

三、不同剂量验案

1. 小剂量验案

患者，男，5 岁。

患儿已咳 2 个月，近半月来呈阵发性干咳。刻下咳声高亢，无痰不喘不发热，咳时头及背部有微汗出，白天咳次数较多，夜间亦少，食欲减退，西医检查排除百日咳。发育营养尚可，眼睑微肿，精神欠佳。舌淡红，苔正常，脉细数。

西医诊断：慢性支气管炎。

中医诊断：咳嗽（燥伤肺气，肺失清肃）。

治法：润肺清肺，佐以敛肺。

处方：麦门冬汤加味。麦冬 18g，天冬 10g，人参 5g，半夏 6g，连翘 12g，黄芩 12g，知母 10g，诃子 9g，桔梗 12g，青果 8g，神曲 20g，甘草 6g。3 剂，水煎频服。

3 日后复诊，咳嗽有减，原方再进 4 剂，水煎频服。

药尽后复诊已基本痊愈，为预防复发，续用上方 3 剂加以巩固，后未复发。

2. 中剂量验案

患者，男，26 岁。

患者自诉近 1 个月来掉发明显，头皮瘙痒，头发油腻。经常熬夜。既往反复患口腔溃疡及十二指肠溃疡。目前服用雷贝拉唑钠肠溶胶囊、康复新液、瑞巴派特片治疗 2 周，口腔溃疡未见明显好转，十二指肠溃疡未复查。

刻下诊：眉毛浓，眼睑红，前额两侧发际线上移，头发稀疏，头皮油腻，无明显头屑，口腔溃疡，小便黄，大便 1 周 1 次。舌红苔薄，脉弦。

西医诊断：脂溢性脱发。

中医诊断：发蛀脱发（湿热证）。

治法：健脾清热除湿。

处方：甘草泻心汤化裁。甘草 10g，炙甘草 10g，黄连 5g，黄芩 15g，姜半夏 15g，干姜 5g，党参 15g，大枣 10g，制大黄 5g。7 剂，水煎服，每日 1 剂。

二诊：掉发减少。胃纳佳，二便调。舌红苔薄，脉弦，无口腔溃疡。原方去大黄，7 剂。

三诊：前额两侧有细小毛发生长，胃纳佳，二便调，舌红苔薄，脉弦。前方续服，7 剂。

后随访病情缓解未再就诊。

3. 大剂量验案

患者，女，57 岁。2012 年 7 月 2 日诊。

4 个月前因舌根部针刺样疼痛，发现舌根部肿物如枣样大小。第四军医大学口腔医院病理诊断右舌根会诊切片报告腺样囊性癌。CT 示右侧舌根部占位，符合恶性病变，右侧颌下及双侧颈部多发肿大淋巴结。2012 年 7 月 11 日以舌根病灶及肿大淋巴结区三维适形 SAD 照射，拟剂量 70Gy/35f/7w；中下颈衔接前野照射，拟剂量 50Gy/25f/5w，遮挡脊髓及肺尖，连续 5 天休 2 天。2012 年 7 月 17 日口腔黏膜有刺痛感，尤以进食辛辣为甚，稍有乏力，痞满，纳差，烦躁，口臭，无畏冷饮。

刻诊：右舌根部无痛性肿物，口腔黏膜充血，有一豆大溃疡面。舌质红边有齿痕、苔黄腻，脉沉细弱。

西医诊断：口腔溃疡。

中医诊断：口疮（脾虚热结）。

治法：泄热补脾。

处方：甘草泻心汤。炙甘草 60g，黄芩 45g，人参 45g，干姜 45g，生半夏 65g，黄连 15g，大枣 12 枚。3 剂，以水 2000mL 煮取 1200mL，去滓，再煎，温服 200mL，日 3 服。

二诊：口腔黏膜已无刺痛感，查口腔黏膜无充血，右舌根部无痛性肿物减小，口腔溃疡已无。

/// 参考文献 ///

［1］胡希恕.胡希恕金匮要略讲座［M］.北京：学苑出版社，2008.

［2］王荣.中药饮片人参成分及药理作用的研究讨论［J］.北方药学，2019，16（9）：194-195.

［3］渠贺玮.人参主要有效成分药理作用综述［J］.中国保健营养，2019，29（2）：47-48.

［4］李倩，柴艺汇，高洁，等.人参现代药理作用研究进展［J］.贵阳中医学院学报，2019，41（5）：89-92.

［5］张洁.人参皂苷在心血管系统药理作用的研究进展［J］.中医临床研究，2019，11（7）：141-144.

［6］彭茗，张填，张彤，等.手性人参皂苷 Rg_3 的抗凝血和抗血小板聚集活性差异研究［J］.中华中医药学刊,2015,33（9）：2072-2075.

［7］张雪.人参皂苷 Rb_1 调节巨噬细胞极化稳定动脉粥样硬化斑块及其机制研究［D］.青岛：青岛大学，2017.

［8］杨玉，陈春林.人参皂苷 Rg_3 的药理作用研究现状［J］.中国临床药理学杂志，2019，35（5）：497-500.

［9］WEIHUA, NI, XU, et al.Antitumor activitiesandimmunomodulatory effects of ginseng neutral polysacchari desin combination with 5-fluorouracil［J］.Journal of medicinal food，2010，13（2）：270-277.

［10］王晓慧.人参多糖联合植物乳杆菌抗氧化及免疫调节活性研究［D］.长春：吉林农业大学，2015.

［11］SAEROMI, KANG, SOO-JIN, et al.Ginsenoside Rg3 promotes inflammation resolution through M2 macrophage polarization.［J］.Journal of ginseng research，2018，42（1）：68-74.

［12］李平亚，郝秀华，赵春芳，等.人参皂苷 Rg_3、$-Rb_3$ 抗病毒作用的研究［J］.中国老年学杂志，2001，21（3）：215-216.

［13］梅少林，袁红艳，常雅萍，等.人参皂苷 Rg_3 体外抗HSV-1 活性与免疫调节效应［J］.吉林大学学报（医学版），2006，32（6）：1019-1022.

264

［14］刘朝芳.麦门冬汤治疗喉源性咳嗽临床观察［J］.光明中医，2001，16（3）：44-45.

［15］任卉.甘草泻心汤化裁治疗皮肤病验案3则［J］.江苏中医药，2019，51（10）：56-57.

［16］崔松涛，王克穷.王克穷用甘草泻心汤治疗放化疗口腔溃疡经验［J］.实用中医药杂志，2013（10）：854-854.

人

参

牡蛎

牡蛎为牡蛎科动物长牡蛎 *Ostrea gigas* Thunberg，大连湾牡蛎 *Ostrea talienwhanensis* Crosse 或近江牡蛎 *Ostrea rivularis Gould* 的贝壳，又名蛎黄、生蚝。《神农本草经》记载："牡蛎，味咸平。主伤寒寒热，温疟洒洒，惊恚怒气，除拘缓鼠瘘，女子带下赤白。"《中国药典》记载其功效主治为"重镇安神，潜阳补阴，软坚散结。用于惊悸失眠，眩晕耳鸣，瘰疬痰核，癥瘕痞块。煅牡蛎收敛固涩，制酸止痛。用于自汗盗汗，遗精滑精，崩漏带下，胃痛吞酸"。

一、量效研究

1. 用量

《神农本草经》和《名医别录》中均记载牡蛎味咸、平，现代中药药理学研究发现，牡蛎具有广泛的药理作用，包括保肝、抗肿瘤、降血糖、降血脂、抗氧化、延缓衰老、增强免疫力等作用。

系统整理《伤寒杂病论》中含有牡蛎的条文，经筛选，共纳入含牡蛎方剂11首，采用SPSS 20.0统计软件分析牡蛎与相关因素之间的关系。相关分析显示，《伤寒杂病论》中牡蛎主要作为复方应用，在组方中的用量和功效均较为稳定。

《伤寒杂病论》中含有牡蛎的方剂有11首，占全方数目的比例较小，但对其配伍和剂量的研究对于掌握牡蛎的临床应用具有极为重要的价值。二元相关性分析7首方剂显示，牡蛎单次用量与药味数量、用水量、剩余水量、每次服用的水量和次数均无相关性。按照牡蛎在其组方中的剂量将其分为主药和非主药，单因素逻辑回归分析显示，牡蛎是否为主药与牡蛎单次用量、牡蛎的剂量、药味数量、用水量、剩余水量、每次服用水量和服用次数亦无相关性。而对比牡蛎为主药的药味数量为（5.5±1.73）个，显著低于牡蛎为非主药的（10.33±2.89）个。可计算出若组方为8味药，口服2次/日，如牡蛎为主药，则牡蛎单次用量为16.80g（约等于17g）；如为非主药，则为7.20g（约等于7g），与《中国药典》（2015年版）中9～30g剂量基本一致。一方面说明牡蛎在《伤寒杂病论》中并不存在显著的量效关系，因此其用量和功效极为稳定，另一方面在临床应用时可根据药物的数量来确定牡蛎作为主药和非主药的具体用量。

（1）不与龙骨配伍

从配伍来看，牡蛎单用（不与龙骨配伍）有6方，作为主药的是牡蛎汤、牡蛎泽泻散、栝楼牡蛎散。《金匮要略·疟病脉证并治》中言："牡蛎汤，治牝疟。"本方是甘草麻黄汤加牡蛎、蜀漆组成，以方测证，此处牡蛎的作用当为《神农本草经》所谓"主治伤寒寒热"，主祛寒热、止疟。《金匮要略·百合狐蜮阴阳毒病脉证治》云："百合病，渴不差者，用后方主之。"即栝楼牡蛎散，栝楼和牡蛎等分；《伤寒论》第395条"大病瘥后，从腰以下有水气者，牡蛎泽泻散主之。"该方中亦含有等分栝楼和牡蛎，可见此处牡蛎主润燥止渴，解热除烦。

作为非主药的是柴胡桂枝干姜汤、侯氏黑散和白术散。《伤寒论》第147条云："伤寒五六日，已发汗而复下之，胸胁满，微结，小便不利，渴而不呕，但头汗出，往来寒热，心烦者，此为未解也，柴胡桂枝干姜汤主之。"此处牡蛎主润燥止渴，解热除烦。《金匮要略·中风历节病脉证并治》云："侯氏黑散治大风，四肢烦重，心中恶寒不足者。"此处牡蛎主清热润燥。而《金匮要略·妇人妊娠病脉证并治》中"妊娠养胎，白术散主之"，白术、川芎、蜀椒各三分，牡蛎二分组成，牡蛎主清上热。

（2）配伍龙骨

其余5方均为龙骨和牡蛎搭配使用。作为主药的是桂枝甘草龙骨牡蛎汤、桂枝加龙骨牡蛎汤、桂枝去芍药加蜀漆牡蛎龙骨救逆汤，《伤寒论》第112条云："伤寒脉浮，医以火迫劫之，亡阳，必惊狂、卧起不安者，桂枝去芍药加蜀漆牡蛎龙骨救逆汤主之。""病者如热状，烦满，口干燥而渴，其脉反无热，此为阴状，是瘀血也，当下之。火邪者，桂枝去芍药加蜀漆牡蛎龙骨救逆汤主之。"中二者同时发挥收敛固脱作用治疗火迫劫之引起的"亡阳（即亡津液）"，以及镇静安神作用治疗"必惊狂、卧起不安"。在桂枝龙骨牡蛎汤和桂枝甘草龙骨牡蛎汤中，二者亦发挥收敛固脱和镇静安神作用。

作为非主药的风引汤和柴胡加龙骨牡蛎汤。《伤寒论》第107条云："伤寒八九日，下之，胸满、烦惊、小便不利、谵语、一身尽重，不可转侧者，柴胡加龙骨牡蛎汤主之"中龙骨和牡蛎主要发挥镇静安神作用，治疗"烦惊""谵语"。《金匮要略·中风历节病脉证并治》"风引汤除热瘫痫"，亦发挥收敛固脱和镇静安神作用。

综上所述，牡蛎在《伤寒杂病论》中主要发挥重镇安神，潜阳补阴，软坚散结作用。从量效关系可以发现牡蛎的使用不存在显著的量效关系，其用量和功效极为稳定，为临床应用提供了依据。

2. 组方归经

含牡蛎方剂分布依次为在太阳阳明病3首（27.27%），阳明病2首（18.18%），厥阴病2首（18.18%），太阳太阴阳明病2首（18.18%），太阳少阳阳明病1首（9.09%），太阴阳明病1首（9.09%）。其中单经方4首（36.36%），两经方4首（36.36%），三经方3首（27.27%）。从阴阳来看，牡蛎在阳经方6首（38.46%），阴经方2首（18.18%），阴阳合经方3首（27.27%）。从使用来看，牡蛎在阳经方中的使用率高于阴经方，而且在阴阳合经方中亦有使用。可见，牡蛎通过配伍不仅可在热证、表证、实证中使用，又可在寒证、里证、虚证中使用，而且还可以在寒热错杂证、表里同病证、虚实夹杂证中使用。但是，牡蛎并未在少阴病中出现，说明牡蛎只适用于在表的热证、实证。

二、量效药理

1. 保肝作用

徐强等研究牡蛎汤对四氯化碳（CCl_4）所致肝损伤小鼠模型的保护作用。发现牡蛎汤能显著降低急性肝损伤小鼠血清丙氨酸氨基转移酶（ALT）、天门冬氨酸氨基转移酶（AST）含量，并能减轻肝细胞损伤程度，提示牡蛎汤对小鼠急性肝损伤有保护作用。牡蛎粉提取物可较好地保护肝细胞免受乙醛的毒性作用，动物实验表明连续给酒的小鼠肝细胞切片出现明显脂变，服用牡蛎粉提取物的小鼠连续给酒后肝切片显示肝细胞未出现任何病理改变，且小鼠肝内乙醇脱氢酶活性明显增高，说明该牡蛎粉提取物在护肝的同时具有一定的解酒作用。"金牡蛎"也可显著改善大鼠酒精性的肝病理学变化，降低肝组织脂肪含量和血清转氨酶水平，有效防治大鼠酒精性脂肪肝。

2. 抗肿瘤作用

李鹏等研究牡蛎天然活性肽（BPO）对人胃腺癌 BGC-823 细胞凋亡的生物学效应，发现天然活性肽（BPO-1）对胃癌细胞具有显著的诱导凋亡作用，其诱导癌细胞凋亡机制与其调节和干预 Bcl-2、c-Myc 等癌基因和 p53、p16、p21WAF1/CIP1 等抑癌基因的表达有关。牡蛎提取物可能通过增强宿主免疫功能，特别是其中天然杀伤细胞活性而抑制肿瘤生长，不仅能提高荷瘤小鼠的免疫能力，而且能抑制小鼠肝癌和其体内人结肠癌的生长。梁盈等从牡蛎分离提取出的牡蛎天然低分子多肽，能够改变人肺腺癌细胞的恶性形态与超微结构特征，因而推断其对肺癌细胞具有一定的诱导分化作用。

3. 降血糖、降血脂作用

徐静通过对雄性造模小鼠灌服牡蛎提取液，发现牡蛎提取液具有降低血糖的作用。张辉发现牡蛎活性肽具有促进胰岛组织修复和恢复其分泌的功能，对四氧嘧啶诱导糖尿病小鼠的形成、胰岛的损伤有一定的保护作用。治丁铭发现牡蛎具有较突出的降血糖降血脂作用，在预防血脂升高或降血脂方面具有多环节多靶点的预防和治疗作用，且作用温和，适用于长期服药。

4. 抗氧化、延缓衰老作用

李志通过牡蛎多糖体外抗氧化实验，结果表明牡蛎多糖可以通过清除自由基、提高体内抗氧化酶活性、抑制脂质过氧化途径来降低或抵御自由基对肝细胞的损伤，进而发挥抗氧化作用。张婉虹用牡蛎水提液灌胃观察对去卵巢大鼠脑衰老的影响，结果显示牡蛎肉水提液组大鼠的纹状皮质分子层厚度增加，分子层厚度和皮层总厚度比值下降，海马 CA2 区单位面积大锥体细胞数增多，超氧化物歧化酶（SOD）活性增强，而丙二醛（MDA）含量下降，提示牡蛎肉水提液能够延缓去卵巢大鼠脑衰老。

5. 增强免疫力作用

牡蛎醇提取物主要表现为提高机体细胞免疫及体液免疫作用，而牡蛎水提取物能显著提高巨噬细胞的吞噬功能，且对免疫功能低下小鼠体液免疫和细胞免疫均有增强作用。低剂量牡蛎多糖体外即能够显著促进巨噬细胞增殖和吞噬，而中剂量牡蛎多糖能够从一定程度上提高小鼠脏器系数和淋巴细胞增殖能力，提高变态反应强度。

三、不同剂量验案

1. 小剂量验案

患者，金某。

患者面暗滞、语急，因17年前父母常吵架，致使其胡思乱想、无安全感，恰逢升学压力大而出现神经衰弱，时有心中恐惧伴全身不通畅感，腹泻后全身反而畅快，服中药无数，但不显效。近3个月来因亲人去世，出现明显焦虑、恐惧死亡、胡思乱想，晨起有灵魂与身体脱离感；背部痹阻不通，与天气变化无关。

刻诊：间发口苦，情绪差，则食欲差，胃脘部闷堵感。眠差，毫无睡意，大便量少而难解，查咽壁略增生。舌质暗苔白腻满布，脉弦滑，左偏细右关洪。

西医诊断：焦虑障碍。

中医诊断：郁病（素体血亏气易动，中夹气机不畅，湿痰郁热扰神）。

治法：疏散气机化痰湿，重镇安神。

处方：菖郁温胆汤合柴胡加龙骨牡蛎汤。石菖蒲10g，郁金20g，生龙骨（先煎）15g，生牡蛎（先煎）15g，竹茹15g，枳壳15g，陈皮10g，茯苓15g，连翘10g，丹皮10g，胆南星15g，虎杖10g。共14剂，水煎服。

二诊：服药后身痹沉重、焦虑、恐惧感均减轻一半，大便转畅，每天3～4次，矢气较前多，食眠转佳，舌苔转薄。守前方去虎杖共服20余剂。

272

后守前方加强养血，予水泛丸服用 3 个月善后。

2. 中剂量验案

患者，男，32 岁。

入睡困难 2 年余，易醒，睡眠轻浅，易在清晨 3 点醒来，醒后难以再入睡，夜间无多梦，一夜可睡 3 ～ 4 个小时。患者面色少华，白天精神倦怠乏力，平素遇事易着急、生气、烦躁，情绪易低落，高兴不起来，不愿与人交流沟通。无明显怕冷怕热，喜热饮，偶口干，无口苦，身无燥热汗出，无胸闷心慌。纳差，大便一周 1 ～ 2 次、质干，小便调。舌红，苔白厚腻，边有齿痕，脉左关弦细，右关滑。

西医诊断：睡眠障碍；焦虑、抑郁状态。

中医诊断：不寐、郁病（肝郁脾虚）。

治法：疏肝解郁，健脾化浊，益气养血柔肝。

处方：逍遥散合归脾汤加减。北柴胡 12g，黄芪 30g，当归 12g，白芍 12g，炒酸枣仁 20g，灯心草 3g，刺五加 15g，石菖蒲 15g，生龙骨 30g，生牡蛎 30g，龙胆草 10g，麦冬 15g，茯苓 15g，大黄 9g，柏子仁 15g，佛手 10g，炒栀子 12g，天花粉 15g，盐车前子 15g。共 7 剂，水煎服，日 1 剂。

二诊：睡眠状态好转，一夜可增睡至 4 ～ 5 个小时，依旧容易早醒，但醒后能够再次入睡，面色好转，情绪稍改善，大便情况好转，日一行，质可，余症状同前。舌红苔少，边有齿痕，脉沉细。继上方去灯心草、大黄，炒栀子减至 10g，加百合 15g，知母 10g。

三诊：一夜可睡 4 ～ 5 个小时，情绪较前明显好转，夜间足心汗出，大便一周 2 ～ 3 次，质干，余症状同前。舌红苔薄白，边齿痕，左脉细数，右脉沉细。继上方加大黄 9g，枸杞子 15g。

后随访睡眠状态改善，情绪状况好转。

3. 大剂量验案

翟某，女，58 岁。

患者 5 年前出现多汗，以夜间出汗为主，常晨起衣被皆湿。曾服用玉屏风颗粒及中药汤剂治疗，效不佳。

刻诊：夜间汗出，晨起衣被皆湿，心悸心烦，口渴，头晕，头部沉重，睡眠欠佳，舌红少苔，脉细数。

西医诊断：盗汗。

中医诊断：汗证（阴虚热盛）。

治法：滋阴清热。

处方：瓜蒌牡蛎散加减。天花粉 60g，煅牡蛎 60g，煅龙骨 60g，知母 30g，黄柏 15g，炒枣仁 30g，制首乌 30g，川芎 9g，白芷 9g。14 剂，日 1 剂。

二诊：服药 14 剂，多汗症状明显减轻（自诉减轻约 50%）。

三诊：继服上方 1 个月，汗出正常，无其他不适。

/// 参考文献 ///

［1］徐强，桑希生，梁伟 . 牡蛎汤对四氯化碳所致实验性肝损伤的影响［J］. 中医药信息，2007，24（2）：57-58.

［2］李旭，苑隆国，王晓辉 . 牡蛎提取物对小鼠肝脏保护作用研究［J］. 医学研究通讯，2005，34（1）：51-52.

［3］范建高，曾民德，钟岚，等 . 牛磺酸、金牡蛎对大鼠酒精性

肝损伤的防治作用 [J].肝脏,1999(3):154-156.

[4] 李鹏,李祺福,石松林,等.牡蛎天然活性肽对人胃腺癌 BGC-823 细胞周期与基因表达的调控 [J].中国海洋药物,2007(3):1-8.

[5] 王颖,马安伦,张惠珍,等.牡蛎提取物抗肿瘤作用的实验研究 [J].中国海洋药物,1997(1):18-22.

[6] 梁盈,黄大川,石松林,等.牡蛎低分子活性肽对人肺腺癌 A549 细胞形态与超微结构变化的影响 [J].厦门大学学报(自然科学版),2006(S1):177-180.

[7] 徐静.牡蛎提取物的降血糖活性研究 [D].济南:山东大学,2005:1-69.

[8] 张辉.牡蛎活性肽降血糖和抑制 ACE 作用研究 [D].南宁:广西医科大学,2009.

[9] 治丁铭,孙聪,韩冬,等.葛根、牡蛎治疗高脂血症研究 [J].长春中医药大学学报,2018,34(1):49-51.

[10] 李志.牡蛎多糖的分离纯化及生物学活性研究 [D].福州:福建农林大学,2009.

[11] 张婉虹,谢华.牡蛎肉水提液延缓去卵巢大鼠脑衰老的作用 [J].中国老年学杂志,2007(13):1239-1241.

[12] 宋敬怡,马丹,张硕峰.中药生牡蛎免疫调节作用研究 [J].饮食保健,2018,5(3):93-94.

[13] 江长优,张健,赵江贺.牡蛎多糖增强小鼠免疫功能作用研究 [J].中成药,2013,35(5):1062-1065.

[14] 苏搏超,刘英锋.柴胡加龙骨牡蛎汤法在身心病症的运用 [J].江西中医药,2019,50(9):32-33.

[15] 刘蕊嘉,张海艳,吴爽,等.从肝论治失眠伴焦虑、抑郁情

绪验案举隅［J］.环球中医药，2020，13（1）：89-92.

［16］苏浩，甄仲.仝小林教授应用重剂栝蒌牡蛎散治疗盗汗举隅［J］.中医药信息，2013，30（4）：71-72.

龙骨

龙骨，又名陆虎遗生、那伽骨、五花龙骨、青化龙骨等，为古代哺乳动物如象类、犀牛类、三趾马等的骨骼的化石。《神农本草经》记载："龙骨，味甘平。主心腹，鬼疰，精物老魅，咳逆，泄利，脓血，女子漏下，癥瘕坚结，小儿热气惊痫，齿主小儿大人惊痫癫疾狂走，心下结气，不能喘息，诸痉，杀精物。久服，轻身通神明，延年。"

一、量效研究

1. 用量

《神农本草经》中记载龙骨味甘平，《名医别录》中龙骨为微寒、无毒，现代中药药理学研究发现，龙骨具有广泛的药理作用，包括镇静安神、抗惊厥、抗抑郁、调节免疫功能等作用。

系统整理《伤寒杂病论》中含有龙骨的条文，经筛选，共纳入含龙骨方剂 7 首，采用 SPSS 20.0 统计软件分析龙骨与相关因素之间的关系。相关分析显示，仲景《伤寒杂病论》中龙骨在组方中的用量和功效均较为稳定，可配伍具有不同寒热属性的药物，从而发挥作用。

相关性分析显示，龙骨单次用量与龙骨的剂量、药味数量、用水量、剩余水量、每次服用水量和服用次数无相关性。而且单因素逻辑回归分析显示，龙骨是否为主药与龙骨单次用量、龙骨的剂量、药味数量、用水量、剩余水量、每次服用水量和服用次数亦无相关性。根据换算，4 首含有龙骨的方剂中，龙骨单次用量平均为 4.43g，即龙骨的实际服用剂量为 7.77 ～ 17.73g（等于 8 ～ 18g），与《中医大辞典》中 15 ～ 30g 剂量基本一致。说明龙骨在《伤寒杂病论》中并不存在显著的量效关系，因此其用量和功效极为稳定。

从配伍来看，龙骨单用有 2 方，即天雄散和蜀漆散。天雄散用于寒湿痹痛，汗出多，或失精，或见头眩、气上冲、小便不利的少阴太阴合病证，因此龙骨具有收敛固脱的功效。《金匮要略·疟病脉证并治》云："疟多寒者，名曰牡疟，蜀漆散主之。"表现为里虚寒饮的牡疟，伴有胸腹动悸或烦惊者，因此龙骨还有镇静安神的作用。

其余 5 方均为龙骨和牡蛎搭配使用。《伤寒论》第 107 条"伤寒八九日，下之，胸满、烦惊、小便不利、谵语、一身尽重，不可转侧者，柴胡加龙骨牡蛎汤主之"中龙骨和牡蛎主要发挥镇静安神作用，治疗"烦惊""谵语"。

综上所述，从量效关系可以发现龙骨的使用不存在显著的量效关系，其用量和功效极为稳定。临床应用上，龙骨常与牡蛎相配伍，发挥镇惊安神，敛汗固精，止血涩肠，生肌敛疮功效。

2. 组方归经

含龙骨方剂分布依次为太阳阳明病 3 首（23.08%），阳明病 2 首（15.38%），厥阴病 2 首（15.38%），太阴病 1 首（7.69%），少阴太阴病 1 首（7.69%），太阴阳明病 1 首（7.69%），太阳少阳阳明病 1 首（7.69%），太阳太阴阳明病 1 首（7.69%），太阳太阴阳明病 1 首（7.69%）。其中单经方 5 首（38.46%），两经方 5 首（38.46%），三经方 3 首（23.08%）。从阴阳来看，龙骨在阳经方为 4 首（57.15%），阴经方为 2 首（28.58%），阴阳合经方为 1 首（14.29%）。说明龙骨主要在阳经方中使用，而且通过配伍不仅可在热证、表证、实证中使用，又可在寒证、里证、虚证中使用，还可在寒热错杂证、表里同病证、虚实夹杂证中使用，临床使用时当重视龙骨的配伍。

二、量效药理

1. 镇静安神、抗惊厥

龙骨主要由无机元素组成，所以其药理作用与无机元素的成分和含量有密切关系。其中常量元素以钙盐为主，还有镁、钠、钾、磷等元素。镁离子可参与神经冲动的传递和神经肌肉应激性的维持等生理功能活动，它可使运动神经末梢乙酰胆碱释放减少，具有中枢抑制和骨骼肌松弛作用。袁晓红研究表明，龙骨中含有的微量 Mn 对调节中枢神经系统的功能有重要作用。

2. 抗抑郁

临床上多将龙骨和牡蛎、柴胡等进行配伍使用，孟海彬通过动物实验发现柴胡加龙骨牡蛎汤能显著缩短抑郁模型小鼠的不动时间，显示了较强的抗抑郁作用，并揭示了柴胡加龙骨牡蛎汤的抗抑郁作用与阻断中枢 5-HT、去甲肾上腺素（NA）等单胺类递质的重摄取有关。张龙生观察柴胡龙骨牡蛎汤治疗抑郁障碍，治疗前后以汉密尔顿抑郁量表（HAMD）、抑郁自评量表（SDS）、焦虑自评量表（SAS）评定疗效，6 周后治疗组总有效率为 84.4%，帕罗西汀对照组为 87.1%，柴胡加龙骨牡蛎汤的临床抗抑郁疗效与帕罗西汀相当（$P>0.05$），且治疗期间无不良反应。王洪然对 35 例中风后抑郁患者使用柴胡加龙骨牡蛎汤治疗，一个疗程以后，治疗组总有效率为 90%，柴胡加龙骨牡蛎汤治疗中风后抑郁疗效确切。康大力等研究柴胡加龙骨牡蛎汤有效部位（CLMAF）抗抑郁作用机制，发现柴胡加龙骨牡蛎汤有效部位（CLMAF）抗抑郁作用主要与抑制 MAO-A 活力，降低丙二醛（MDA）含量和保护海马神经元等作用有关。

3. 调节免疫功能

有研究资料提出，龙骨中微量元素 Zn 能够参与到蛋白质的代谢中来，进而起到维持细胞膜正常生理功能，以及调节免疫功能的作用；龙骨中的 Se 被证实具有保护细胞膜结构的作用，能够在一定程度上提高损伤组织功能恢复的效率。另外，龙骨中所包含的 Fe 则能够参与酶代谢和激素合成，进而起到增强中性粒细胞杀菌功能的作用，最终起到提高机体免疫力的作用。李光华通过动物实验研究龙骨水煎液可明显增加小鼠胸腺和脾脏的相对重量，增强小鼠单核巨噬细胞对血清碳粒的吞噬能力，减少小鼠坐骨神经损伤后爬网的漏脚率。提示天然龙骨具有增强免疫力和促进损伤组织修复的药理作用。

4. 其他作用

龙骨还含有碳酸钙、磷酸钙及某些有机物，具有促进血液凝固、降低血管通透性等作用。

三、不同剂量验案

1. 小剂量验案

顾某，男，31 岁。

患者 3 个月前有不洁性生活史，后感尿频、尿痛，尿道少量黄色分泌物，间断服用头孢菌素、阿奇霉素等，症状时轻时重，未彻底缓解。

刻诊：尿道灼热刺痛，尿频尿急，晨起时有少量白色分泌物，口干，小便混浊味重。舌质红、苔薄黄，脉稍数。查尿常规：白细胞 72/HP，红细胞 40/HP；尿培养：未检出致病菌；B 超示双肾膀胱未见异常。

西医诊断：尿道炎。

中医诊断：热淋慢性期（邪热侵袭，留于溺道）。

处方：清肾汤加减。知母 10g，黄柏 10g，生龙骨 10g，生牡蛎 10g，茜草 10g，白芍 10g，生山药 15g，泽泻 10g，大青叶 10g，败酱草 10g，黄连 5g，猪苓 10g，六一散 10g。14

剂，每日 1 剂，分 3 次水煎服。

二诊：服药 2 周后症状基本缓解，尿频尿痛不明显，无尿道分泌物。舌质偏红、苔薄，脉稍数。复查尿常规正常范围，原方加减巩固治疗，药后 2 周告愈。

2. 中剂量验案

患者，女，66 岁。

患者右耳突发听力下降 6 天，伴耳鸣、头晕、耳堵闷感，心慌乏力，性情急躁，腹部怕冷，手脚凉，多食易饥，睡眠差，入睡困难，清晨 3～5 点易醒，小便调，大便头干。舌红，苔白燥，脉弦滑有力，左关及右寸尤甚。

西医诊断：突发性耳聋。

中医诊断：暴聋病（相火郁滞）。

处方：柴胡加龙骨牡蛎汤加减。柴胡 18g，黄芩 12g，半夏 9g，党参 12g，茯苓 15g，桂枝 6g，大黄 6g，龙骨 30g，牡蛎 30g，代赭石 15g，胆南星 9g，生姜 3 片，大枣 3 个。7 剂，水煎服，日 1 剂，早晚两次温服。

二诊：患者症状减轻，头晕消失，大便改善，舌苔转润。上方大黄改酒大黄 6g，加枳壳 12g，白芍 12g，继续服用 7 剂。

三诊：患者听力基本恢复正常，耳堵闷感消失，耳鸣减轻，无头晕，睡眠改善，二便调，舌尖仍红，脉较前缓和。上方改黄芩 9g，茯苓 12g，桂枝 6g，龙骨 20g，牡蛎 20g，去代赭石、胆南星、白芍，加黄连 3g，干姜 6g，陈皮 12g，土鳖虫 12g，地龙 12g，继续服用 7 剂。

随访患者听力恢复，耳鸣、头晕未再发作，纳眠可，二便调。

3. 大剂量验案

患者，女，38岁

彻夜不眠1年。精神可，注意力集中，因不寐引起头痛，无头晕。平素心烦，易生气，胸胁疼痛，怕冷、手脚凉，无汗出，口苦，无口干。白天小便调，大便1～3日一行，排便费力。月经色、质均正常，量少，无痛经，有血块。

刻诊：彻夜不眠，眠浅易醒，无梦，偶尔夜尿1次，醒后难以入睡。舌淡红，苔薄白，双脉寸关中弱沉有力，尺沉弱。

西医诊断：睡眠障碍。

中医诊断：不寐（瘀热互结）。

处方：小柴胡汤合桃红四物汤加龙牡。醋北柴胡24g，生地黄12g，赤芍12g，黄芩9g，党参9g，炙甘草9g，清半夏12g，炒山桃仁20g，红花20g，当归12g，川芎12g，生龙骨90g（先煎），生牡蛎90g（先煎）。7剂，水煎服，每日1剂。

二诊：入睡困难改善，睡眠时间增加，睡眠良好时可一觉到天亮，不好时3～4小时。眠浅易醒，多梦，醒后清晰记得梦境，偶有夜尿，每晚1～2次，无醒后难以入睡的症状。胸胁疼痛明显减轻，仍怕冷、手脚凉。无口苦，无头痛，大便调，每天1～2次，排便畅。月经量正常，血块较前减少。舌淡红，苔薄白，双脉中取寸弱，关中沉有力，尺沉弱。效不更方。7剂，水煎服，每日1剂。

三诊：患者因咳嗽频发停药2周，现症见：无入睡困难，夜间睡眠时间约10小时，无眠浅、无梦多，夜尿每晚1次，大便每天1次，排便畅。未见明显胸胁疼痛，仍怕冷、手脚凉。月经量、色均正常，偶可见血块。舌淡红，苔薄白，双脉寸关中取沉而有力，尺沉稍弱。患者自觉睡眠佳，无其他不适，嘱其停药后畅情志，调睡眠。

/// 参考文献 ///

[1] 李经纬，余瀛鳌，蔡景峰，等.中医大辞典［M］.北京：人民卫生出版社，1995.

[2] 冯世纶，张长恩.解读张仲景医学经方六经类方证［M］.2版.北京：人民军医出版社，2016：156-157.

[3] 江明性，药理学［M］.北京：人民卫生出版社，1985.

[4] 曹治权.微量元素与中医药［M］.北京：中国中医药出版社，1993.

[5] 袁晓红.龙骨药对的临床运用［J］.中国民族民间医药，2008，17（6）：27，73.

[6] 孟海彬，瞿融，马世平.柴胡加龙骨牡蛎汤抗抑郁作用研究［J］.中药药理与临床，2003，19（1）：3-5.

[7] 张龙生.柴胡龙骨牡蛎汤加减治疗抑郁障碍临床观察［J］.河北医药，2010，32（22）：3185-3186.

[8] 王洪然.柴胡加龙骨牡蛎汤治疗中风后抑郁临床观察［J］.中国实用医药，2011，6（7）：175-176.

[9] 康大力，瞿融，朱维柴，等.柴胡加龙骨牡蛎汤有效部位抗抑郁作用机制研究［J］.中国实验方剂学杂志,2011,17（1）：138.

[10] 李娜，高昂，巩江，等.龙骨药材的鉴别及药学研究进展［J］.安徽农业科学，2011，39（15）：8922-8923，8925.

[11] 李光华，周旭，贺弋，等.龙骨免疫作用的实验研究［J］.江苏中医药，2003，24（4）：54-55.

[12] 刘明怀.龙骨牡蛎临床应用浅析［J］.中国药业，2006，15（7）：57-57.

[13] 王庆，王高元，孙志兴，等.运用张锡纯清肾汤加味治疗男科疾病验案4则［J］.江苏中医药，2018，50（7）：48-50.

[14] 王琦，谭智敏.柴胡加龙骨牡蛎汤耳鼻喉科应用举隅［J］.环球中医药，2020，13（1）：103-105.

[15] 李悦婷，张伟.小柴胡汤合桃红四物汤加龙牡治疗瘀热互结型不寐的个案报道［J］.世界睡眠医学杂志，2019，6（6）：838-839.

龙

骨

枳实

枳实为芸香科植物酸橙 *Citrus aurantium* L. 及其栽培变种或甜橙 *Citrus sinensis* Osbeck 的干燥幼果。《神农本草经》谓其"味苦寒。主大风在皮肤中，如麻豆苦痒，除寒热结，止利，长肌肉，利五脏，益气轻身"。枳实以其破气消积，化痰散痞力效而著称。《中国药典》中记载其功效主治为"破气消积，化痰散痞。用于积滞内停，痞满胀痛，泻痢后重，大便不通，痰滞气阻，胸痹，结胸，脏器下垂"。

一、量效研究

1. 用量

仝小林院士曾用厚朴三物汤加减治疗不完全性肠梗阻，厚朴配伍枳实各 15g，认为枳实能破气消积。《本草衍义补遗》指出其具有"冲墙倒壁"之功，且张仲景用枳实乃取"其性酷而速……取其疏通决泄破结实之义"。冯世纶教授运用茯苓饮治疗腹胀时，常用枳实剂量为10g，用以行气除满并止痛。王敏教授在治疗便秘时，认为便秘虽有寒热虚实，气血阴阳之异，均采用枳术丸加减治疗，如实秘，用枳实20g，生白术30g，治疗虚秘，则反加大白术用量，取枳实与生白术之比为1∶3或1∶4，以补脾胃之弱。因此，正确认识并掌握枳实的原始使用剂量和功效的关系具有重要意义。

系统整理《伤寒杂病论》中含有枳实的条文，经筛选，共纳入含枳实方剂14首，采用SPSS 20.0统计软件分析枳实与相关因素之间的关系。相关分析显示，仲景《伤寒杂病论》中枳实主要作为复方应用，通过配伍不同药物发挥不同的治疗作用。

研究结果表明，枳实是否为主药与枳实剂量有统计学相关性（$P<0.05$），当枳实作为主药时，枳实的用量为50.70g（约51g），当枳实作为非主药时，用量为43.97g（约44g）。

以枳实为主药的方剂有2首，以枳术汤为代表，《伤寒论》第32条谓："心下坚，大如盘，边如旋盘，水饮所作，枳术汤主之。"本方仅两味药，药少而力专，枳实用量为7枚（84g），白术2两（27.6g），方中枳实用量倍于白术，消大于补，适用于气滞水停心下痞满之症，需行气消痞，故重用枳实，方用白术目的是使攻邪而不伤正。至金代张元素以枳术汤之意衍化为枳术丸，首见于李东垣《内外伤辨惑论》，谓："治痞，消食强胃。"方中枳实用1两（13.8g），白术2两（27.6g），本方白术用量倍于枳实，补大于消，意在以补为主，用于脾胃虚弱，食少不化，脘腹胀满等症状。相同两味药物，只因药物剂量不同而其临床治疗功能截然不同。仝小林院士在应用枳术汤时，若患者胃脘壅滞更甚，而脾胃虚弱不重，治疗以消滞为首要任务时，用枳实、白术各 30g；若以脾虚为主，则重用白术至 60g，枳实 30g。

以枳实作为非主药的有 12 首方剂，厚朴或大黄配伍枳实的有 4 首，三药同用的有 5 首方剂，包括大承气汤、小承气汤、厚朴三物汤、厚朴七物汤、厚朴大黄汤。其中以大承汤为代表，关于大承气汤的条文占总 398 条的 30 条，占比 7.5%。主要以腹满、腹痛、腑气不通为主要症状，治疗部位在大肠，用量大黄 4 两，厚朴半斤，枳实 5 枚（60g），芒硝 3 合，方中大黄泄热通便，荡涤肠胃，芒硝助大黄泄热通便，并软坚散结，厚朴配伍枳实以行气散结，消痞除满，并助大黄、芒硝荡积滞以加速热结之排泄。目前，大承气汤类方剂在治疗发热、急性胰腺炎、消化系统疾病、急性有机磷农药中毒等疾病方面都有应用。陈皮配伍枳实的有橘枳姜汤和茯苓饮两首，以橘枳姜汤为代表，谓："胸痹，胸中气塞，短气，茯苓杏仁甘草汤主之，橘枳姜汤亦主之。"方中陈皮 1 斤，枳实 2 两，生姜半斤。枳实辛散苦降，破气消积；陈皮辛散苦泄，功能燥湿祛痰，理气健脾，两药同用，一升一降，共行行气和中之功。栀子配伍枳实的有栀子厚朴汤、枳实栀子豉汤、栀子大黄汤三首，以枳实栀子豉汤为代表，此为栀子豉汤的变方，《伤寒论》第 393 条谓："大病瘥后，劳复者，枳实栀子豉汤主之。"用量为枳实 3 枚，栀子 14 个，豆豉 1 升。张立山教授运用枳实栀子豉汤合小陷胸汤治疗感冒后咳嗽，因外寒入里化热，热扰胸膈致肺失降，故予枳实 10g，栀子 10g，以清热除烦，泻下通便，给邪路以出路，此方治疗部位以胸膈处尤多。

综上所述，枳实在《伤寒杂病论》中不单独使用，从量效关系看，枳实单次用量与是枳实剂量有及枳实是否为主药与枳实剂量有统计学相关性。通过名家运用，我们可以了解到当枳实通过不同的药物配伍，其治疗的疾病部位及症状都是有差距的。

2. 组方归经

含枳实方剂分布依次为阳明病7首（50%），太阴病2首（14.29%），少阳阳明病1首（7.14%），太阳阳明病1首（7.14%），太阳阳明病1首（7.14%），太阴阳明病1首（7.14%），太阴阳明太阳病1首（7.14%）。其中单经方9首（64.29%），两经方4首（28.57%），三经方1首（7.14%）。从阴阳来看，枳实在阳经方为10首（71.4%），阴经方为2首（14.3%），阴阳合经方为2首（14.3%）。从使用来看，枳实多在阳经方中使用，亦可通过配伍在阴经方、阴阳合经方中使用。

二、量效药理

1. 对胃肠道作用

研究显示，枳实对在体胃肠平滑肌呈兴奋作用，对离体平滑肌则呈抑制作用，也从一定程度表明，枳实促进胃肠推进的功能是通过体液因素来实现的。谢冬萍等研究表明，枳实能明显抑制结肠头端和尾端纵行肌肌条和环行肌肌条的自发收缩活动，为枳实止泄泻、解除腹痛、缓解腹内雷鸣虚吼等临床用药提供了一定的理论依据。枳实的热水提取物对乙醇和阿司匹林引起的大鼠溃疡模型有抑制作用，同时枳实的挥发油能够显著减少胃液分泌量及降低胃蛋白酶活性，具有预防大鼠幽门结扎性溃疡的形成。

2. 对心血管的作用

主要表现为显著的升压效应，能加强心肌收缩力，减缓心率和增加心输出量，增加冠脉流量，增加肾血流量。近年研究发现，枳实薤白桂枝汤加味明显改善冠状动脉循环，显著缓解冠心病支架后再狭窄心绞痛症状。此外，吉中强等研究发现枳实对健康大鼠及血瘀模型大鼠均具有明显的抗血小板聚集及抑制红细胞聚集的作用。

3. 调节子宫作用

枳实的水煎液、酊剂及流浸膏对家兔子宫表现出兴奋，能增强子宫的收缩，增加子宫的张力，加快收缩频率，甚至有可能出现强直性收缩。但对小鼠的离体子宫则主要表现为抑制作用，故孕妇忌用枳实。在药理研究证实下，印会河教授常用补中益气汤加一味枳实治疗子宫脱垂，疗效甚优。

4. 抗肿瘤作用

枳实中黄酮类化合物可通过诱导癌细胞的凋亡、抑制癌细胞在肺中的增殖和转移等抑制非小细胞肺癌的增殖，可能通过上调 Bax 促凋亡蛋白和下调 Bcl-xL 抑凋亡蛋白诱导细胞凋亡发挥作用。

5. 抗菌、抗炎、镇痛作用

枳实挥发油中含丰富的单萜类化合物如 α-松油醇、芳樟醇、柠檬烯，对枯草芽孢杆菌 ATCC 6633、肺炎克雷伯菌、鼠伤寒沙门菌、绿脓杆菌、荧光假单胞菌、金黄色葡萄球菌、白色念珠菌、粪肠球菌和大肠埃希菌均具有很好的抑制作用。枳实总黄酮提取物可通过抑制环氧合酶–2（COX-2）、诱导型一氧化氮合酶（iNOS）及促炎细胞因子的表达，阻断脂多糖诱导小鼠巨噬细胞 RAW 264.7 中的核因子和丝裂原活化蛋白激酶信号通路，最终发挥抗炎作用。枳实挥发油能够显著减少醋酸引起的小鼠扭体反应的次数，表现出一定的镇痛作用。

6. 抗焦虑、抑郁作用

研究表明，枳实挥发油可缓解慢性髓细胞样白血病（CML）患者骨髓抽吸之前的焦虑症状，具有抗焦虑作用。栀子枳实厚朴汤在慢性不可预测的轻度应激大鼠模型中可通过使下丘脑–垂体–肾上腺（HPA）轴功能恢复正常、增加海马脑源性神经营养因子（BDNF）的表达和促进海马神经发生，发挥抗抑郁作用。

三、不同剂量验案

1. 小剂量验案

患者，男，48 岁。

患者于 1998 年 9 月 10 日 14 时无明显诱因突然出现记忆丧失，不能说出家庭住址，对自己刚才所做事情全然不知，不认识所熟知的人，持续 2 小时后自行缓解。半年前有类似症状发作 1 次。

既往史：无糖尿病、高血压病病史，无头部外伤史。

查体：神经系统检查未见异常，血脂及空腹血糖均在正常范围内，心电图、脑电图及脑血流图检查未见异常，头颅 CT 平扫及强化未见异常，舌质暗红，黄腻苔，脉弦滑略数。

西医诊断：短暂全面性遗忘症。

中医诊断：健忘（痰迷心窍，脉络不畅）。

治法：豁痰开窍，活血通络。

处方：温胆汤加减。半夏 15g，胆星 12g，茯苓 15g，陈皮 12g，枳实 9g，白芥子 12g，黄芩 12g，栀子 9g，地龙 12g，当归 15g，川芎 15g，丹参 20g，菖蒲 3g，甘草 3g。水煎服，每日 1 剂，分 2 次服。

治疗半月，后随访，未见复发。

2. 中剂量验案

患者，女，45 岁。

右上腹肝区胀痛伴严重乏力，食欲减退 2 周，全身皮肤黄染 3 天，3 天来出现严重呕吐 2 次。

刻诊见右上腹胀痛，查体可见肝脏轻度肿大，胸痞纳滞，厌油腻，泛恶欲吐，中度发热，皮肤瘙痒，口干口苦，小便短黄，大便干结，舌红苔黄腻，脉弦滑数。

实验室检查：血常规：WBC15.3×10^9/L，肝功能检查：胆红素 54μmol/L，丙氨酸氨基转移酶（ALT）137U，天门冬氨酸氨基转移酶（AST）113U，乙型肝炎表面抗原（HBsAg）（+），抗 –HBc（+），凝血酶时间异常。超声检查提示肝脏弥漫性改变，胆囊壁毛糙伴胆囊肿大。

西医诊断：急性乙型肝炎伴黄疸。

中医诊断：黄疸（湿热蕴结）。

治法：清泻少阳，内泄热结。

处方：大柴胡汤合茵陈蒿汤加减。柴胡 15g，黄芩 20g，半夏 15g，枳实 15g，大黄（后下）15g，大枣 3 枚，生姜10g，芍药 15g，赤芍 15g，茵陈 30g，栀子 15g，金钱草 30g，芒硝粉 10g，甘草 10g。1 剂，水煎服，日 1 剂。

二诊：服上方 1 剂后泻下干结热臭大便 2 次，继续服用 3剂后皮肤及巩膜黄染明显减轻，乏力恶心略有好转。

三诊：服用 7 剂后体温降至正常，食欲大为改善。生化检查：胆红素 20.8μmol/L，天门冬氨酸氨基转移酶（AST）65U，丙氨酸氨基转移酶（ALT）70U，凝血酶原时间降至正常。

3. 大剂量验案

史某，男，29 岁。

胃脘痛反复发作 2 周。患者平素工作压力大，饮食不规律，饮酒史。2 年前因胃脘痛，入院查胃镜示浅表性胃炎、反流性食管炎。2 周前因情绪波动，发生胃脘痛，服用养胃舒冲剂、逍遥丸，未缓解，故来求诊。

刻下症：饥饿时胃隐痛，饭后稍缓解，反酸烧心，食欲不佳，易胀气，呃逆。睡眠差，易醒，小便频。时有稀便，不成形，日 1 次。舌淡苔白厚，脉沉。

西医诊断：浅表性胃炎。

中医诊断：胃痛（脾虚胃滞）。

处方：枳术汤加减。枳实 30g，炒白术 30g，清半夏 15g，白及 15g，煅瓦楞子（先煎）30g，生姜（自备）5 大片。14 剂，水煎服，日 1 剂。

二诊：服上方 14 剂，反酸烧心消失，胃脘痛、睡眠均好转。以上方去煅瓦楞子、白及，制水丸，服用 3 个月，告愈。

/// 参考文献 ///

［1］彭智平，张琳琳，赵锡艳，等.仝小林应用厚朴三物汤验案举隅［J］.辽宁中医杂志，2013，40（5）：1014-1015.

［2］丁红平.冯世纶应用外台茯苓饮临床经验［J］.山东中医杂志，2016，35（11）：981-982.

［3］王宗强，王敏.王敏教授应用枳术丸辨证治疗功能性便秘的经验探讨［J］.贵阳中医学院学报，2014，36（6）：128-130.

［4］周强，彭智平，赵锡艳，等.仝小林运用枳术汤经验［J］.河南中医，2013，33（4）：497-498.

［5］王润春，潘琳琳，刘欢，等.张志远运用四承气汤经验［J］.世界中西医结合杂志，2016，11（7）：917.

［6］赵世同，王佳，张立山.栀子豉汤类方探微［J］.北京中医药，2016，35（12）：1163-1165.

［7］朱玲，杨峰，唐德才.枳实的药理研究进展［J］.中医药学报，2004，32（2）：64-66.

［8］郝庆，李岩，张恒军.柴胡枳实促胃肠动力作用机制的实验研究［J］.辽宁药物与临床，2002，5（2）：65-66.

［9］谢冬萍，李伟，瞿颂义，等.枳实对大鼠结肠肌条运动的影响［J］.山东医科大学学报，2001，39（5）：437-438.

［10］文亚春.枳实薤白桂枝汤加味治疗冠心病支架后再狭窄30例的疗效观察［J］.中医临床研究，2016，8（20）：80-81.

［11］吉中强，宋鲁卿，高晓昕，等.11种中药对大鼠血小板聚集和红细胞流变性的影响［J］.山东中医杂志，2000，19（2）：107-108.

［12］叶晶莹，袁佳.枳实概述［J］.海峡药学，2015（3）：43-44.

［13］周秀新，董乐凤，年玉红.名医印会河教授临床抓主经症经验集粹（十二）［J］.中国乡村医药，2001，8（8）：28.

［14］KWANGLL，PARK，HYEONSOO，et al.Induction of the cell cyclear restanda poptosis by flavonoid sisolated from Korean Citrusaurantium L.innon-small-cell lung cancer cells［J］.Food chemistry，2012，135（4）：2728-2735.

［15］SARAH ALMEIDA COELHO，OLIVEIRA，JÉSSICA RABELO MINA，et al.The antimicrobial effects of Citruslimonum and Citrusau rantium essentialoilson multi-species biofilms［J］.Brazilianoral research，2014，28：22-7.

［16］JIN-A，KIM，HYEON-SOO，et al.Suppressive effect of flavonoids from Korean Citrusaurantium L.on the expression of inflammatory mediatorsin L6 skeletal muscle cells［J］.Phyto therapy research：PTR，2012，26（12）：1904-1912.

［17］施学骄，张杰红，樊丹青，等.枳实、枳壳挥发油化学成分及抑菌活性的比较研究［J］.中药与临床，2012，3（2）：25-27，31.

［18］FLÁVIA CRISTINA FERNANDES，PIMENTA，MATEUS FEITOSA，et al.Anxiolytic Effect of Citrusaurantium L. on Patients with Chronic Myeloid Leukemia.［J］.Phyto therapy research：PTR，2016，30（4）：613-617.

［19］HANG，XING，KUO，ZHANG，et al.Antide pressant-like effect of the water extract of the fixed combination of

Gardeniajasminoides, Citrusaurantium and Magnolia of ficinalisina rat model of chronicun predict able mild stress.[J]. Phyto medicine: international journal of phyto therapy and phyto pharma cology, 2015, 22 (13): 1178-1185.

[20] 刘更祥. 中西医结合治疗短暂性全面遗忘症 1 例 [J]. 现代中西医结合杂志, 2001, 10 (3): 265.

[21] 刘美佳, 潘洋. 潘洋教授运用大柴胡汤验案举隅 [J]. 中医临床研究, 2019, 11 (15): 136-137.

[22] 周强, 彭智平, 赵锡艳, 等. 仝小林运用枳术汤经验 [J]. 河南中医, 2013, 33 (4): 497-498.

经方药物量效关系与临床

黄芪

黄芪为豆科植物蒙古黄芪 *Astragalus membranaceus*（Fisch.）Bge. var. *mongholicus*（Bge.）Hsiao 或膜荚黄芪 *Astragalus membranaceus*（Fisch.）Bge. 的干燥根。《神农本草经》将其列为上品，"黄芪，味甘微温。主痈疽久败创，排脓止痛，大风，痢疾，五痔，鼠瘘，补虚，小儿百病"。《中国药典》记载其功效主治为"补气升阳，固表止汗，利水消肿，生津养血，行滞通痹，托毒排脓，敛疮生肌。用于气虚乏力，食少便溏，中气下陷……痈疽难溃，久溃不敛"。

一、量效研究

1.用量

清代汪昂《本草备要》中记载："黄芪，生用固表，无汗能发，有汗能止；炙用补中，益元气，壮脾胃……为补药之长。"现代中药药理学研究发现，黄芪具有广泛的药理作用，具有保护心脑血管、调节免疫、抗菌、抗病毒、抗肿瘤、抗氧化、延缓衰老、利尿等作用。因此，正确认识并掌握黄芪的原始使用剂量和功效的关系具有重要意义。

系统整理《伤寒杂病论》中含有黄芪的条文，经筛选，共纳入含黄芪方剂 7 首，采用 SPSS 20.0 统计软件分析黄芪与相关因素之间关系。功效分析显示，仲景《伤寒杂病论》中黄芪主要作为复方应用，且多与防己、桂枝、芍药、麻黄进行配伍。

《金匮要略》中含有黄芪的方剂 8 首，占《金匮要略》总方的 3.10%。从条文描述来看，无炙黄芪的记述。元代王好古在《汤液本草》中曰："黄芪实卫气，是表药；益脾胃，是中州药；治伤寒尺脉不至，补肾元，是里药。"有黄芪的方剂所治疾病均为表证。因此，《伤寒杂病论》中使用的均为生黄芪，以发挥益气固表的功效。

分析《金匮要略》中含有黄芪的 8 首方剂中可以进行统计学分析的 7 首，其相关性结果显示黄芪单次用量与药味数、用水量、剩余水量、单次服用水量和服用次数均无相关性，无统计学意义（$P > 0.05$）。量效研究发现，黄芪为主药的黄芪单次用量显著高于黄芪为非主药的黄芪单次用量，差异有统计学意义（$P = 0.001$）。因此在使用黄芪时可根据黄芪单次用量和药味数进行计算，组方为 6 味药，每天服用 2 次计算，如黄芪为主药其服用剂量为 26.04g（≈26g），如为非主药则服药剂量为 6g，与《中国药典》（2015 年版）中所记载的 9～30g 基本一致。

此外，黄芪性甘、味微温，无明显寒热属性。由此可见，黄芪临床应用及疗效在于药物配伍所发挥的作用，当合并他证时可通过配伍达到治疗复杂临床症状的目的。

（1）配伍防己

黄芪与防己配伍，包括防己黄芪汤和防己茯苓汤，均用于治疗水证。防己黄芪汤用于治疗"风水，脉浮身重，汗出恶风者""风水，脉浮为在表，其人或头汗出，表无他病，病者但下重，从腰以上为和，腰以下当肿及阴，难以屈伸"，则用量宜轻，其中防己1两、黄芪1两1分、白术3分、炙甘草半两。若水证进一步发展为皮水，症见"四肢肿，水气在皮肤中，四肢聂聂动者"，则用量宜重，由防己3两、黄芪3两、桂枝3两、茯苓6两、甘草2两组成防己茯苓汤治之。

（2）配伍桂芍

黄芪配伍桂枝和芍药，包括黄芪芍桂苦酒汤、桂枝加黄芪汤方、黄芪桂枝五物汤方、黄芪建中汤。黄芪芍桂苦酒汤、桂枝加黄芪汤方均为治黄汗虚证之方，"身体肿（一作重），发热汗出而渴，状如风水，汗沾衣，色正黄如药汁，脉自沉"，则桂枝3两、芍药3两，加黄芪5两固表以托邪外出。若症状加重，或用药不当后，出现"胸中痛，又从腰以上必汗出，下无汗，腰髋弛痛，如有物在皮中状，剧者不能食，身疼重，烦躁，小便不利"，则桂枝3两、芍药3两，加甘草2两、生姜3两、大枣12枚补中益气，加黄芪2两稍加固表，诸药配合共奏祛邪之功。若"血痹，阴阳俱微，寸口关上微，尺中小紧，外证身体不仁，如风痹状"，则桂枝加黄芪汤基础上，去炙甘草之缓，加生姜3两，组成黄芪桂枝五物汤方。若"虚劳里急，诸不足"，则黄芪建中汤主之，即桂枝汤倍芍药重用饴糖，再加黄芪1.5两治之，该方归经为太阳太阴病。

（3）配伍麻黄

黄芪与麻黄配伍，包括乌头汤、《千金》三黄汤。历节，又名白虎风、痛风，症状表现为"病历节不可屈伸，疼痛，乌头汤主之（麻黄、芍药、黄芪、炙甘草各3两，川乌5枚）"，胡希恕认为六经八纲体系中关节问题均属于表证，我们在麻黄的研究过程中也发现使用麻黄时一定有表证存在。从组方来看，此方中含有甘草麻黄汤、芍药甘草汤，甘草麻黄汤作为基础用方在含麻黄的方剂使用，用以发汗祛邪，而芍药甘草汤见于《伤寒论》第29、第30条，又名去杖汤，用以治疗"脚挛急""胫尚微拘急""不能屈伸"，再加黄芪3两益气通痹，川乌5枚止痛，共奏祛邪之功。若症见"中风手足拘急，百节疼痛，烦热心乱，恶寒，经日不欲饮食"，则《千金》三黄汤治之。第一，虽曰中风，又"有一分恶寒，便有一分表证"，而麻黄剂和桂枝剂的区别在于"无汗"和"汗出"，上述症状虽未描述汗出情况，但以药测症，此处用麻黄5分，则为"无汗"，加黄芪3分益气以通痹。第二，独活为非"伤寒论之药"（简称伤寒药），此处可祛风除湿，痛痹止痛。细辛则解表散寒，祛风止痛，黄芩用以除"烦热心乱"。由此可见，麻黄与黄芪配伍既可发汗祛邪，又可固表益气，二者同用是解决外邪侵袭关节的基本大法。

综上所述，《伤寒杂病论》中黄芪仅用于表证，功效在于益气固表，主要发挥补益功效。从量效关系可以发现黄芪的配伍虽然严格，但功效及临床使用较为单一，当合并他证时，配伍其他药物共同发挥疗效，其使用剂量可依据辨证其是否作为主药、药味数量进行临床应用。

2. 组方归经

含黄芪方剂分布依次为太阳病3首（37.50%），太阳太阴病1首（37.50%），太阳太阴阳明病1首（12.50%），少阴病1首（12.50%）。其中单经方4首（50.00%），两经方3首（37.50%），三经方1首（12.50%）。从阴阳来看，黄芪在阳经方3首（37.50%），阴经方为1首（12.50%），阴阳合经方为4首（50.00%）。从使用来看，黄芪主要在阴阳合经方、阳经方中使用，临床上当注意黄芪的配伍使用。

二、量效药理

1. 对心脑血管的作用

黄芪能发挥对心肌缺血、心肌缺血再灌损伤的保护作用，可抗自由基损伤，对血液流变学及抗血小板聚集的作用，以及对感染病毒心肌的保护作用，强心并有双向调节血压的作用。陈晓春等实验表明，黄芪能显著抑制脑缺血再灌注大鼠脑组织丙二醛（MDA）含量的升高和提高超氧化物歧化酶（SOD）活性，而清除氧自由基，提示黄芪可能有保护内皮细胞的作用。姚红旗等进行的动物实验发现黄芪皂苷可显著延长电刺激大鼠颈总动脉形成血栓的时间，并能抑制血小板聚集。

2. 调节免疫作用

黄芪对特异性、非特异性免疫均具有调节作用。宁康健等通过实验证实，黄芪多糖能改善单核巨噬细胞的功能，增强巨噬细胞的吞噬作用，提高自然杀伤细胞（NK）的活性。慢性感染性疾病患者注射黄芪 20 天后，血液中的免疫球蛋白 IgG、IgA、IgM 的含量明显升高，可使感冒患者机体保护性抗体 IgA 含量明显升高，使肝炎患者的总补体（CH50）和分补体（C$_3$）明显升高。黄芪能消弱或消除抑制性淋巴细胞（Ts）的活性，增加刀豆蛋白刺激引起的淋巴细胞增殖和白介素 –2（IL-2）的产生，提高创伤小鼠辅助性淋巴细胞（Th）/ 抑制性淋巴细胞（Ts）的比值。临床上将黄芪、参麦注射液治疗甲状腺功能亢进，经研究证实，经治疗后 T 抑制细胞功能缺陷能够显著改善。

3. 抗菌、抗病毒

黄芪对痢疾杆菌、肺炎双球菌、溶血性链球菌 A、B、C 及金黄色葡萄球菌、柠檬色葡萄球菌、白色葡萄球菌等均有抑制作用。有研究显示，黄芪与水以 1∶1 的比例煎服能够对淋巴细胞和 B95-8 细胞培养的 Epstien-Barr 病毒抗原予以有效的抑制，黄芪与水以 1∶5 的比例煎服并联合使用金银花可以对Ⅰ型和Ⅱ型单纯疱疹病毒予以有效控制。

4. 抗肿瘤

黄芪甲苷为黄芪的主要有效成分，多项药理研究已证实黄芪甲苷一方面可以抑制肿瘤增殖、侵袭，促进肿瘤细胞凋亡，另一方面在增强耐药性及调节免疫抗瘤方面也具有显著效果。体外抑瘤实验表明黄芪总提取物（TAE）20 ～ 160mg/L 对人肝癌（BeL-7404）细胞和人宫颈肿瘤（HeLa）细胞有明显的抑制作用，提示黄芪总提取物（TAE）不仅在整体水平有抑瘤作用，而且对癌细胞有直接的抑制作用。黄芪能够抑制低淋巴转移小鼠肝癌（HepA）生长，增加免疫器官重量，促进体内白介素–2（IL-2）的产生，提高小鼠单核吞噬细胞功能，说明黄芪作为生物诱导剂能够增强带瘤小鼠的免疫功能，从而起到抗肿瘤作用。

5. 抗氧化、延缓衰老

黄芪提取物可以使小鼠血液中超氧化物歧化酶（SOD）活性升高，并使小鼠组织中丙二醛（MDA）水平显著降低，说明黄芪提取物在一定程度上可以增强机体清除自由基的能力，具有抗氧化作用。黄芪多糖能显著提高超氧化物歧化酶（SOD）、谷胱甘肽过氧化物酶（GSH-Px）活性，证实黄芪多糖可通过增强机体免疫功能、提高机体抗氧化能力和直接清除自由基等发挥其延缓衰老的作用。

6. 利尿作用

黄芪煎剂给大鼠皮下注射或麻醉犬静脉注射均有利尿作用，0.5g/kg 的利尿效价与氨茶碱 0.05g/kg 或双氢氯噻嗪 0.02mg/kg 相当，且利尿作用持续时间长。

三、不同剂量验案

1. 小剂量验案

患者，男，8 岁。

患儿 1 个月前无明显诱因全身多处瘙痒阵作，搔刮后脱屑严重，无破溃，不发热。家长携患儿多次就诊于西医院门诊，给予肤乐霜等多种乳膏涂抹皮肤，使用时显效，停药后复发。

刻诊：患儿面色少华，形体偏瘦，纳食一般，多汗，舌质红，苔白，脉细。

中医诊断：瘾疹（营卫失和）。

西医诊断：荨麻疹。

处方：黄芪桂枝五物汤。黄芪 10g，桂枝 5g，白芍 15g，当归 12g，徐长卿 12g，炒蒺藜 10g，地骨皮 10g，五味子 8g，防风 9g，钩藤 9g，白鲜皮 9g，地肤子 9g。5 剂，武火急煎 1 剂，分 2 次服完。

二诊：5 剂服完，皮肤瘙痒明显减轻。嘱其在皮肤脱屑处涂抹本院自制蛇脂软膏润肤止痒，中药继服。

三诊：10 剂后患儿诉皮肤瘙痒已不再发作。

四诊：3 个月后患儿皮疹再次发作，查过敏原结果示患儿对花粉、鸡蛋等多种食物、接触物过敏，嘱其远离过敏源后，随访患儿近 1 年，未再发作。

2. 中剂量验案

患者，女，47 岁。

2 年前因出现双手遇冷变白变紫，伴有四肢关节疼痛，诊断为系统性红斑狼疮（SLE），长期服用激素治疗。1 个月前患者出现双手雷诺现象并加重，伴手指关节剧痛，遇冷痛甚，双膝酸软，服用西乐葆等疗效不佳，故求治于此。

刻诊：精神憔悴，面色青灰，双手雷诺现象，关节剧痛，夜寐不安，畏寒肢冷，舌淡红，苔薄白，脉沉细。

中医诊断：阴阳毒、血痹（气血亏虚，寒凝血滞）。

西医诊断：系统性红斑狼疮、雷诺综合征。

治法：调和营卫，通阳行痹。

処方：黄芪桂枝五物汤加减。生黄芪 30g，桂枝 12g，炒白芍 30g，干姜 6g，大枣 10g，炙甘草 9g，制川乌（先煎 1 小时）3g，露蜂房 9g，赤芍 12g，广地龙 1 条，川芎 30g，青风藤 10g，独活 12g，威灵仙 30g，蕲蛇 9g，炒海螵蛸（先煎）15g。7 剂，水煎服，每日 1 剂，分 2 次服用。

二诊：双手指关节疼痛好转，畏寒肢冷明显减轻，精神转佳，唯有头晕。上方去独活，加天麻 9g，续服 14 剂。

三诊：畏寒肢冷基本消失，面色红润，诉便溏，舌淡暗，苔薄白，脉细。拟参健脾消食为治。上方去赤芍、炒海螵蛸，加炒白术 20g，炒鸡内金 9g，续服 14 剂。

四诊：双手关节仅稍感疼痛，嘱上方去制川乌再服 28 剂以巩固疗效。

3. 大剂量验案

患者，男，68 岁。

患者于 2 年前无明显诱因出现腹部胀满，就诊于当地医院，诊断为肝硬化腹水，自身免疫性肝炎。腹腔积液最大前后径 120mm。予西药治疗（具体不详），几度腹腔积液消退，但不久又起，腹胀难忍，尿量少。服利尿剂后尿量每日 1000mL。后就诊于北京某西医院，予熊去氧胆酸、水飞蓟宾治疗，效果欠佳。

刻诊：倦怠乏力，腹部胀满，腿软，双下肢不肿，纳差，眠可，大便溏，尿量少。舌质淡，苔白；脉沉细缓。

辅助检查：白细胞计数（WBC）1.93×10^9/L，血红蛋白（HGB）113g/L，血小板计数（PLT）84×10^9/L，红细胞沉降率（ESR）47mm/h，总蛋白（TP）60.7g/L，白蛋白（ALB）31.8g/L，

305

直接胆红素（DBIL）3.7μmol/L。腹部超声提示：肝弥漫性病变；肝内高回声团；胆囊壁增厚，胆囊壁胆固醇结石；脾大（5.5cm×16cm），腹腔积液（最大前后径5.6cm）。上腹部加强CT提示：肝硬化，腹腔积液，脾大（厚6.9cm），食管下段及贲门区静脉曲张；左肾肾盂及输尿管起始管腔略扩张，管壁增厚；腹膜后多发小淋巴结。

中医诊断：鼓胀（气血两虚，水湿内停）。

西医诊断：自身免疫性肝炎；肝硬化；腹腔积液。

治法：补益气血，活血化瘀，利水消肿。生黄芪60g，焦三仙各20g，陈皮12g，茯苓20g，二丑各9g，炒杏仁15g，姜厚朴30g，生甘草12g，炒白术20g，防风9g，半枝莲9g，生薏苡仁30g，醋莪术6g，山药60g，蜂房9g，白芍30g，蜜甘草12g，芒硝（冲服）3g，生地黄12g，干姜6g。

其后以上方为主，随症略有加减，黄芪用量逐渐增加至100g，服药90剂，患者精神好转，腹胀减轻，纳眠可，大便成形，尿量尚可。舌质淡暗，苔薄白；脉沉细缓。复查白细胞计数（WBC）3.4×10^9/L，血小板计数（PLT）71×10^9/L，白蛋白（ALB）36.4g/L，空腹血糖（GLU）7.3mmol/L，糖类抗原（CA）12537.25U/mL。辅助检查：腹腔积液（最大前后径3.0cm），继续巩固治疗。

/// 参考文献 ///

［1］傅延龄，宋佳，张林.论张仲景对方药的计量只能用东汉官制［J］.北京中医药大学学报，2013，36（6）：365-370.

［2］韩玲，陈可冀.黄芪对心血管系统作用的实验药理学研究进

展［J］.中国中西医结合杂志，2000，20（3）：234-237.

［3］阎维维，康毅.黄芪注射液保护血管内皮细胞的实验研究［J］.天津医科大学学报，2002，8（3）：320-321.

［4］姚红旗，侯雅竹，王贤良，等.黄芪心血管药理作用研究进展［J］.河南中医，2019，39（2）：302-306.

［5］宁康健，阮祥春，吕锦芳，等.黄芪对小鼠腹腔巨噬细胞吞噬能力的影响［J］.中国中药杂志，2005，30（21）：1670-1672.

［6］刘玉莲，杨丛忠.黄芪药理作用概述［J］.中国药业，2004，13（10）：79-79.

［7］马琴国，朱平.黄芪药理作用研究进展［J］.健康必读，2019（36）：298.

［8］杨晓旭.中药黄芪的药理作用及临床应用效果观察［J］.内蒙古中医药，2018，37（10）：84-85.

［9］陈国辉，黄文凤.黄芪的化学成分及药理作用研究进展［J］.中国新药杂志，2008，17（17）：1482-1485.

［10］刘小花，梁瑾，任远，等.黄芪对机体免疫力影响的谱效关系研究［J］.中药材，2012，35（12）：1978-1981.

［11］张乔，张琦，李静.黄芪甲苷抗肿瘤作用研究进展［J］.中医药信息，2019，36（1）：129-132.

［12］曹玉冰.黄芪甲苷的药理作用及其机制的研究进展［J］.现代药物与临床，2017，32（5）：954-960.

［13］许杜娟，陈敏珠.黄芪总提物抗肿瘤作用及其机制研究［J］.中华中医药杂志，2006，21（12）：771-772.

［14］吴发宝，陈希元.黄芪药理作用研究综述［J］.中药材，2004，27（3）：232-234.

［15］钟灵，王振富，文德鉴.黄芪多糖抗衰老作用的实验研究
［J］.中国应用生理学杂志，2013，29（4）：350-352.

［16］林妮，潘竞锵，官娜.黄芪对小鼠利尿作用机制及其物质基
础的研究［J］.今日药学，2014，24（7）：481-483，488.

［17］宫玉棋.黄芪桂枝五物汤验案2则［J］.饮食保健，2019，
6（3）：115.

［18］李正富，吴德鸿，范永升，等.范永升教授运用黄芪桂枝
五物法治疗风湿病学术经验［J］.浙江中医药大学学报，
2019，43（10）：1074-1078.

［19］胡伶姿，刘明坤，吕文良，等.吕文良教授运用黄芪论治
慢性肝病的经验［J］.吉林中医药，2019，39（2）：154-
157.

百
合

百合为百合科植物卷丹 *Lilium lancifolium* Thunb.、百合 *Lilium brownii* F. E. Brown var. *viridulum* Baker 或细叶百合 *Lilium pumilum* DC.，的干燥肉质鳞叶。《神农本草经》谓百合"主邪气腹胀心痛，利大小便，补中益气。"《中国药典》记载其功效主治为"养阴润肺，清心安神。用于阴虚燥咳，劳嗽咳血，虚烦惊悸，失眠多梦，精神恍惚。"

一、量效研究

1. 用量

百合"益气而兼之利气，养正而更能去邪"。临床中常用于脑系、肺系疾病，深度挖掘百合的使用量效，对于临床灵活应用具有重要参考意义。

系统整理《伤寒杂病论》中含有百合的条文，经筛选，共纳入含百合方剂 4 首，采用 SPSS 20.0 统计软件分析百合与相关因素之间关系。功效分析显示，仲景《伤寒杂病论》中百合主要作为复方应用。

《金匮要略·百合狐惑阴阳毒病脉证并治》首次对百合病做了较为详细的论述，并提出："百合病者，百脉一宗，悉致其病也。"即为"一宗"提示该类疾病病机一致，属于异病同治范畴，究其原因均为津液亏虚而生热。百合甘寒，主养阴润肺、清心安神，常用于阴虚燥咳、虚烦惊悸、余热未清等津液亏虚生热之症。症状繁多，而病机一也。于药亦然，药亦有药机，即一味药的药物作用必然是有限的，而且有其自己的特点，故而药机一也。以病机之精准，对应药机之精准，则可效如桴鼓。《伤寒杂病论》中含有百合的方剂共 4 首，即百合知母汤、滑石代赭汤、百合鸡子汤、百合地黄汤，均载于《金匮要略》。从归经来看均为阳明，从药机的角度来看，百合的药机是明确的，即治疗虚性的阳明病。

从百合使用剂量来看均为 226.8g，百合单次用量中位数为 49.61g，剂量较大。但是发现百合单次用量与其他因素均无统计学相关性，因此在百合使用时可不考虑量效关系，而直接使用规定剂量。"百合病不经吐下发汗，病形如初者，百合地黄汤主之。"百合 7 枚，生地汁 1 升，即为治疗百合病津液亏虚而生热的基本方。生地黄甘寒，主清热凉血、养阴生津，此方中重用生地汁，配伍百合共治顶焦、上中下三焦的"神"病。由此可以看出，百合地黄汤可治疗机体任一部位出现的津液亏虚而生热。

从《伤寒杂病论》组方的药味数来看，百合组方药味数平均为（2.25±0.5）味，与使用剂量相比，属于药少量大而力宏。

临床中若为津液亏虚或津液亏虚而生热的轻症（未出现"神"层面的症状），可以通过调整用药次数达到精准用量的目的。

2. 组方归经

含百合方剂均为阳明病 4 首（100.00%）。提示百合及其配伍后所有的功效相对单一，主要用于里热证。

二、量效药理

1. 止咳祛痰

百合具有明显的止咳、祛痰作用。胡焕萍等对小白鼠采用 SO_2 引咳法证实 20g/kg 百合能够很好地缓解该实验性咳嗽，且百合蜜炙后可增强其止咳作用。马国平等采用小鼠呼吸道酚红排痰量法、大鼠毛细管排痰量法研究百合的排痰作用，结果显示 20g/kg 百合水提物可促进呼吸道分泌物外排，具有明显的祛痰作用，说明其祛痰的机制为增强呼吸道的排泌功能。

2. 镇静催眠

李峰杰等研究显示卷丹、百合、川百合水提取液可显著增加小鼠戊巴比妥钠灌胃后的睡眠时间，以及阈下剂量的睡眠率，且其效果均强于剂量相当的阳性对照药酸枣仁。胡焕萍等研究发现百合还能够显著缩短戊巴比妥钠及氯苯丙氨酸致失眠模型动物的睡眠潜伏期，表明百合具有较好的镇静催眠作用。

3. 免疫调节

研究发现百合多糖在 100 ～ 400mg/kg 剂量范围内不仅可

提高免疫抑制模型小鼠的免疫器官指数、碳粒廓清指数、腹腔巨噬细胞吞噬指数及增殖反应，还能提高其血清溶血素 IgG、IgM 含量并促进溶血空斑形成；在 75 ～ 150mg/L 剂量范围内还能促进小鼠脾细胞增殖。

4. 抗应激损伤

邵晓慧等研究发现卷丹百合能明显延长小鼠的常压耐缺氧时间、亚硝酸钠中毒存活时间和急性脑缺血性缺氧小鼠的耐缺氧时间，而普通百合只能明显延长小鼠的亚硝酸钠中毒存活时间，表明卷丹百合对小鼠的耐缺氧作用优于普通百合。

5. 抗炎

Lee 等研究发现卷丹百合水提物能够显著减少暴露于香烟烟雾中的小鼠支气管肺泡灌洗液中巨噬细胞和中性粒细胞的数量，明显缩小模型小鼠肺泡体积，且降低小鼠肺组织中相关的炎症因子包括肿瘤坏死因子 –α（TNF–α）、白介素 –6（IL-6）、白介素 –1β（IL-1β）和单核细胞趋化蛋白 –1（MCP-1）、基质金属蛋白酶 12（MMP-12）的表达水平，表明该水提物具有显著的抗炎作用。

三、不同剂量验案

1. 小剂量验案

患者，女，51 岁。

反复胃脘部疼痛 2 年余。现症见胃脘部疼痛，进食过多后加重，嗳气后减轻，伴烧灼感，偶有恶心、泛酸，心烦易怒，口臭，口干喜冷饮，纳寐可，小便调，大便欲解难出、量少，舌淡红、苔薄黄，脉弦数。

西医诊断：慢性浅表性胃炎。

中医诊断：胃痛（肝胃郁热）。

治法：疏肝和胃清热。

处方：肝胃百合汤化裁。百合 10g，柴胡 10g，黄芩 10g，郁金 10g，丹参 10g，瓦楞子 10g，佛手 10g，鸡内金 10g，麦芽 10g，厚朴花 10g，枳实 10g，乌药 15g，蒲公英 10g，甘草 3g。7 剂，水煎服，每天 1 剂。

服药 7 剂后，胃脘部疼痛明显减轻，随症加减服药 1 个月后，疼痛得止，灼热感消失，诸症悉除。

2. 中剂量验案

患者，女，49 岁。

胃脘部胀满疼痛 1 年。初起由情绪波动引起，曾服香砂养胃丸、木香顺气丸可缓解，但症状反复，曾多处诊治未愈。

刻诊：胃脘胀痛，嘈杂不适，压痛不显，夜间较甚，烦渴饮冷，悲伤欲哭，恶闻食味，夜寐欠安，大便干燥，小便短黄，舌红、少苔，脉弦细。

西医诊断：慢性浅表性胃炎。

中医诊断：胃痛（肝气郁滞犯胃，日久灼阴化热）。

治法：益阴养胃，理气健脾。

处方：方用百合地黄汤加味。百合 30g，生地黄、柴胡、白芍、石斛、麦冬各 15g，陈皮、苏梗、木香各 10g，甘草 6g。7 剂，每日 1 剂，水煎，早晚分服。

二诊：药后，患者胃脘胀痛减轻，自觉情绪好转，可进食，仍感口干，大便亦较干，上方加沙参、天花粉各 12g，嘱服 14 剂，以增强滋养胃阴之力。

随访病愈。

3. 大剂量验案

患者，男，46 岁。

患者形体清瘦，素有乙型肝炎、前列腺钙化，并患顽固性失眠 3 年余。平素心神涣散，情绪低落，烦躁易怒，寝寐不安，倦怠乏力。近 3 个月工作压力较大，失眠更加严重，每晚半睡半醒，辗转不宁，甚者彻夜难眠，必服劳拉西泮 3 片方能勉强睡 2 小时；白昼心烦焦急，坐卧不宁，纳食显减，精神疲惫。

刻诊：患者沉默无语，心烦焦虑，全身燥热，口苦口渴，全身疲惫，少气乏力，小便黄赤，大便干燥，舌质鲜红、少苔，脉细数。

西医诊断：焦虑症。

中医诊断：百合病（心肺阴虚，虚热扰神）。

治法：养心润肺，清热安神。

处方：《金匮要略》百合地黄汤合百合知母汤、滑石代赭汤加味。鲜百合（水洗）120g，炒枣仁 60g（捣），生地黄 30g，滑石（纱布包）、明知母各 15g，西洋参 10g，代赭石（先煎）20g。2 剂。

煎服法：将鲜百合瓣掰开洗净，用泉水浸泡 1 宿，然后去其上浮之白沫水，另将生地黄与诸药浸泡 1 小时，合入浸泡之鲜百合共同煎煮 1 小时，过滤取汁，并榨干药内余汁。头煎在傍晚 8 点频服，二煎共煮 50 分钟，次晨 10 时频服。

二诊：服药 1 剂后当晚即有睡意，未服安眠药能熟睡 3 小时，闻食欲吐、食后必吐已缓，2 剂药后全身燥热、心烦减轻，体力稍复，闻食知馨，可以少量进食，口苦减轻，尚有口渴，小便转黄，但夜尿较频，大便正常，舌质鲜红但已润，脉象同前。遂以上方去滑石、代赭石，加麦冬、天花粉、覆盆子各 15g，夜交藤 30g，鸡内金 12g。2 剂，每日 1 剂，煎服法同前。

三诊：2 剂药后，患者在不服任何安眠药的情况下，每晚已能安睡 5 小时，全身燥热、心情烦躁已除，精神好转，已能规律作息，闻食知馨，纳食稍增，口苦减轻，尚有口渴，小便转黄细频，夜尿尚多，大便正常，舌鲜红、苔薄少，脉细。

处方：继以百合地黄汤加味。鲜百合 120g，炒枣仁（捣）60g，生地黄、夜交藤、生山药、天花粉各 30g，瞿麦、覆盆子各 15g，西洋参 10g，鸡内金（捣）12g。2 剂，煎服法同前。

四诊：睡眠每晚保持 5 小时，燥热尽除，心境平和，精神爽朗，体力恢复，诸症悉除，饮食、二便正常，已恢复规律作息和正常工作。续以百合地黄汤化裁为食疗方，长期服食，以固疗效。

处方：鲜百合（水洗，法同前）120g，生地黄 30g，鲜山药 60g，鸡内金粉 10g。

食服法：生地黄浸泡 4 小时，煎煮 1 小时，去渣，入百合、鲜山药同煮 1 小时呈粥状，再加入鸡内金粉，作为早餐食服。

1 个月后随访，患者精神、睡眠、饮食、二便悉正常。遂停服食疗方，嘱其饮食勿过辛辣香燥，偏于甘寒滋润，并注意按时作息，保持精神愉悦。

/// 参考文献 ///

［1］胡焕萍，张剑，甘银凰，等.单味新鲜百合止咳镇静催眠等作用药理实验［J］.时珍国医国药，2006，17（9）：1704-1705.

［2］李卫民，孟宪纾，俞腾飞，等.百合的药理作用研究［J］.中药材，1990，13（6）：31-35.

［3］康重阳，刘昌林，邓三平.百合炮制后对小鼠止咳作用的影响［J］.中国中药杂志，1999，24（2）：88-89.

［4］马国平，杨晨，王广基，等.9种润肺化痰中药祛痰作用的比较［J］.中国医药导报，2017，14（7）：16-19.

［5］李峰杰，何萍，赵乐，等.酸枣仁、石菖蒲、夜交藤、百合、郁金5味中药对对氯苯丙氨酸致失眠模型大鼠睡眠作用的影响［J］.中国药业，2017，26（6）：1-4.

［6］弥曼，任利君，梅其炳，等.百合多糖对小鼠免疫功能的影响［J］.第四军医大学学报，2007，28（22）：2034-2036.

［7］李新华，弥曼，李汾，等.百合多糖免疫调节作用的实验研究［J］.现代预防医学，2010，37（14）：2708-2709.

［8］苗明三，杨林莎.百合多糖免疫兴奋作用［J］.中药药理与临床，2003，19（1）：15-16.

［9］邵晓慧，卢连华，许东升，等.两种百合耐缺氧作用的比较研究［J］.山东中医药大学学报，2000，24（5）：387-388.

［10］LEE E, YUN N, JANG Y P, et al. Lilium lancifolium Thunb.extract attenuates pulmonary inflammation and air space enlargement in a cigarette smoke- exposed mouse model［J］. J Ethnopharmacol, 2013, 149（1）: 148- 156.

［11］张娜，朱莹.朱莹运用肝胃百合汤化裁治疗胃痛验案3则［J］.湖南中医杂志，2017（5）：106-107.

［12］吴静雅，周正华.百合地黄汤验案1则［J］.山西中医，2011，27（9）：6.

［13］柴崑，柴瑞霭.柴瑞霭治疗百合病、脏躁病验案举隅［J］.山西中医，2014，30（12）：8-9.

地黄

地黄为玄参科植物地黄 *Rehmannia glutinosa* Libosch. 的新鲜或干燥块根。《神农本草经》里称之为地髓，列为上品，"干地黄味甘寒，主折跌绝筋，伤中，逐血痹，填骨髓，长肌肉，作汤除寒热积聚，除痹，生者尤良"。干地黄即生地。《中国药典》记载鲜地黄功效主治为"清热生津，凉血，止血。用于热病伤阴，舌绛烦渴，温毒发斑，吐血、衄血，咽喉肿痛"，生地黄"清热凉血，养阴生津。用于热入营血，温毒发斑，吐血衄血，热病伤阴，舌绛烦渴，津伤便秘，阴虚发热，骨蒸劳热，内热消渴"。

一、量效研究

1. 用量

《神农本草经中》记载地黄能"填骨髓，长肌肉"，其为补肾要药，长于滋阴养血，又能凉血。《本草正义》记载："其补阴补血之功。气味和平，凡脏腑之不足，无不可得其滋养。"现代中药药理学研究发现，地黄具有广泛的药理作用，包括抗肿瘤、抗衰老、降血糖、保护胃黏膜、凉血止血等作用。因此，正确认识并掌握地黄的原始使用剂量和功效的关系具有重要意义。

系统整理《伤寒杂病论》中含有地黄的条文，经筛选，共纳入含地黄方剂4首，采用SPSS 20.0统计软件分析地黄与相关因素之间关系。相关分析显示，仲景《伤寒杂病论》中地黄均作为主药出现，应用剂量与配伍的不同导致作用不同。

仲景剂中，药少而精，但药专力宏。特别是地黄"非重用不为功"，其在可进行剂量转换的4首方剂中均作为主药。炙甘草汤中用量可达到1斤（约220g）；在2首无法进行剂量转换的方剂中其用量也非常之大，防己地黄汤用2斤，百合地黄汤用生地黄汁1升。仝小林教授在治疗百合病时，应用百合地黄汤，初期用生地黄30g，服药后主症减轻，则效不更方，生地黄用量达到120g，起到清心润肺，养血安神的作用，数服后疾病治愈。正符合了张锡纯"用药以胜病为主，不拘分量之多少"的观点。在百合地黄汤中百合与地黄二药为养阴清心安神之常用配伍，近代学者以生地黄、百合为主加味治疗老年慢性失眠症，疗效甚好。老中医李可先生应用生地黄极为突出，其治疗面瘫误治坏病予炙甘草汤，其中生地用量250g，大剂量生地黄发挥了凉血清热、滋阴复脉的作用。临床应用也表明，生地黄重用到250g对阴血亏损型心律失常有良好疗效，并未发现有明显不良反应，这也证明了仲景经验之可靠。大剂量生地黄用于风湿性关节炎及类风湿关节炎的治疗，效果也很

好。姜春华教授善于用生地黄治疗类风湿关节炎。其经验表
明，如果以地黄为补血药，用量 9 ～ 15g 即可；若用于治疗痹
证，生地黄用量要达到 30 ～ 90g，无论治疗风湿性关节炎或
类风湿关节炎均有效。李凤霞学习姜春华治疗类风湿关节炎，
生地黄最大用量可达到 90g，疗效甚好。李凤霞强调治疗痹证
可用地黄与附子配伍，扶正祛邪。生地黄取其"滑利流通"的
特性，既可滋阴养血生津，又可活血化瘀，补血不滞血，活血
也不伤血。

《景岳全书》中说生地黄"凉心火，退血热，去烦躁骨
蒸，热痢下血，止呕血衄血"。用黄土汤治疗脾虚阳衰，大便
下血，或吐血、衄血。肝为藏血之脏，肝不藏血常是出血机制
之一，此方所治诚然是以脾肾阳虚不能统摄为其主要原因。但
肝不藏血的机制同时存在。故生地黄和黄芩配伍，其中地黄用
量为 3 两（约 41.4g），与黄芩用量比例为 1：1。可以达到养
肝清肝止血，肝血足而肝热清的作用。这正应了《张氏医通》
所说："其妙尤在黄芩佐地黄分解血室之标热。"当归建中汤若
失血过多，崩漏衄血不止，加地黄 6 两（约 82.8g）。地黄运用
到芎归胶艾汤中可以治疗妇人冲任虚损，崩中漏下。其中地黄
与当归同用，用量比例关系可参考用 4：3，如芎归胶艾汤用
地黄 4 两（约 55.2g），当归 3 两。地黄和当归配伍是常用配伍，
在薯蓣丸中，用量比例参考 1：1，可以治疗阴阳俱虚证。之所
以常将二药配伍运用，主要是两药功效近似，既能补血又活血，
相辅相成，组成的配伍结构也是多功效的，故运用广泛。

综上所述，地黄在《伤寒杂病论》共有 11 首，能进行剂
量转换的有 4 首，且均作为主药出现，属药专力宏，应用剂量
与配伍的不同导致了作用不同。

2. 组方归经

含地黄方剂分布依次为阳明病1首（25.00%），太阳太阴阳明病1首（25.00%），厥阴病1首（25.00%），太阴阳明病1首（25.00%）。其中单经方2首（50.00%），两经方1首（25.00%），三经方1首（25.00%）。从阴阳来看，其中阳经方为1首（25%），阴经方为1首（25%），阴阳合经方为2首（50%）。从使用来看，地黄在阳经方、阴经方、阴阳合经方中均有使用，未见在少阳病、少阴病中使用，提示临床时应当注意地黄的配伍。

二、量效药理

1. 抗肿瘤

贾绍华等从鲜地黄、生地黄、熟地黄三种常用炮制品中提取水苏糖并对含量进行比较，观察不同浓度水苏糖体外抗肿瘤活性，结果表明，鲜地黄中水苏糖含量在常用的三种地黄制品中最高，水苏糖体外对人肝癌细胞系 HepG-2 和人胃腺癌细胞系 SGC-7901 肿瘤细胞均有明显抑制作用，还能使环磷酰胺的抑瘤作用明显增强。

2. 抗衰老

麻锐等采用体外诱导脂质过氧化损伤模型，在诱发氧化开始前分别给予不同浓度的地黄水煎液，不同浓度的黄水煎液均能较好地抑制过氧化丙二醛（MDA），以 3.25mg/mL 的浓度抑制率最高，且该浓度的溶血率较低。

3. 降血糖

全国辉等认为地黄寡糖降血糖作用显著,能缓解糖尿病小鼠体重下降现象,使血糖、血脂水平均显著降低,有利于延缓糖尿病进展,以及防治并发症的发生。

4. 保护胃黏膜

王竹立等用无水乙醇制备胃黏膜损伤模型,于120分钟、30分钟、1分钟胃饲干地黄煎剂,发现干地黄煎剂可有效抑制大鼠的胃黏膜损伤,提示干地黄煎剂具有快速保护胃黏膜作用。

5. 对血液系统的影响

贾秀梅等用干姜水煎剂灌胃结合5%乙醇代替自由饮水复制大鼠血热出血模型,分别用鲜地黄、鲜地黄汁、鲜地黄粉、鲜地黄颗粒、鲜地黄饮片给大鼠灌胃,均在一定程度上缓解了大鼠的热盛症状,改善血热出血大鼠的全血黏度,使血浆黏度增加、凝血时间延长,与正常大鼠水平接近,由于鲜地黄及保鲜加工品中均不同程度地保留了鲜地黄的有效成分。因此,说明均具有凉血止血的功效。

三、不同剂量验案

1. 小剂量验案

患者,女,44岁。

患者因"下腹部胀痛半月余"就诊,查B超及MRI示双附件混合性团块。糖类抗原 125（CA125）为 245U/mL。患者在全身麻醉下行"卵巢癌根治术（双侧附件切除＋子宫全切＋盆腔及腹膜后淋巴结清扫＋大网膜切除＋阑尾切除）"，术后病理：低分化浆液性腺癌。术后糖类抗原 125（CA125）下降至 52U/mL，后行 TP 方案（紫杉醇＋顺铂）化疗 4 次，第四次化疗结束后糖类抗原 125（CA125）在正常范围内。

刻诊：患者自觉口干，潮热汗出，时感乏力，舌红少苔，脉细。

西医诊断：双侧卵巢低分化浆液性腺癌术后化疗后。

中医诊断：癥瘕（肝肾阴虚，冲任失调证）。

治法：滋补肝肾，益精填髓，调补冲任。

处方：知柏地黄丸加减。黄柏 12g，知母 15g，生地黄 12g，熟地黄 12g，山萸肉 15g，山药 15g，丹皮 15g，茯苓 15g，薏苡仁 30g，女贞子 12g，墨旱莲 12g，八月札 12g，绿梅花 6g，炙甘草 6g。14 剂，每日 1 剂，水煎服。

二诊：患者口干、潮热汗出等症状较前好转，腰酸，舌红苔薄白，脉弦细。予前方药味剂量稍加调整，再加杜仲 15g，怀牛膝 15g。21 剂，每日 1 剂，水煎服。

三诊：患者之前症状基本消失，后上述处方加减服用。

随访，患者一般情况可，无明显不适，复查糖类抗原 125（CA125）一直稳定在正常范围。

2. 中剂量验案

患者，女，58 岁。

2 个月前因感冒后出现咽痛，渐至舌痛，于当地医院服中药治疗后未见明显改善。来诊时患者舌咽部灼痛，伴有口干，舌下近舌尖处有 1cm×1cm 的口腔溃疡，腹胀，反酸，嗳气，两胁肋胀满，舌红、苔薄，脉细数。

中医诊断：口疮（心火亢盛）。

治法：清心泻火，消肿止痛。

处方：导赤散合逍遥散加减。生地黄 20g，木通 10g，滑石粉（包煎）20g，淡竹叶 10g，生甘草梢 6g，黄连 15g，柴胡 15g，赤芍 20g，当归 20g，茯苓 15g，炒白术 15g，薄荷（后下）10g，海螵蛸 15g，煅瓦楞子 15g。7 剂，每日 1 剂，水煎服。

患者经治 1 周后，口疮、反酸、嗳气之症消失，舌痛、咽痛、口干之症较前好转，偶有腹胀及两胁肋胀满，舌淡红、苔薄白，脉沉细。前方去煅瓦楞子、黄连，加枳壳 15g 以增强疏肝行气之力。

续服药 7 剂后，诸症痊愈。

3. 大剂量验案

患者，女，22 岁。

低热、全身散在性红色斑丘疹半年余。患者于半年前鼻两侧出现少许红色丘疹。后渐延及面部、胸、背、四肢，伴低热（37.5℃）。曾按过敏性皮疹治疗无效。于 3 个月前经天津某医院检查，确诊为系统性红斑狼疮，给予强的松等药治疗，出现严重脱发而就诊。

刻诊：面呈满月，面部及四肢可见散在性红色斑丘疹，毛发稀疏，四肢关节酸痛，肢倦乏力，胸闷气短，手指肿胀，手足心热。

查体：T 37.5℃，两肺（-），心率 128 次 / 分，心律齐，

未闻及瓣膜杂音，心电图：心肌轻度受损，尿常规：蛋白（++）。舌嫩红，少苔，脉细数。

西医诊断：系统性红斑狼疮。

中医诊断：阳毒发斑（热入营血）。

治法：益气滋阴清热，凉血解毒化斑。

处方：生地黄100g，沙参30g，党参30g，生黄芪30g，玄参30g，丹皮10g，赤芍10g，当归10g，郁金10g，桃仁3g，红花3g，血竭3g（冲服），秦艽30g，防己20g，海金沙20g，鱼腥草30g，大青叶15g，山萸肉15g，枸杞子15g。水煎服，每日1剂。激素逐渐减量。

二诊：脱发停止，面部及四肢红色斑丘疹渐退。尿蛋白（+），继以上方化裁，生地黄渐增到200g，连服3个月，停激素，诸症消失，改为每周服药2剂，连用半年。

随访1年未复发。

/// 参考文献 ///

［1］周强，赵锡艳，逄冰，彭智平.仝小林教授应用百合地黄汤、百合知母汤验案分析［J］.中国中医急症,2013,22（4）：581-582.

［2］李卫民.影响方剂中地黄功效发挥方向的诸因素研究［D］.成都：成都中医药大学,2009.

［3］傅延龄.历代生地黄临床用量评述.世界中医药学会联合会方药量效研究专业委员会、中华中医药学会方药量效研究分会.世界中医药学会联合会方药量效研究专业委员会成立大会暨第二届国际方药量效关系与合理应用研讨会论文集

［C］.世界中医药学会联合会方药量效研究专业委员会、中华中医药学会方药量效研究分会：中华中医药学会，2014:8.

［4］李可.李可老中医急危重症疑难病经验专辑［M］.太原：山西科学技术出版社.2012.

［5］周龙妹.经方重剂医心病——原方原量炙甘草汤治疗病毒性心肌炎24例［J］.上海中医药杂志，1989（5）：36-37.

［6］戴克敏.姜春华运用地黄的经验［J］.山西中医，2001,17(6)：1-3.

［7］赵宝林.炙甘草汤之君药为生地黄论［J］.中医文献杂志，2007（4）：41-42.

［8］李凤霞.大剂量生地黄为主治痹证［J］.河南中医学院学报，2004（3）：57.

［9］贾绍华，张道勇，刘冰洁.地黄不同炮制品中水苏糖含量比较及其水苏糖抗肿瘤活性的研究［J］,黑龙江医药，2012,25（4）：511-514.

［10］麻锐，丁瑞恒，廖蕴华.不同浓度地黄对大鼠肾组织抗氧化作用的研究［J］.内科，2012，7（3）：220-223.

［11］全国辉，张懿，谭壮生.地黄寡糖对实验性高血糖小鼠糖脂代谢的影响［J］.毒理学杂志，2011，25（2）：117-119.

［12］王竹立，李林.干地黄对胃黏膜的快速保护作用及其机制［J］.中国中西医结合脾胃杂志，2000，8（5）：265-267.

［13］贾秀梅，张振凌，吴瑞环.鲜地黄及保鲜加工品对血热出血模型大鼠凉血止血药效比较［J］.中国实验方剂学杂志，2014，20（6）：127-132.

［14］丁丽，王彬彬.吴良村教授运用知柏地黄丸治疗下焦肿瘤伴随症验案举隅［J］.中国乡村医药，2020（1）：24-25.

经方药物
量效关系与临床

［15］张萍.张智龙治疗口疮验案3则［J］.湖南中医杂志，
　　 2020，36（3）：93-94.

［16］张宗益.名老中医李裕蕃重用生地的经验［J］.光明中医杂
　　 志，1994（2）：20.

阿

胶

　　阿胶为马科动物驴 *Equus asinus* L. 的干燥皮或鲜皮经煎煮、浓缩制成的固体胶。《神农本草经》言："阿胶，味甘，平。主心腹内崩，劳极洒洒如疟状，腰腹痛，四肢酸疼；女子下血，安胎。"《食疗本草》云："治一切风毒骨节痛，呻吟不止者，消和酒服良。"《中国药典》记载其功效主治为"补血滋阴，润燥，止血。用于血虚萎黄，眩晕心悸，肌痿无力，心烦不眠，虚风内动，肺燥咳嗽，劳嗽咯血，吐血尿血，便血崩漏，妊娠胎漏"。

一、量效研究

1. 用量

　　《药性论》中记载阿胶："主坚筋骨，益气止痢。"补充了《神农本草经》中阿胶的功效。现代中药药理学研究发现阿胶

328

含有骨胶原，水解后可得到蛋白质、明胶及多种氨基酸，具有广泛的药理作用，包括补血、止血、保护肺损伤、抗应激、增强免疫功能、抗休克等作用。仝小林教授以猪苓汤加减治疗肾移植后高度水肿伴便秘时用阿胶 15g，认为阿胶甘平润滑、滋阴润燥，而且只有加大剂量才会有效。郝桂林以养心安神、交通心肾药物治疗妇女月经紊乱伴睡眠障碍，其中阿胶用量为 40g，认为女子七七天癸将竭，肾阴虚则肝血亏损、血不养心，阿胶养血补肝肾，大剂量使用有利于迅速发挥疗效，从根本病因进行治疗，事半功倍。蒲辅周教授以老年血崩汤治疗阴道出血时阿胶用量为 20～30g，认为其病机为肾气受损、冲任不固，阿胶有滋阴补肾、养血固冲之效；在治疗神经官能性眩晕时，重用阿胶 2 两（约 62.5g）以补血滋阴，认为将药物加量，使药力专宏，作用迅速。上述医家的阿胶用量远超于《中国药典》2015 年版中所规定的 3～9g，故正确认识并掌握阿胶的经方使用剂量和功效的关系具有重要意义。

系统整理《伤寒杂病论》中含有阿胶的条文，经筛选，共纳入含阿胶方剂 8 首，采用 SPSS 20.0 统计软件分析阿胶与相关因素之间关系。相关分析显示，仲景《伤寒杂病论》中阿胶在组方中的用量和功效均较为稳定，而且没有明显的量效关系，主要在于通过其配伍发挥功效。

《伤寒杂病论》中含有阿胶的方剂占全部方剂的比例仅3.10%。研究发现，从组方的分布来看，阿胶主要在阳经方证中使用。相关性分析发现，阿胶单次用量与服药次数密切相关，因此可以说明通过阿胶单次用量和服药次数的比例即可推测出阿胶的使用剂量。若服用次数为 3 次，阿胶的单次使用剂量为 5.59g（≈6g），与《中国药典》2015 年版中使用剂量相符。

进而研究发现在《伤寒杂病论》中阿胶不单独使用，以阿胶为主药的方剂仅有1首，即以猪苓汤为代表。就功效而言，猪苓汤主治水热互结证及小便不利，《金匮要略·辨少阴病脉证并治》提出该方可治疗"下利六七日，咳而呕渴，心烦不得眠者"。《金匮要略·脏腑经络先后病脉证》提出"夫诸病在脏欲攻之，当随其所得而攻之，如渴者，与猪苓汤，余皆仿此"，故以"脉浮发热，渴欲饮水，小便不利"为猪苓汤方证要点。方中共5味药，药少力专，其中阿胶用量为1两（约13.8g），用以滋养体内亏虚阴液，猪苓、茯苓利水渗湿，泽泻、滑石泄热利尿，诸药合用可使利水不伤阴，滋阴不恋邪。仝小林教授在运用猪苓汤治疗肾移植后高度水肿伴便秘时疗效显著，其中阿胶剂量同经方剂量接近，为15g。

研究结果表明，阿胶为主药与其作为非主药相比无明显差异，而且阿胶是否为主药与阿胶单次用量、药味数、用水量、剩余水量、单次服用水量、服用次数均无统计学相关性，提示《伤寒杂病论》中阿胶的使用功效较为单一，没有明显的剂量差异，其主要功效在于配伍。功效分析表明，作为复方应用时，阿胶多与炙甘草、人参、川芎、桂枝等配伍，阿胶为非主药的7首方剂中4首以阿胶配伍炙甘草，代表方剂为炙甘草汤，方中炙甘草温阳益气，阿胶滋阴补血润燥，人参、大枣益心气、补脾气，生地黄、麦冬、麻仁滋阴养血，桂枝、生姜温阳通脉。成无己云："阴不足者，补之以味，阿胶之甘，以补阴血。"《本草经疏》云："阿胶，主女子下血，腹内崩……皆由于精血虚，肝肾不足，法当补肝益血。"阿胶配伍炙甘草可以增强滋阴益气之效，二者相辅相成。

2. 组方归经

含阿胶方剂分布依次为阳明病4首（50.00%），厥阴病2首（25.00%），太阳太阴阳明病1首（12.50%），太阴阳明病1首（12.50%）。其中单经方6首（75.00%），两经方1首（12.50%），三经方1首（12.50%）。从阴阳来看，阿胶在阳经方为4首（50.00%），阴经方为2首（25.00%），阴阳合经方为4首（25.00%）。从使用来看，阿胶在阳经方、阴经方、阴阳合经方中均有使用。具体来看，阿胶未见在少阳病、少阴病中使用，提示临床时当注意阿胶的配伍。

二、量效药理

1. 止血和补血

郑筱祥等研究发现，不同剂量的阿胶均有明显的升白细胞作用，并且初步阐述了阿胶的升白作用机制——阿胶可以促进机体造血干细胞的增殖和分化。魏东等研究表明，阿胶能够刺激外周血中血小板的再生，并能提高骨髓外造血功能，尤以大剂量阿胶作用明显。

2. 抑瘤增效

刘培民等做了一系列阿胶对肿瘤和癌细胞影响的研究。结果显示，阿胶对肿瘤具有一定的抑制作用，能有效延长荷瘤小鼠的生存期，延长率达到60%；阿胶含药血清可能具有抗癌和促进癌细胞向正常细胞转化的作用。郑筱祥等研究证明，阿胶不但可以减轻放疗、化疗的毒副作用，还具有增强肿瘤免疫的作用。

3. 提高免疫力

李宗铎等通过动物实验证明阿胶具有免疫促进作用。口服阿胶能够显著提高小鼠耐寒冷和抗疲劳的能力；口服阿胶还能使小鼠脾脏明显增重，但胸腺重量略有减轻。此外，口服阿胶可明显提高小鼠腹腔巨噬细胞的吞噬能力。

4. 抗衰老

研究表明，氧化应激随着年龄增长会不断加剧。活性氧自由基（ROS）具有很强的生物活性，易与细胞成分反应，造成生物膜系统和生物结构的损坏，使蛋白质失活，引起细胞DNA、RNA在结构和功能上的损害，这些过程会造成细胞突变、衰老和凋亡。

5. 骨骼修复作用

常德有等的一项研究表明，阿胶对肉瘤大鼠的成骨细胞增殖没有影响，但是通过提高体外碱性磷酸酶的合成对成骨细胞的分化有明显的作用。贾玉民等研究发现，阿胶补肾健骨方给药大鼠血清中Ⅰ型前胶原羧基端前肽（PICP）、皮质醇（CN）的含量及肾脏维生素D受体基因（VDR）的表达水平明显高于（$P<0.05$）模型组，表明阿胶对骨质疏松有防治作用。

三、不同剂量验案

1. 小剂量验案

患者，男，70岁。

刻诊：咳喘，闷气，不能平卧，咳白痰量多，颜面浮肿，纳差，失眠，无发热，无胸痛，大便 2 日一行，尿少，舌质暗，舌苔白腻，脉细数。

西医诊断：慢性支气管炎、肺气肿、慢性肺源性心脏病（失代偿期）。

中医诊断：肺胀（痰湿蕴肺，心肾气虚）。

治法：化痰平喘，补肾纳气。

处方：苏子降气汤加葶苈子、桑皮、红参、补骨脂、磁石、沉香。给予吸氧，静脉滴注抗生素，口服地高辛、安体舒通片。

二诊：治疗 2 周，喘咳渐平，痰量减少，仍心悸、口干、失眠、舌质暗红、舌苔少，脉细数，心率 92 次 / 分，化痰平喘降气已见效，虑心悸一证乃属心阴亏虚，虚阳浮动，故施黄连阿胶汤滋阴、养心、宁神。

处方：黄连 10g，阿胶 9g（烊化），黄芩 6g，白芍 6g，杏仁 9g，全瓜蒌 15g，苏子 10g，沙参 30g，桑皮 10g，五味子 9g，水煎 30 分钟，兑入烊化之阿胶，再纳入鸡子黄。

服药 3 剂，心悸减轻，夜寐欠安，心率 84 次 / 分，继服上方 7 剂。

三诊：心悸消失，夜寐安，口干已瘥，心率 82 次 / 分，心悸告愈。

2. 中剂量验案

患者，男，68 岁。

患者 2012 年退休后出现失眠，时轻时重，以入睡困难为主，凌晨早醒难以再次入睡，经常睡前口服艾司唑仑片 1mg

（1片）助眠。1周前因家庭纠纷导致几乎彻夜不眠，伴心烦，时有心慌，面部潮红，饮食尚可，小便频多，大便调，口干欲饮，舌暗红苔少有裂纹，脉弦细。

西医诊断：失眠。

中医诊断：不寐（阴虚火旺）。

治法：养阴清热，交通心肾。

处方：黄连阿胶汤原方。黄连 20g，黄芩 10g，白芍 10g，阿胶 15g，鸡子黄 2 颗。3 剂，先煎黄连、黄芩和白芍两遍，取药汁 100mL 混合后，趁热将阿胶烊化，将鸡子黄于药汤晾温时冲入，睡前 1 次顿服。

1 剂下后心烦减轻，入睡仍有困难，口服艾司唑仑 1mg 可入睡，入睡后整夜未醒，睡眠时间约 5 小时，2 剂服后患者可轻松入睡，夜尿 1 次后很快能睡，睡眠时间约 6 小时，3 剂服后患者自诉睡眠已正常，偶有心烦。

二诊：守方继服 7 剂，患者诸症改善，睡眠良好，嘱其放松心情、适当运动，未再复诊。

3. 大剂量验案

患者，女，43 岁。

半月前因工作事宜导致情绪波动，后出现入睡困难，多梦，每日入睡 3～4 小时，睡后易醒，觉醒 3～4 次，无出汗，白天精神欠佳，常心烦急躁，偶自觉胸闷不舒，焦虑紧张感，纳食一般，二便可。舌稍红，苔薄黄，脉数。

西医诊断：失眠。

中医诊断：不寐（气郁化火）。

治法：清热解郁，理气安神。

处方：黄连 15g，黄芩 15g，白芍 15g，柴胡 10g，阿胶 20g，珍珠母 30g，合欢皮 20g，百合 30g，生牡蛎 30g，生龙骨 30g。14 剂，水煎服，每日 1 剂。

二诊：患者诉睡眠时间稍延长，惊醒次数减少，家人诉平日情绪有所好转，但纳食一般，大便不爽，舌淡红，苔白微腻，上方白芍、阿胶减量至 10g，加用陈皮 10g，法半夏 10g，14 剂，用法同前。

三诊：患者诉上方服完自觉尚可，自行于当地药房抓药服用半月后停药，现夜间未再惊醒，纳食精神可，情绪控制尚可，偶有心烦不舒，予化裁方黄连 10g，黄芩 10g，白芍 10g，柴胡 10g，阿胶 10g，合欢皮 20g，百合 20g。10 剂，每日 1 剂。

三诊方药服完后患者自觉睡眠情况改善，后期随访，患者诉情况较好，未再就医求药。

/// 参考文献 ///

［1］沈映君. 中药药理学［M］. 北京：人民卫生出版社，2000.

［2］周强，逄冰，彭智平，等. 仝小林教授应用猪苓汤治疗肾移植后高度水肿验案［J］. 中国中医急症，2012，21（10）：1580，1582.

［3］郝桂林. 妇女月经紊乱伴睡眠障碍的临床治疗［J］. 吉林医学，2010，31（6）：770-771.

［4］樊兰平. 蒲辅周"老年血崩汤"治疗阴道出血 54 例［J］. 湖北中医杂志，1987（3）：23-24.

［5］王省，陈洁，刘红权. 蒲辅周治疗眩晕症案例赏析［J］. 江苏中医药，2017，49（1）：43-45.

［6］郑筱祥，杨勇，叶剑锋，等.东阿阿胶的升白作用及机制研究［J］.中国现代应用药学杂志，2005，22（2）：102-105.

［7］魏东，王瑛，张涛，等.大剂量阿胶治疗晚期肿瘤化疗后血小板减少症的临床研究［J］.成都中医药大学学报，2002，25（1）：23-24.

［8］刘培民，尤金花，田守生，等.阿胶含药血清诱导肺癌PG细胞凋亡的动物实验［J］.实用医药杂志，2005，22（5）：426-427.

［9］郑筱祥，李小龙，王彦刘，等.东阿阿胶对体外培养的癌症放疗病人外周血淋巴细胞的影响［J］.中国现代应用药学杂志，2005，22（4）：267-270.

［10］李宗铎，李天新.阿胶的药理作用［J］.河南中医，1989（6）：28-29.

［11］VON LEDEN R E, KHAYRULLINA G, MORITZ K E.Age exacerbates microglial activation, oxidative stress, inflammatory and NOX2 gene expression, and delays functional recovery in a middle-aged rodent model of spinal cord injury［J］.J Neuroinflammation, 2017, 14（1）: 161.

［12］张翠利，付丽娜，杨小云，等.活性氧自由基与细胞衰老关系的研究进展［J］.广州化工，2015，43（19）：5.

［13］常德有，杨靖，董福慧.阿胶对体外培养大鼠成骨细胞增殖、分化功能的影响［J］.中国老年学杂志，2009，29（24）：3230.

［14］贾玉民，向楠.阿胶补肾健骨方治疗去卵巢大鼠骨质疏松症的作用机制研究［J］.中医药导报，2013，20（9）：66.

［15］牛旭明，宋燕燕.黄连阿胶汤验案2则［J］.实用中医内科

杂志, 1997（4）: 41-42.

［16］赵晓东, 杨承之, 肖狄, 等.黄连阿胶汤治疗不寐机制探
讨及验案举隅［J］.中华中医药杂志, 2019, 34（11）:
5253-5255.

［17］李贞.黄连阿胶汤化裁方治疗热盛型不寐的临床体会［J］.
世界最新医学信息文摘, 2019, 19（12）: 175, 177.

当归

当归为伞形科植物当归 *Angelica sinensis*（Oliv.）Diels. 的干燥根，主产于甘肃东南部，以岷县产者为佳，又称岷当归。在《神农本草经》中位列草部中品，"主咳逆上气，温疟，寒热，洗在皮肤中。妇人漏下绝子，诸恶疮疡金创"。《医学启源》言："能和血补血。"《中国药典》中记载其功效主治为"补血活血，调经止痛，润肠通便。用于血虚萎黄，眩晕心悸，月经不调，经闭痛经，虚寒腹痛，风湿痹痛，跌扑损伤，痈疽疮疡，肠燥便秘"。

一、量效研究

1. 用量

当归味甘辛性温，归心、肝、脾经，长于补血行血，是临床应用最为广泛的中药之一。《景岳全书·本草正》中记载："当归，其味甘而重，故专能补血，其气轻而辛，故又能行血，补中有动，行中有补，诚血中之气药，亦血中之圣药也。"现代药理作用研究表明，当归能够对机体各个系统（如免疫系统、呼吸系统、心血管系统、神经系统等）产生广泛作用，对血栓形成有明显抑制作用，能改善血液循环，直接或间接地促进造血功能，此外还具有提高免疫力、镇痛、抗炎、抗肿瘤、抗氧化等诸多作用。

系统整理《伤寒杂病论》中含有当归的条文，经筛选，共纳入含当归方剂 10 首，其中《伤寒论》3 首，《金匮要略》7 首，占全部 258 首方剂的比例为 3.86%。采用 SPSS 20.0 统计软件分析当归与相关因素之间关系。功效分析显示，仲景《伤寒杂病论》中当归功效较为稳定，而量效关系不明显，临床中多与芍药、川芎等进行配伍。

《伤寒杂病论》中含有当归并可进行剂量转换的方剂共 10 首，占全部方剂的比例仅为 3.86%，可知《伤寒杂病论》并未完全展示《神农本草经》中当归的功效。由相关性分析可知，当归单次用量仅与方剂中当归剂量有关，而与药味数、用水量、剩余水量、单次服用水量、服用次数均无关，这与计算当归单次用量得出的结果基本相符。且单因素逻辑回归分析显示，当归是否为主药与其他因素均无统计学相关性（$P > 0.05$）。因此，当归在《伤寒杂病论》中的应用，一方面体现了当归本身寒热属性并不明显，可根据不同配伍用于不同疾病，另一方面体现了当归的功效相对固定，其量效差异并非仲景的首要考虑因素。

通过对比当归与方中其他药物的剂量大小，以当归为主药的方剂有 3 首（续命汤、当归四逆汤、当归四逆加吴茱萸生姜汤），方中当归用量均为 3 两，折合 41.4g，单次用量为 4.14 ～ 6.9g，与《中国药典》2015 年版中规定的常用剂量 6 ～ 12g 基本相符。据临床经验发现此三方皆可治疗四肢之疾，其中以当归四逆汤为代表。《伤寒论》第 351 条"手足厥寒。脉细欲绝者，当归四逆汤主之"。方中以当归为君，辅以桂枝温经通脉，芍药益阴和荣，两者相伍又取桂枝汤调和荣卫之意，佐以细辛、通草散寒通脉，炙甘草、大枣以补益，诸药合用达温经通脉养血活血之功，为治疗寒凝血虚证的经典用方。现代经方大家胡希恕将本方证归为太阳太阴合病，辨证要点为手足凉，表虚而里寒不甚，若平素无痛感，遇寒疼痛立即出现则可运用当归四逆加吴茱萸生姜汤。胡老常用当归剂量为 10g，配伍桂枝、芍药、细辛、通草、炙甘草、大枣治疗四肢关节痹证。明代许宏在《金镜内台方议》中阐述了此方证的理、法、方、药，认为"阴血内虚，则不能荣于脉；阳气外虚，则不能温于四末，故手足厥寒、脉细欲绝也。当归为君，以补血；芍药为臣，辅之而养营气（当为荣气）；桂枝、细辛为佐，用其苦以散寒温气；大枣、炙甘草为使，用之甘而益其中，补不足；用通草之淡，而通行其脉道与厥"。仝小林院士常用当归四逆汤加减治疗雷诺病，采用经验药对当归 15g 配蜈蚣，二药皆入肝经，当归活血祛瘀为主药，佐以蜈蚣补肝柔肝，荣养宗筋，共奏行气通络活血之功，在治疗血管性疾病时，当归多用 15 ～ 30g。

以当归为非主药的 7 首方剂，其中当归生姜羊肉汤、芎归胶艾汤、当归建中汤、温经汤主要治疗妇科疾病，都含有腹痛症状，且多为寒痛，方中当归除补血之外，主要取其温通止痛之功。这也符合《名医别录》中对当归的论述："主温中，止痛，除客血、内寒。"这4首方剂中当归用量为2～4两，当归单次用量为2.76g～8.28g。其中当归建中汤中当归用量最大，为4两，本方为小建中汤去胶饴加当归而成。千金内补当归建中汤"治妇人产后虚羸不足，腹中刺痛不止，吸吸少气，或苦少腹中急，摩痛引腰者，不能食饮。产后一月得四五剂为善，令人强壮，宜"，主要用于胞宫留瘀兼血虚证者。其余3首方剂中当归用量均较小，为1～2两，当归单次用量为1.38g～3.45g。升麻鳖甲汤中当归用量最少，为1两。《金匮要略·百合狐蜮阴阳毒病脉证并治》云："阳毒之为病，面赤斑斑如锦纹……升麻鳖甲汤主之。"升麻鳖甲汤又名阳毒汤，主要治疗阴阳毒病证中的阳毒证，所谓阴阳毒乃热毒侵入血分之证，根据热毒与血相结的深浅程度不同而有阳毒与阴毒之分，升麻鳖甲汤方中以升麻为君，升散发表、透毒外达，鳖甲解毒散结，蜀椒、雄黄辛散以助血行，当归主要取其养血活血之功。其中治疗妇人之疾的方剂当归多配伍白芍，当归与白芍一开一合，动中有静，静中有动，动静相宜，养血敛阴，调经止痛之功颇良。胡老认为经方温经汤是临床调理月经最有效的方剂之一，其中常用当归9g治疗女性经期疼痛伴唇口干裂脱皮。当归与川芎配伍，更是补血活血的经典药对，二药配伍亦为国医大师刘尚义在治疗月经不调用药规律之一。明清时期，对于补益药的使用亦有较多发挥，多认为若功在于补益，用量须相对较小，若增大用量后，表现为通泻作用，如《本经疏证》云："少用壅滞，多用宣通。"基于此，目前医家普遍认为当归养血活血用量宜轻，重用至30g则表现为润肠通便之效。

综上所述，当归功效在于补血活血、温通止痛，剂量略小于常规用量。《伤寒杂病论》中其功效较为稳定，而量效关系不明显，《景岳全书·本草正》中亦强调当归的配伍作用，记载曰："当归，其味甘而重……大约佐之以补则补……佐之以攻则通……荣虚而表不解者，佐以柴、葛、麻、桂等剂，大能散表卫热，而表不敛者，佐以大黄之类，又能固表。"临床中当灵活配伍芍药、川芎等，以更好地发挥其疗效。

2. 组方归经

含当归方剂分布依次为太阳太阴病3首（30.00%），厥阴病2首（20.00%），少阳病1首（10.00%），太阳太阴阳明病1首（10.00%），太阳阳明病1首（10.00%），太阴病1首（10.00%），太阴阳明病1首（10.00%）。其中单经方4首（40.00%），两经方5首（50.00%），三经方1首（10.00%）。从阴阳来看，当归在阳经方为2首（20.00%），阴经方为3首（30.00%），阴阳合经方为5首（50.00%）。从使用来看，可见当归的阴阳属性不显著，根据配伍可灵活应用于各经方中。

二、量效药理

1. 镇痛抗炎

华永丽建造大鼠脂多糖（LPS）炎症模型，并用高、中、低剂量的当归挥发油进行干预，检测相应指标发现当归挥发油各剂量组均能有效抑制大鼠体内炎症症状，且对大鼠肝脏损伤有一定保护作用，并减少脂多糖（LPS）对其的伤害。

2. 保护肝脏

王志新等研究当归补血汤加味治疗肝炎的临床效果，结果发现当归补血汤加味不仅可以减少肝组织中的胶原沉积，而且能够控制肝纤维的形成和发展，从而达到改善肝功能，以及抗肝损伤的作用，抑制肝纤维化进展成肝硬化。

3. 抗肿瘤

孙玉敏等选择荷瘤小鼠作为实验对象，针对该小鼠构建EL-4瘤株动物模型，然后向小鼠灌胃当归补血汤煎剂，结果显示，灌胃当归补血汤煎剂后的小鼠其肿瘤的生长速度明显减缓，延长了小鼠的生存时间。

4. 抗抑郁

宫文霞等指出，当归作为目前临床上抗抑郁复方药物的重要组成部分，如当归芍药散、无忧汤等典型的抗抑郁汤剂中均有当归，其发挥抗抑郁的药理作用主要是通过增加神经脑源性营养因子的量，增强神经脑源性营养因子在神经递质系统的5-羟色胺7型受体（5-HT7）靶点上的作用。另外，当归中含有的一些化学成分也具有抗抑郁功效，主要能够对神经生长因子予以上调，从而达到保护神经的目的。

5. 平喘

王志旺等通过研究发现，当归中的挥发油成分不仅具有解痉平喘，提高环磷酸腺苷与环磷鸟嘌呤核苷的比值，实现支气管平滑肌的松弛；而且具有抗炎平喘，降低支气管上皮细胞的脱落，缓解支气管壁充血水肿和炎症细胞浸润的作用。

三、不同剂量验案

1. 小剂量验案

患者，女，26岁。

停经52天，尿妊娠试验阳性，左下腹胀痛1月余，无阴道出血，恶心明显。当日B超检查：宫内妊娠囊2.9cm×1.3cm，并见原始胎心管搏动。舌淡红、苔薄白，脉细。

西医诊断：先兆流产。

中医诊断：妊娠腹痛。

治法：和血健脾，益肾安胎。

处方：当归芍药散（《金匮要略》）合寿胎丸（《医学衷中参西录》）加减。当归5g，川芎4g，白芍15g，白术10g，茯苓10g，泽泻10g，菟丝子12g，桑寄生15g，杜仲12g，续断12g，砂仁4g，苏梗10g，葱白4条。4剂，水煎服，每日1剂。

二诊：偶有两侧少腹疼痛，腰酸，带下。舌脉如上。中药守上方去苏梗、葱白，加淮山药15g，5剂而愈。

2. 中剂量验案

患者，女，48岁。

患者周身遍布大小不等风团，色红，甚者融合成片，伴有少许抓痕，皮肤瘙痒难耐，夜间较重，未诉恶寒、发热等症，平素性情急躁，偶有两胁胀痛，饮食较为清淡，纳食少，夜寐不安，严重时可痒醒。大便干结，小便正常，舌红、苔薄白，

344

脉弦细。

既往史：患者有过敏性鼻炎 10 余年。

西医诊断：荨麻疹。

中医诊断：瘾疹（血虚风燥）。

处方：当归饮子加减。当归 20g，生地黄 20g，桂枝 10g，白芍 20g，川芎 10g，柴胡 10g，陈皮 10g，荆芥 10g，防风 10g，黄芪 15g，白术 10g，白蒺藜 15g，白僵蚕 10g，蝉蜕 10g，威灵仙 10g，白鲜皮 15g，苦参 10g，炙甘草 10g。3 剂，水煎服，每日 1 剂，分早晚 2 次温服。

二诊：患者诉服药 2 剂后，瘙痒有所缓解，3 剂后瘙痒明显改善，旧风团消退十之六七，新起风团少，颜色淡红。因祛风之效显著，稍减祛风止痒药，予以原方去白鲜皮、苦参，加首乌藤 15g 以活血安神。此方旨在养血活血、理气开郁以治其本。3 剂，煎服法如前。

三诊：患者诉 6 剂药后疾病痊愈。遂嘱患者保持心情舒畅，适当增加运动，均衡饮食，避免汗出后贪凉，以防复发。

3. 大剂量验案

患者，女，76 岁。

最近出现手抖头摇不能自主，兼见胸闷，舌麻，自觉面部肌肉绷紧，目糊，舌淡红、舌下静脉迂曲显露，苔薄，脉小弦滑。

西医诊断：帕金森病。

中医诊断：颤证（痰瘀阻络，肝风内动）。

治法：补气活血，化痰通络，平肝息风。

处方：补阳还五汤合小陷胸汤加味。黄芪 30g，桃仁 12g，红花 6g，地龙 6g，赤芍 12g，白芍 12g，当归 30g，川芎 12g，丹参 18g，全瓜蒌 30g，制半夏 12g，黄连 6g，天麻 12g，葛根 30g，钩藤 12g（后下），珍珠母 30g（先煎），淫羊藿 12g。7 剂，水煎服，每日 1 剂。

二诊：手抖头摇及胸闷减半，原方继服 7 剂。

半年后随访得知，当时服药 14 剂后，手抖、头摇、胸闷全部消失，至今无异常。其间并未服用任何其他中西药物。

/// 参考文献 ///

[1] 邓永健，郭志伟，王萌．当归的化学成份及其药理作用研究进展 [J]．新疆中医药，2006（5）：109-113.

[2] 王华，孙娜．当归的有效化学成分及药理作用研究进展分析 [J]．山东化工，2017，46（18）：59-60.

[3] CHEN X P, LI W, XIAO X F, et al. Phytochemical and pharmacological studies on Radix Angelica sinensis. [J]. Chinese journal of natural medicines, 2013, 11（6）: 577-87.

[4] 戴明，曾宪玉，周小勇．当归四逆汤古今方论及在皮肤科的应用 [J]．新中医，2015，47（9）：247-249.

[5] 左黎黎．胡希恕经方医学痹证证治规律探讨 [D]．北京：北京中医药大学，2017.

[6] 徐信蜂．调和营卫法在皮肤病中的应用 [D]．哈尔滨：黑龙江中医药大学，2011.

[7] 逄冰，赵锡艳，彭智平，等．仝小林教授当归四逆汤在血管性疾病中的应用举隅 [J]．浙江中医药大学学报，2013，37（4）：395-397，400.

[8] 康安德.当归和中功效考辨［J］.浙江中医药大学学报，2014，38（3）：258-260.

[9] 余秋平，刘阳，仝小林.《伤寒杂病论》中活血化瘀方药的选药及用量策略［J］.中医杂志，2012，53（19）：1621-1625.

[10] 武紫晖，黎辉.再议阴阳毒［J］.国医论坛，2016，31（1）：4-5.

[11] 肖卓然，贾春华.关于《金匮要略》阴阳毒与升麻鳖甲汤的几个问题［J］.世界中医药，2019，14（7）：1701-1705.

[12] 唐东昕，杨柱，金露露，等.刘尚义治疗月经不调用药规律数据挖掘［J］.中医杂志，2016，57（12）：1019-1022.

[13] 佟海岩.中药量效关系小议［J］.山东中医杂志，2005（9）：565-567.

[14] 仝小林.方药量效学［M］.北京：中国中医药出版社，2019.

[15] 华永丽.当归挥发油干预大鼠LPS炎症模型的相关代谢物及代谢通路分析［D］.兰州：甘肃农业大学，2014.

[16] 王志新，张志立，李哲诚，等.当归补血汤加味抗肝炎肝纤维化临床研究［J］.亚太传统医药，2014，10（23）：101-103.

[17] 孙玉敏，宋福成，吴晓光.当归补血汤抑制荷瘤小鼠肿瘤生长的作用［J］.现代生物医学进展，2006，6（9）：31-32.

[18] 宫文霞，周玉枝，李肖，等.当归抗抑郁化学成分及药理作用研究进展［J］.中草药，2016，47（21）：3905-3911.

[19] 王志旺，孙少伯，程小丽，等.当归挥发油在大鼠支气管哮喘模型中的作用［J］.中国免疫学杂志，2013，29（11）：

当归

1142–1145, 1150.

［20］陈湘宜, 马大正. 当归芍药散合寿胎丸治疗妊娠腹痛验案
　　　［J］. 中国中医药现代远程教育, 2015（5）: 136–137, 141.

［21］周行健, 梁家利. 当归饮子治疗血虚风燥型瘾疹验案 1 则
　　　［J］. 湖南中医杂志, 2020, 36（2）: 97.

［22］周丹, 顾志坚, 朱蕾蕾, 等. 蒋健教授辨治颤证的经验
　　　［J］. 世界中医药, 2019, 14（9）: 2455–2459.

川
芎

川芎为伞形科植物川芎 *Ligusticum chuanxiong* Hort. 的干燥根茎。《神农本草经》中谓其"味辛温。主中风入脑，头痛，寒痹，筋挛，缓急，金创，妇人血闭，无子。"《中国药典》记载其功效主治为"活血行气，祛风止痛。用于胸痹心痛，胸胁刺痛，跌仆肿痛，月经不调，经闭痛经，癥瘕腹痛，头痛，风湿痹痛"。

一、量效研究

1. 用量

《神农本草经》谓川芎"味辛，温"，现代中药药理学研究发现，川芎具有广泛的药理作用，包括抗炎、镇痛、抗血栓形成、促进血管舒张、抑制气道炎症反应、抗肿瘤等作用。

系统整理《伤寒杂病论》中含有川芎的条文，经筛选，共纳入含川芎方剂 11 首，采用 SPSS 20.0 统计软件分析川芎与相关因素之间关系。相关分析显示，仲景《伤寒杂病论》中川芎主要作为复方应用，可配伍具有不同寒热属性的药物，从而发挥作用。

二元相关性分析结果，川芎单次用量与药味数量、用水量、剩余水量、每次服用水量、服用次数均无相关性（ $P>0.05$ ）。说明在《伤寒杂病论》中川芎的使用不存在显著的量效关系，即川芎的功效和用量较为稳定。另外，在 5 首含有川芎的方剂中，其用量平均为 2.76g（ ≈ 3g ），与《中国药典》2015 年版中所规定的 3 ～ 10g 用量相符。

川芎有活血行气、祛风止痛等功效。从组方配伍来看，涉及川芎的 11 首方剂中，川芎配伍当归者有 10 首。当归散、当归芍药散、胶艾汤、温经汤和芎归胶艾汤 5 方均常用于治疗妇科疾病，如当归散主治血积小腹，小便刺痛，经衍，脉涩滞者，方中当归、芍药补肝养血，合川芎能舒气血之滞，活气血之源。妇人腹中诸疾痛，当归芍药散主之，方中当归、川芎同用补血止痛。《金匮要略》云，妇人有漏下者，有半产后因续下血都不绝者，有妊娠下血者，假令妊娠腹中痛，为胞阻，胶艾汤主之。当归、川芎同用，可使血行，调月经。薯蓣丸、侯氏黑散和续命汤 3 方中，当归、川芎同用，兼祛风之效。《金匮要略》云："虚劳诸不足，风气百疾，薯蓣丸主之。"昔人谓川芎为血中之气药，殆言其寓辛散、解郁、通达、止痛等功能。侯氏黑散治大风，四肢烦重，心中恶寒不足。当归建中汤治疗妇人产后虚羸不足出现的腹痛，方后加减法提及"若无当归，以川芎代之"，明示川芎、当归两味药可以互相替代。白术散主妊娠养胎，加减法言见心下毒痛可倍川芎。当归建中

汤、当归芍药散、胶艾汤、温经汤、侯氏黑散，体现川芎活血
行气、祛风止痛的功效。川芎为血中气药，既有活血的功效，
又能行气。

综上所述，从量效关系可以发现，在《伤寒杂病论》中川
芎的使用不存在显著的量效关系，其在组方中的用量和功效均
较为稳定。

2. 组方归经

含川芎方剂分布最多的依次为厥阴病2首（18.18%），太
阴病2首（18.18%），太阳阳明病2首（18.18%），太阳太阴
阳明病1首（9.09%），厥阴太阴病1首（9.09%），少阳太阴
病1首（9.09%），太阳太阴病1首（9.09%）。其中单经方5
首（45.45%），两经方5首（45.45%），三经方1首（9.09%）。
从阴阳来看，川芎在阳经方为1首（9.09%），阴经方为5首
（45.45%），阴阳合经方为4首（36.36%）。从使用来看，川芎
主要在阴经方、阴阳合经方中使用，而在阳经方中亦有使用，
提示临床使用时当注意其配伍。

二、量效药理

1. 抗炎、镇痛

马宁宁等实验研究确定了川芎发挥抗炎功效的有效成分
为其所含有的洋川芎内酯A和Z-藁本内酯、新蛇床内酯，而
这些有效成分可通过环氧合酶-2（COX-2）、细胞外信号调节
激酶（ERK2）、蛋白激酶C（PKC）、Janus激酶1（JAK1）、
Janus激酶2（JAK2）、Janus激酶3（JAK3）、IκB激酶β（IKKβ）、

肿瘤坏死因子-α（TNF-α）有效抑制炎性信号的转录，进而干预其下游因子的表达，并有效发挥抗炎的功效。

2. 抗血栓形成

刘福和等通过计算机虚拟筛选的方式，以"血栓症"为关键词，选出川芎中对凝血酶、抗凝血酶Ⅲ、凝血因子Ⅹa、血栓调节蛋白有较好活性的有效成分，除川芎嗪和阿魏酸外，亦发现了新绿原酸、1-H-苯并咪唑-2-胺、3,8-二羟基酰内酯及川芎三萜四个有效成分，并与靶蛋白的核心氨基酸存在相互的作用力，可有效抑制血栓的形成。

3. 促进血管舒张

罗仁书等指出川芎嗪对血管的收缩具有显著的抑制作用，并可抑制氯离子外流，进而有效降低细胞兴奋性，使得血管平滑肌进一步舒张，又可减轻血管内皮的损伤，延缓动脉粥样硬化的进展，说明川芎的有效成分川芎嗪具有较好的促进血管舒张的作用。

4. 对呼吸系统的作用

实验研究表明，川芎嗪可有效抑制引起哮喘发生的介质所诱导的蛋白激酶与淋巴细胞的活化过程，进而抑制气道炎症反应，最终有效抑制哮喘的发生。

5. 抗肿瘤

宋向岗通过实验表明川芎中的有效成分川芎嗪对肺癌、卵巢癌及胰腺癌具有一定的抑制作用，并可在一定程度上延缓上述癌症患者气道的病情进展，说明川芎嗪具有较理想的抗肿瘤作用。

三、不同剂量验案

1. 小剂量验案

患者，女，35岁。

患者3年前熬夜后遇风寒遂出现右侧偏头痛，冷痛不适，经治症状好转，但未能痊愈，若劳累熬夜、遇风则头痛发作剧烈。

刻诊：右侧偏头痛，每因扭动脖子时加重，眠差，无头晕、视物旋转等不适，纳谷一般，恶风畏寒，偶有痰涎，舌淡暗苔薄白，脉弦。

西医诊断：偏头痛。

中医诊断：头痛（肝经风痰，瘀阻脑窍）。

治法：祛风化痰，通络止痛。

处方：自拟祛风止痛方加减。川芎15g，葛根20g，白芷20g，白芍20g，法半夏10g，黄芩5g，生甘草6g，全蝎5g，蜈蚣1条，僵蚕10g。7剂，水煎服，分服2次。

二诊：患者头痛频率及程度减轻，守上方续服7剂。

后随访，已痊愈。

2. 中剂量验案

患者，男，24岁。

患者自诉3年前准备高考期间，开始出现间歇性头痛，以双侧颞部为主，疼痛以酸痛、刺痛感较多，伴有搏动感。每于考试前或劳累过度时发作，每次持续 1～2 小时，伴有食欲下降、注意力不集中，甚或恶心呕吐、畏光怕风，卧床休息可缓解，常自觉疲劳乏力。近 1 周来因毕业、面试等压力较大，头痛加重难忍，严重影响学习工作。

刻诊：患者中等身材，形体偏瘦，情绪紧张萎靡，以手抱头，头部双颞侧疼痛难忍，呈刺痛样，纳可，眠一般，二便调。舌质有瘀点瘀斑，苔薄白，脉弦略紧。

西医诊断：偏头痛，慢性神经血管性疾病。

中医诊断：头痛（气滞血瘀）。

治法：行气活血，通络止痛。

处方：加味散偏汤。川芎 30g，葛根 15g，天麻 10g，白芍 10g，白芷 10g，郁李仁 6g，香附 10g，柴胡 10g，白芥子 10g，甘草 6g，川楝子 12g，延胡索 12g。5 剂，水煎煮至 200～300mL，每日 2 服，发作时亦可服。

二诊：患者诉头痛较前稍有减轻，发作时间缩短，然刺痛依旧。刻诊依然见舌质紫黯有瘀斑。量其为病久药轻，故以前方药味不变，加川芎至 50g，白芍 20g，甘草 10g。7 剂，煎服法同前。

三诊：患者诉疼痛大为减轻，要求续开前方，效不更方，减前方川芎剂量为 40g，白芍 15g，7 剂，煎服法同前。

四诊：患者发作次数明显减少，疼痛较前已明显减轻，再减前方川芎用量为 25g，白芍 10g，甘草 6g，7 剂，后续以逍遥丸调理。

随访 3 个月未复发。

3. 大剂量验案

患者，女，58岁。

3年前曾罹患带状疱疹，发于右侧面部三叉神经处，带状疱疹愈后遗留神经痛至今，疼痛逐渐由面部向耳后转移，并逐渐出现明显的右侧耳后颈动脉搏动声（听诊器）。曾于沪上某知名医院神经内科就诊，行血管造影及颈动脉超声检查，均无异常发现。曾服用过各类止痛西药、中药及藏药，皆告罔效。刻下自觉右耳刺痛明显，伴有明显耳后颈动脉搏动声（听诊器），疼痛严重，影响睡眠，需服用止痛药方能入睡。舌淡红、苔薄，舌下静脉迂曲，脉细弦。

西医诊断：耳带状疱疹。

中医诊断：耳痛（瘀毒内蕴）。

治法：解毒化瘀。

处方：荆芥连翘汤加减。荆芥12g，连翘30g，防风12g，当归15g，川芎40g，白芍15g，柴胡12g，枳壳12g，黄芩12g，山栀12g，白芷12g，桔梗12g，甘草9g，炙乳没（各）15g，五灵脂15g，全蝎粉2g（吞服），蜈蚣粉2g（吞服），水蛭粉2g（吞服）。7剂，水煎服，每日1剂。

二诊：服上药后，右侧耳痛即止，耳后颈动脉搏动声减弱，服中药期间未服用止痛西药。舌脉同上。续原方14剂。

随访：诉二诊药后诸症改善明显，右耳痛已止，耳后颈动脉搏动声亦减轻六七成。

/// 参考文献 ///

［1］朱立，赵进喜，贾海忠，等.当归川芎活血通经，桃仁牡丹皮凉血散瘀［J］.环球中医药，2019（8）：1197-1200.

［2］马宁宁，范姗姗，李欣，等.川芎的抗炎物质筛选及其作用机制分析［J］.中国实验方剂学杂志，2018，24（18）：140-146.

［3］刘福和，陈少军，倪文娟.川芎中抗血栓活性成分的计算机虚拟筛选研究［J］.中国药房，2017，28（16）：2182-2186.

［4］罗仁书，何治勇.川芎有效成分药理作用的研究进展［J］.中国医院用药评价与分析，2018，18（9）：1294-1296.

［5］靳春斌.川芎的化学成分及药理作用研究进展［J］.中国社区医师，2017，33（16）：8，13.

［6］宋向岗，周威，陈超，等.基于分子对接方法的川芎治疗脑缺血的物质基础及分子机制研究［J］.中国中药杂志，2015，40（11）：2195-2198.

［7］朱秀芳，周道友."祛风止痛方"治疗头痛验案1则［J］.江苏中医药，2018（12）：54-55.

［8］洪海都，王蕴涵.加味散偏汤中重用川芎治疗偏头痛验案一则［J］.中国民族民间医药，2016，25（5）：39，43.

［9］蒋健.荆芥连翘汤治疗耳痛验案6则［J］.江苏中医药，2014，11：47-49.

石膏

石膏为硫酸盐类矿物硬石膏族石膏，主含含水硫酸钙（$CaSO_4 \cdot 2H_2O$）。自古以来都以其清透热邪，除烦止渴力效而著称。《神农本草经》中谓其"味辛微寒。主中风寒热，心下逆气惊喘，口干，苦焦，不能息，腹中坚痛，除邪鬼，产乳，金创"。《中国药典》中记载其功效主治为"清热泻火，除烦止渴。用于外感热病，高热烦渴，肺热喘咳，胃火亢盛，头痛，牙痛"。

一、量效研究

1. 用量

石膏最早首见于《神农本草经》，胡希恕在用白虎汤加减治疗高热不退伴颈部淋巴结肿大时重用石膏90g，并认为石膏性寒质重，难溶于水，只有量大才会见效。仝小林教授曾重用石膏 60g 配伍芦根 60g 治疗严重急性呼吸综合征（SARS），认为严重急性呼吸综合征（SARS）的病机为邪热壅肺，瘀毒蕴肺，重用石膏配伍芦根可两清气营，清肺解毒，并提出重用生石膏时，有是证则用是药，关键在于把握"度"，中病即止。

系统整理《伤寒杂病论》中含有石膏的条文，经筛选，共纳入含石膏方剂 15 首，其中《伤寒论》7 首和《金匮要略》8 首，占全部 258 首方剂的比例为 5.81%。采用 SPSS 20.0 统计软件分析石膏与相关因素之间关系。功效分析显示，仲景《伤寒杂病论》中石膏主要作为复方应用，且多与知母、麻黄进行配伍。

石膏为主药组（n=11）的石膏单次用量和药味数与非主药组（n=4）相比均有统计学差异（P=0.012，P=0.046）。石膏为主药时，二者比例为 3.055，若方剂中共有 6 味药，每日服用 2 次，可计算出其服用剂量为 36.66g（≈37g）；石膏为非主药时，该比例为 0.345，可计算出其服药剂量为 4.14g（≈4g）。与《中国药典》中所规定的 15～60g 基本一致。

以石膏为主药的方剂有 11 首，其中以白虎汤为代表，在 398 条文中有 4 条（1%）提到了白虎汤，白虎汤证主要以"身大热，汗大出，口大渴，脉洪大"为临床诊断指征，方中共 4 味药，药少力专，其中石膏用量为一斤（约220g），使体内郁热通过汗孔排出体外，达到汗出而热解之功。知母滋阴润燥，与石膏配伍可加强石膏清热力度，并防止体内热盛损耗阴液，粳米、甘草调和胃气。全方配伍紧凑，泻火生津之效立竿见影。可见大剂量石膏为主药多与知母配伍，主要起清热泻火的作用。这与全小林教授认为的大剂量石膏常配伍知母，能清热除烦，止汗止渴一致，他运用白虎汤加减治疗 2 型糖尿病伴大热、大渴，就曾重用石膏达 500g。而且，在重用石膏 60g 配伍生地黄、水牛角治疗多发性脑梗死引起的中枢性高热时，认为人体高热时，热邪积聚散发不出，可用石膏清泻郁热，打开肌肤毛孔，使汗出热解。本研究结果表明，石膏为主药与其作为非主药相比，石膏单次用量明显较多，药味数明显较少，说明石膏作为主药进行组方时应大剂量使用，并适当减少方中药味数。

石膏为非主药的 4 首方剂都用石膏配伍麻黄，其中大青龙汤中麻黄温通散寒、桂枝辛温发汗，杏仁、生姜宣肺温经，石膏寒凉善清泻里热，甘草、大枣顾护胃气，陈修园在《长沙方歌括·卷二》云："加石膏者……辛甘发散能使汗为热隔之症透达而解……更妙在倍用麻黄挟石膏之寒，尽行于外而发汗，不留于内而寒中。"即麻黄配伍石膏既可清透里热，又可泻火存阴。桂枝二越婢一汤中石膏清郁热而止烦渴，并能防止麻黄其性过热而耗伤阴液，二者相得益彰。正如黄煌教授所认为的，石膏小剂量多配伍麻黄清热除烦，并抑制麻黄的发汗太过。临床上常用大青龙汤治疗外感发热、瘾疹、肠伤寒、过敏性鼻炎等疾病，石膏辅助麻黄协同增效。

综上所述，《伤寒杂病论》中石膏不单独使用，从量效关系可以发现石膏使用的剂量与药味数有关，即剂量的不同导致了作用的不同，石膏为清解气分实热的要药，凡热在气分而见壮热汗出、烦渴、脉来洪大者，都可用寒凉的石膏以清热泻火。

2.组方归经

含石膏方剂分布依次为太阳阳明病 6 首（40.00%），太阳阳明太阴病 5 首（33.4%），阳明病 2 首（13.3%），厥阴病 1 首（6.67%），阳明太阴病 1 首（6.67%）。其中单经方 3 首（20.00%），两经方 7 首（46.67%），三经方 5 首（33.4%）。从阴阳来看，石膏在阳经方为 8 首（53.33%），阴经方为 1 首（6.67%），阴阳合经方为 6 首（40.00%）。从使用来看，石膏主要在阳经方、阴阳合经方中使用，亦在阴经方中使用，具体来看，该阴经方为厥阴病，即寒热错杂之证，提示石膏虽为寒性之药，通过配伍亦可在阴经方中使用，善治各类热证及寒热错杂之证。

二、量效药理

1. 解热

周永学应用干酵母诱导大鼠发热，观察生石膏、煅石膏和 $CaSO_4 \cdot 2H_2O$ 对致热大鼠体温及下丘脑前列腺素 E_2（PGE_2）的影响，实验结果表明生石膏可能是通过调控前列腺素 E_2（PGE_2）的含量，从而对干酵母引起的发热大鼠具有良好的解热作用。李菁等研究得出下丘脑中 Ca^{2+} 的浓度是体温调节的生理学基础，具有很重要的作用。

2. 消炎敛疮

胡景新等通过研究生石膏提取液灌胃和煅石膏外敷对烧伤鼠的创口及免疫方面的影响，得出生石膏灌胃对烧伤疮面、T 淋巴细胞数及功能、腹腔巨噬细胞吞噬率均有积极的影响，煅石膏只对烧伤疮面有修复作用。

3. 镇痛

研究表明，石膏注射液有显著的抗炎镇痛作用。可以降低小鼠毛细血管的通透性，对角叉菜胶所致的大鼠足跖肿胀及棉球肉芽肿有明显的抑制作用，并对扭体法、热板法造成的小鼠疼痛模型有抑制作用。

4. 抑菌

徐韬等研究发现石膏体外对普通变形杆菌及金黄色葡萄球菌有较弱的抑制效果。

三、不同剂量验案

1. 小剂量验案

患者，女，5岁。

患儿发热1天，伴咽痛、纳差，小便量少色黄，大便3日未行。查体：T39℃，口唇红赤，咽部充血，扁桃体Ⅲ°肿大，表面有脓点，心肺腹（−）。舌质红、苔黄厚，脉滑数。实验室检查：白细胞 $13.5 \times 10^9/L$，中性粒细胞百分比80%，淋巴细胞百分比20%。

西医诊断：急性化脓性扁桃体炎。

中医诊断：乳蛾（脾胃积热，上攻咽喉）。

治法：清脾泄热，利咽解毒。

处方：清热泻脾散加减。黄芩、生石膏、僵蚕、天竺黄各10g，黄连、甘草各3g，生地黄、栀子、玄参各8g，生大黄4g，丹皮6g。2剂，每日1剂，水煎服。

二诊：患儿热退，咽痛减轻，纳食较前好，大便稀，日4～5次。查体：T36.9℃，咽部充血，扁桃体红肿，表面无脓点，舌质红、苔白略厚。上方去大黄，减生石膏为15g，继服3剂巩固疗效。

2. 中剂量验案

患者，女，35岁。

主诉自汗20余年。既往抑郁症，双向情感障碍10余年。现活动后多汗，以头额部为主，量大如淋，平素怕热，手足心发热，喜触凉，急躁易怒，神疲乏力，便溏，月经失调。舌胖多齿印、舌红苔薄白微腻，脉弦滑。

西医诊断：多汗症。

中医诊断：自汗（阳明热盛，湿热内蕴，肝郁脾虚）。

治法：清泄阳明，清热燥湿，疏肝健脾。

处方：三黄石膏汤加减。生石膏30g（先煎），寒水石30g（先煎），黄柏10g，炒黄芩10g，黄连6g，栀子10g，水牛角片30g（先煎），生薏苡仁15g，炒薏苡仁15g，炒苍术10g，炒白术10g，巴戟天15g，醋柴胡10g，甘松10g，茯苓10g，茯神10g，泽泻30g。共7剂。并嘱患者运动锻炼，增加活动量，保持情绪稳定舒畅。

二诊：诉出汗显减，十去六七，大便溏泻，日3～4次，易担惊受怕，舌胖有齿痕、苔厚腻色淡黄，脉沉弦滑。原方去茯神，增巴戟天30g，加入炮姜10g，干姜10g，合欢皮10g，合欢米10g。

服用14剂后，多汗基本消除，偶有汗出，可耐受。

3. 大剂量验案

患者，男，74 岁。

反复咳、喘 30 余年，每于冬季或季节变化时加重，近 1 个月来逐渐出现气促、咳嗽频作。

现症见气促、胸闷明显，动则加剧，登楼尤觉费力；咳嗽时作，痰黄而黏；口臭明显，烦渴引饮；舌红、苔黄厚腻，脉弦滑。听诊：两肺呼吸音低，未闻及明显干、湿啰音。肺功能检查提示：以阻塞为主的重度混合性通气功能障碍（FEV_1/FVC 55%，FEV_1%25%）；CT 检查提示：慢性支气管炎、肺气肿改变，两肺多发性肺大疱。

既往史：患者有吸烟史 50 余年，每天 40 支，2 年前已戒烟；有高血压史 20 年（最高血压 200/110mmHg），平素服用波依定和替米沙坦，血压波动在（150～165）/（85～95）mmHg 之间；有糖尿病史 6 年，平素服用格列齐特缓释片和盐酸二甲双胍（格华止），血糖控制良好。

西医诊断：慢性阻塞性肺疾病（Ⅳ级）。

中医诊断：喘证（痰热壅肺，肺气上逆）。

治法：清热化痰，宣肺平喘。

处方：生石膏（先煎）120g，黄连 6g，野荞麦根 30g，黄芩 15g，桑白皮 15g，地骨皮 15g，黄荆子 15g，法半夏 9g，陈皮 6g，姜竹茹 9g，瓜蒌皮 30g，紫苏子 9g，厚朴 9g，牡丹皮 9g，丹参 9g。14 剂。每日 1 剂，水煎，早晚分服。

二诊：自觉气促明显好转，无咳嗽；口臭略减，仍烦渴引饮；舌红、苔黄厚腻，脉弦滑。上方加石菖蒲 12g，广郁金 15g，天花粉 30g。14 剂。

三诊：活动稍感气促，口臭大减，渴饮减轻；舌红、苔黄略腻，脉弦。上方生石膏减量至 60g。14 剂。

四诊：活动后稍感气促，无明显口臭，略有烦渴；舌红、苔薄黄，脉缓。肺功能检查提示：以阻塞为主的重度混合性通气功能障碍（FEV_1/FVC 65%，FEV_1 30%）。上方中去生石膏、黄连，加熟地黄 15g，当归 9g。14 剂。

此后患者坚持服药，以金水六君煎合泻白散加减治疗 3 个月，后未再出现喘促，气息较前顺畅，平地行走、登楼已无大碍。

/// 参考文献 ///

［1］冯世纶，张长恩.经方传真（修订版）——胡希恕经方理论与实践［M］.北京：中国中医药出版社，2008.

［2］仝小林.重剂起沉疴［M］.北京：人民卫生出版社，2010.

［3］周强，赵锡艳，彭智平，等.仝小林教授运用白虎汤治疗糖尿病酮症酸中毒验案［J］.中国中医急症，2012，21（12）：1929.

［4］黄煌.石膏［J］.中国社区医师，2003，19（7）：29-31.

［5］吴伟生.吴俊彩运用大青龙汤的经验［J］.江西中医药，1985（2）：14.

［6］曹恩溥.大青龙汤治疗瘾疹 62 例［J］.中医临床与保健，1989（2）：21.

［7］金能革.大青龙汤治愈肠伤寒 1 例［J］.上海中医药杂志，1990（8）：34.

［8］叶益丰.大青龙汤治过敏性鼻炎［J］.江苏中医，1992（6）：

25.

［9］周永学，李敏，唐志书，等.中药石膏及其主要成分解热抗炎作用及机制研究［J］.陕西中医学院学报，2012（5）：74-76.

［10］李菁，屈洋，张穗梅，等.内毒素、IL-1β对家兔下丘脑神经细胞内钙离子浓度的影响［J］.中国病理生理杂志，1996（6）：650.

［11］胡景新，孟凡会，吴决，等.中药石膏对烧伤大鼠创面修复的影响及T淋巴细胞，腹腔巨噬细胞功能变化的观察［J］.中国病理生理杂志，1991（3）：260-263.

［12］江涛，陈一岳，黄凤和，等.石膏注射液抗炎镇痛作用研究［J］.广东医药学院学报，1992（2）：26-28.

［13］徐韬，徐先祥，林小凤，等.朱砂与石膏体外抑菌作用研究［J］.中国民族民间医药，2011（23）：57-58.

［14］梁向光，马生莲.清热泻脾散加减治验儿科疾病举隅［J］.山西中医，2014（4）：33.

［15］郭俊伶，李七一.李七一治疗汗证验案3则［J］.江苏中医药，2019（6）：53-54.

［16］倪伟.重用石膏治疗慢性阻塞性肺疾病重度通气功能障碍验案1则［J］.上海中医药杂志，2011，45（7）：25-26.